JN093674

国がん東病院発

抗がん剤・放射線治療をしている人のための食事

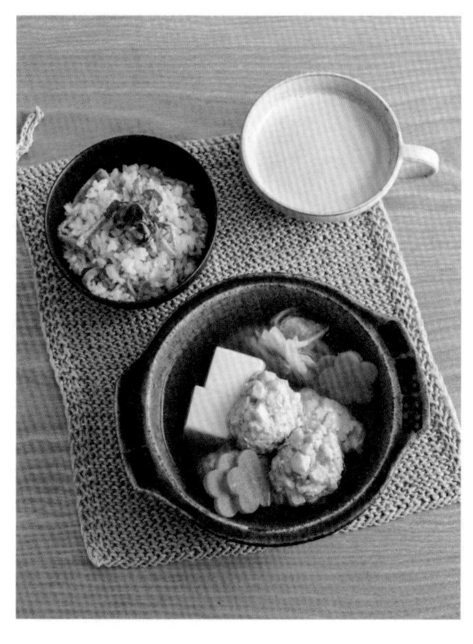

国立がん研究センター東病院呼吸器内科長

後藤功一 監修

国立がん研究センター中央病院栄養管理室長

千歳はるか 監修

ナツメ社

はじめに

起こる副作用を理解して、
られる食事作りを

国立がん研究センターのがん統計によると、２０１９年のがん罹患数予測では、年間約１００万人が新たにがんと診断されるという結果が出ており、現に多くの患者さんががん治療と向き合っています。

がん治療の種類には、手術や抗がん剤、放射線などがありますが、治療法によってさまざまな合併症や副作用が起こります。特に抗がん剤による治療や放射線治療を行っているときは、食欲不振、味覚の変化、吐き気、口内炎、食道炎、下痢、便秘などの副作用により、食事がとれなくなることがあります。こうした症状は薬で改善することもあるものの、それでも食事が十分にとれないという相談をよく受けます。

また近年では、従来の抗がん剤に加えて、遺伝子の異常を標的とした分子標的薬や、がんに対する免疫作用を利用した免疫チェックポイント阻害剤の有効性が、多くのがんで示されています。しかしながら、体力の落ちている方には効果が低いこともわかっています。そのため、治療を継続するためにも、食事でしっかりと栄養を摂取して体力を保つ必要があります。

このように、がん治療を受けている患者さんにとって、食事はとても重要な問題です。多くの患者さんやそのご家族は、具体的にどのような内容の食事を作ればよいのか、またどのように工夫すれば食べやすくなるのか、といった悩みを抱えていることから、それらを解決するための支援も必要です。

本書では、副作用に応じた食事内容を提案し、治療継続につながる食事作りに役立つヒントとなることを目指しています。本書が、がん治療に向き合っている方々の一助となることを願っています。

国立研究開発法人 国立がん研究センター東病院
呼吸器内科長／サポーティブケアセンター 室長
後藤 功一

国立研究開発法人 国立がん研究センター東病院
呼吸器内科
善家 義貴
杉本 亮

抗がん剤・放射線治療で
食べやすく、続け

がん患者さんやそのご家族にとって、「食べること」は「生きること」に繋がるため、食べられないことは大きな苦悩をもたらします。特に抗がん剤や放射線での治療中は、食欲不振、味覚の変化、吐き気、口内炎、食道炎、下痢、便秘など食に関する多くの症状により、本来は楽しみであるべき「食べること」も「苦痛」となってしまいます。また、調理を担うご家族からは「何を作れば食べてもらえるのか」と辛さを訴えられることがよくあります。最近は抗がん剤治療を入院ではなく通院により行うことも多く、家庭でその対応をしなければなりません。そのなかでも、味覚の変化が生じていて「何を食べてもおいしくない」「味が薄い」などの症状がある患者さんの場合、味覚のずれがご家族との関係にまで溝を作ることも…。

このような関係に悩むがん患者さんやご家族の支援のため、当院の栄養管理室では、がん治療による副作用の症状別料理教室「柏の葉料理教室」を毎月2回、10年以上継続して開催しています。患者さんやご家族と調理や試食を共にするなかで、食材を揃える困難さ、作業時間を短めにしたい、家族と同じものを食べたい、オーブンを使うのは苦手…など生の声を聞き、反映させています。そのノウハウを盛り込み、本書の監修にあたりました。また、がん治療中の食事は特別なものと思い不必要な制限をされている方も多いため、OK・NGだけではなく「工夫すればこれも…」というアドバイスや栄養コラム、調理のポイント、治療に関する情報も盛り込みました。お腹いっぱい満足の一冊となっているはずです。本書が「一口でもおいしく食べられた！」という自信へつながる手助けとなれば幸いです。

国立研究開発法人 国立がん研究センター東病院
栄養管理室長

千歳 はるか

国がん東病院発

抗がん剤・放射線治療をしている人のための食事

〈目次〉

悩み別 食事のコツと工夫④ 下痢・便秘のとき

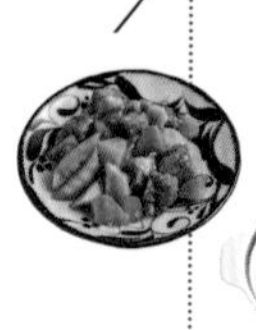

悩み別 食事のコツと工夫⑤ 消化器術後

Part 3 悩み別 食べやすい食事レシピ

主食

主菜

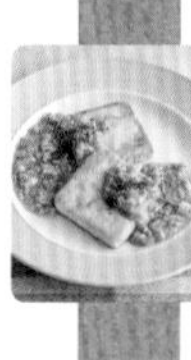

レシピについて

- 材料、エネルギー・タンパク質・塩分量は、基本的に1人分の数値です。一部、レシピによっては材料を作りやすい分量にしています。
- 計量単位は、1カップ=200mℓ、大さじ1=15mℓ、小さじ1=15mℓです。
- 電子レンジの加熱時間は500Wを基本としています。600Wの場合は時間を約0.8倍にしてください。機種によっては加熱時間が異なるので、様子を見て加熱してください。
- 野菜などに（大）、（小）の表記がない場合は、標準的な大きさのものを使用しています。
- 火加減は、特に表記がない場合は中火にしてください。

マークについて

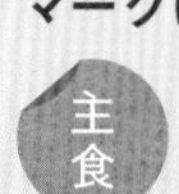
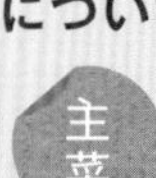
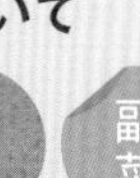
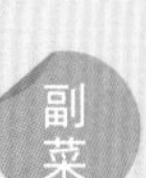
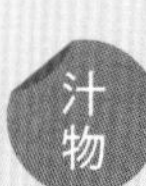
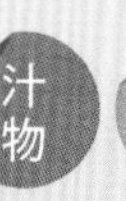
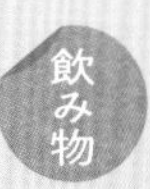
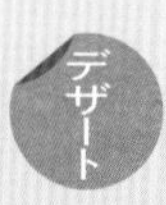

Part2にあるこのマークは、その料理の献立内における種類を表しています。栄養を考えるうえでは、主食と副食（主菜、副菜）を揃えることが基本です。
本書で紹介する料理の中には、麺類や丼物など、主食と主菜が合わさったものがあり、その場合は主食として表示しています。また、肉などタンパク源の入った料理は一般的に主菜ですが、副菜にタンパク源が入ることもあります。これらは、Part3の分類についても同様です。

うまみ　やわらか　とろみ　さっぱり　酸味　香り　のどごし　コク　甘み　スパイス　ひんやり　薄味

Part2、Part3にあるこのマークは、その料理の味や食感などの特徴を表しています。

食欲不振　味覚変化　口内炎・食道炎　下痢・便秘　消化器術後

Part3にあるこのマークは、そのレシピがどの症状に適しているかを表しています。

Part 1

がん治療によくある

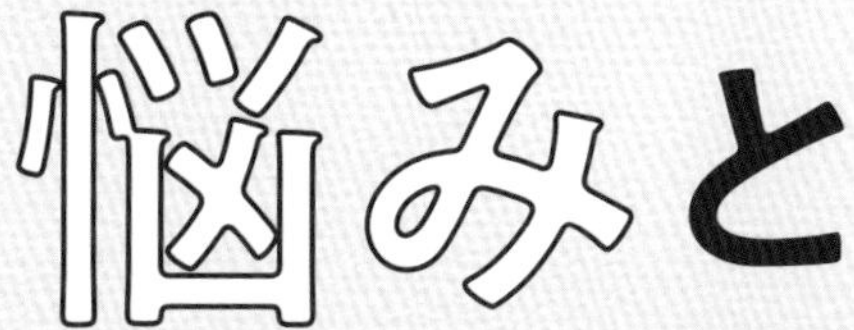

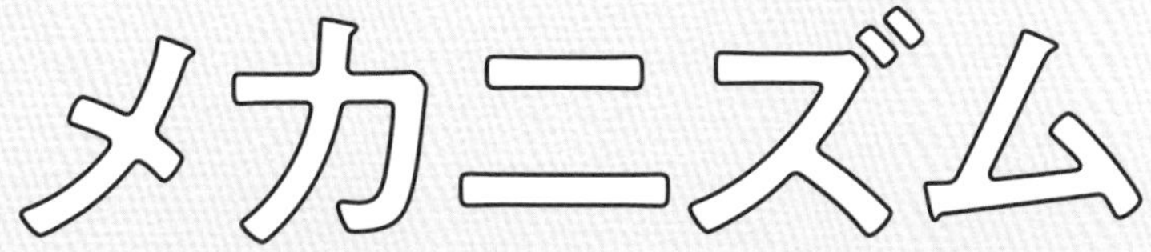

がんの治療にはさまざまな方法があり、
その療法によって副作用の症状や
発症時期も違ってきます。
それぞれの仕組みを知って、
食事における悩みなどに対処していきましょう。

がん治療が食に影響を及ぼすメカニズム

どうして食べられなくなるの?

がんやその治療、気持ちによって食欲不振になり、食べられなくなることが多い

がんになると、食べられなくなることがあり、その原因は大きく3種類に分けられます。

1つ目は「がん」そのものによるもの。消化器にできたがんによって食べ物が通りにくくなったり消化されにくくなったりするケースの他、がんが原因で代謝が悪化することがあります。2つ目は「気持ち」によるもの。がんになった不安や心配から来るストレスで気分が落ち込み、食事が億劫になってしまうことも少なくありません。3つ目は「治療」の影響によるもの。手術や抗がん剤などを用いる化学療法などによって消化器の機能が低下したり、吐き気や嘔吐が起こったりすることで、食べにくくなる・食べられなくなるというケースがあります。

食事は、がんと闘う体力を維持するために不可欠で、免疫機能を高めるうえでも重要です。栄養バランスのよい食事をゆっくり食べるのが理想的ですが、きちんと食べようと頑張りすぎては、食事を楽しめなくなります。がんになると味覚が変化したり飲み込みにくくなったりして食事の好みが変わるものなので、医師から特別な指示がなければ、無理をせず体調に合わせて食べましょう。

がんの三大療法

手術療法

がんの病巣を切って取り除く手術。切除可能ながんに対して行われます。術後の後遺症を最小限にするため、切除範囲を小さくして体の負担を減らす手術の普及が進んでいます。

化学療法

薬でがんの増殖を防ぐ治療。広範囲の治療に使える一方で、副作用も心配されます。殺細胞性抗がん剤、分子標的薬、ホルモン剤、免疫チェックポイント阻害薬などがあります。

放射線治療

がんに放射線を照射する治療。がん細胞の遺伝子に作用して分裂を抑えたり、消滅させたりします。炎症症状などの放射線障害や、めまいなどの全身症状が出ることがあります。

食べられなくなるメカニズム

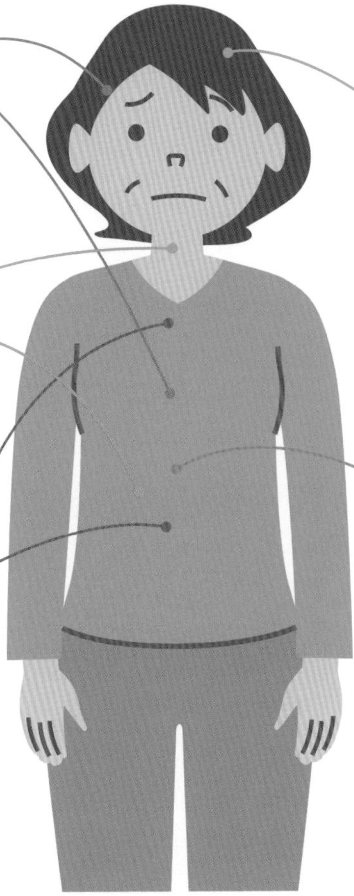

気持ち

がんへの不安などで感情が不安定になり、食欲不振も引き起こす。

脳への影響

視床下部の満腹中枢が障害され代謝異常が起こると考えられている。

腫瘍

がんで食べ物の通り道が狭くなり、嚥下困難から食欲が減退する。

消化管機能の低下

手術による切除や、抗がん剤の副作用などによって消化機能が低下する。

がんの三大療法

抗がん剤の副作用である悪心や嘔吐などによって、食欲不振に。

治療による副作用を知っておくことが大切

がんそのものが食べ物の通り道を邪魔している場合や、不安や心配といった心理的な要因で食べられないケースは、手術によって腫瘍を取り除いたり、薬を利用して気持ちを変化させたりすることで解消できることがあります。

一方で、治療によって食欲不振が起こることも。抗がん剤はがんの増殖を抑える薬ですが、正常細胞にも作用するため副作用が起こります。副作用の起こりやすさは、薬の種類や個人によって差があります。手術療法や放射線治療もそれぞれ副作用があるので、よく理解しておきましょう。

がん治療法別
副作用&食事のポイント

❶手術療法

がんを取りきることができれば、完治が望めます。
術後の回復のためにも、筋肉維持・体力温存を。

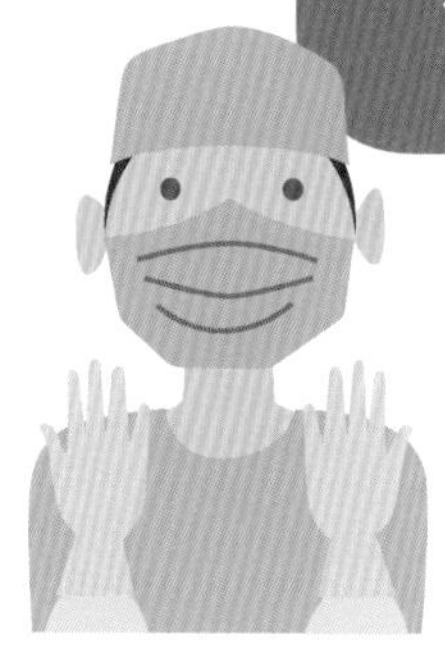

どんな場合？

- **血液のがん（白血病、リンパ腫）以外のがん**
- **進行がんでも腫瘍が切除可能な状態の場合**

どんな治療？

メスでがん組織を切り取る治療法

手術療法は、がんの治療法のなかで主となる方法です。がんの病巣部と、転移の可能性が考えられる周辺の組織を切除するのが一般的。検査でわかるような転移がなければ、がんを完全に取り除くことができるため完治が望めます。白血病やリンパ腫といった血液のがん、転移が広範囲におよぶ進行がんには不向きですが、切除できる状態のがんの場合は積極的に選択されます。

メリットが大きい治療法ですが、デメリットもあります。手術による傷の治癒や体力の回復にある程度の時間がかかる、切除する部位によっては臓器や体の機能が失われる場合がある、などです。こうしたデメリットを小さくするため、体への負担が少ない手術の普及が進んでいます。たとえば、切除範囲を最小限にする縮小手術、内視鏡を用いる腹腔鏡下手術や胸腔鏡下手術などです。化学療法や放射線治療とあわせて実施されることもあります。

手術療法

メリット	デメリット
がん細胞を完全に切除できれば、完治が見込める	傷の治癒や体力の回復に時間がかかる ● 切除する部位によっては、臓器や体の機能の一部が失われる場合も

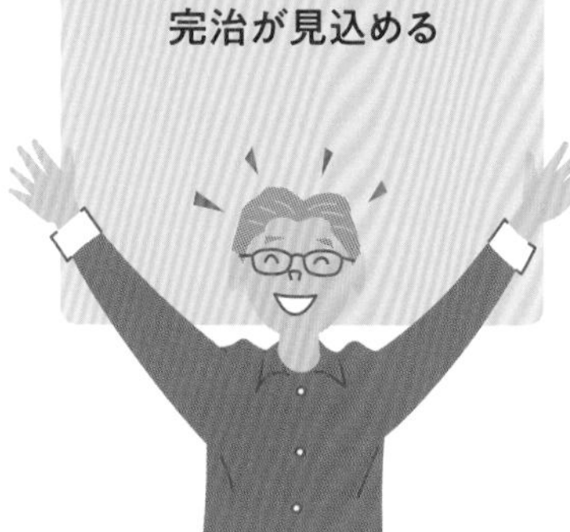

どんな副作用？

消化器術後は特にさまざまな副作用が

消化器がんの手術後は、切除で消化器の形態が変わり消化不良が起こりやすくなります。胃がんでは食べ物が小腸へ一気に流れ込んで起こるダンピング症状（腹痛など）が問題になり、大腸がんでは部分によって人工肛門を造設する必要があります。また、喉頭がんや舌がんなど頭頸部のがんでは、嚥下困難による誤嚥のおそれがあります。総じて、従来通りの生活ができないことでストレスも生じます。

主な副作用

消化器術後の場合

＜胃がん＞
小胃症状／体重減少／ダンピング症候群／逆流性食道炎／貧血／骨粗鬆症／下痢など

＜大腸がん＞
下痢／癒着による腸閉塞など

それ以外の場合

＜頭頸部のがん＞
嚥下機能の障害など

＜その他のがん＞
体力低下／体重減少など

手術前後の食事は？

体重減少などを改善して、体力を落とさないように気をつける

手術前は、傷の治りをよくするためにもなるべく低栄養状態を改善し、体力を維持すること。アミノ酸やオメガ3系脂肪酸を摂取する免疫栄養法も、合併症の減少効果が期待できます。気持ちがふさいで食べられないときもありますが、食事をとることを忘れないことが大切です。栄養バランスのよい食事が理想ですが、ヘルシーなものにこだわる必要はなく、食べないより食べるほうがいいので、食べやすいものを食べましょう。

手術後は筋力や体力が落ちやすく、食欲も低下し、体重減少が起こります。食事は、体重が減らないように適切なエネルギーやタンパク質摂取を心がけることが大切です。

食欲がないとき

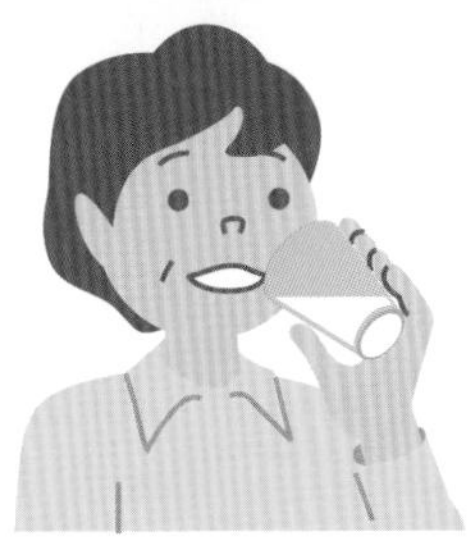

可能な限り、工夫をして口から食べるように

体重減少を防ぐためにも、できる限り経口摂取しましょう。液体でもOKですが、炭酸飲料は控えめにすること。牛乳や豆乳は、エネルギー補給にも役立ちます。

生活習慣病を持っているとき

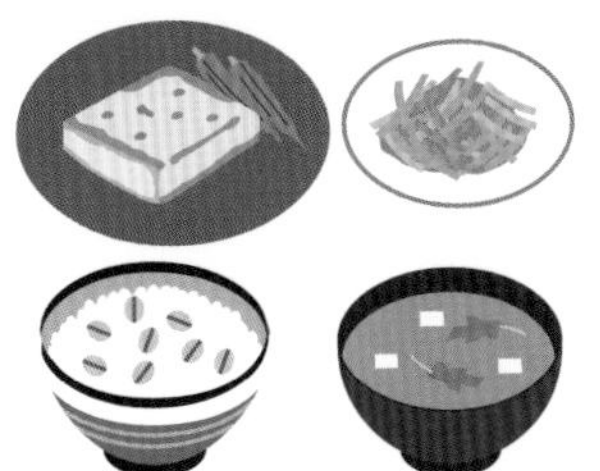

糖尿病の人は、合併症予防に血糖コントロールを

合併症リスクが高くなるため、高血糖はコントロールしてから手術します。血糖値が良好なら糖質制限は不要。過度に制限すると筋肉減少につながるので要注意です。

形状に気をつけること

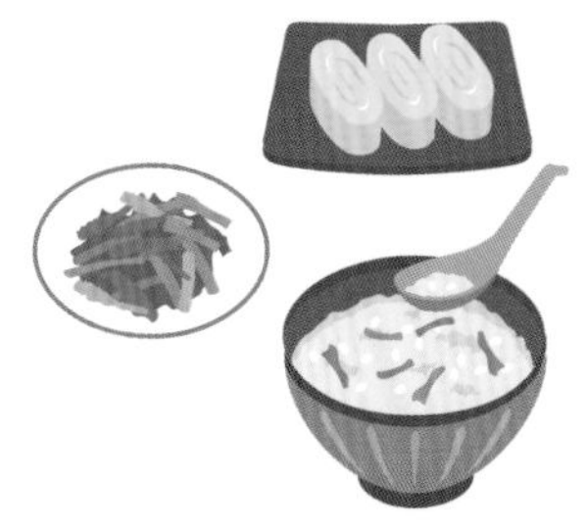

食べやすいものを選んで食べる

食道や胃の手術後は一度にたくさん食べられなくなるので、食事回数を増やすなど工夫を。エネルギーが不足しているときは、栄養補助食品を利用してもよいでしょう。

❷ 化学療法

全身に薬を巡らせて、がんをやっつけます。
QOL（生活の質）を維持するためにも用いられます。

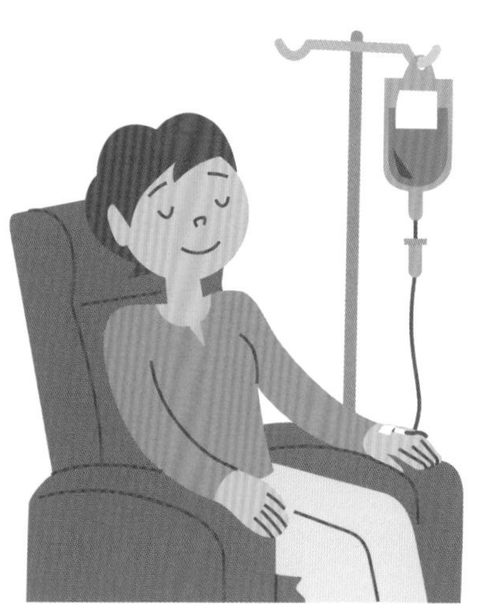

どんな治療？

抗がん剤などによってがん細胞を死滅させたり増殖を抑えたりする治療

化学療法は薬を用いる治療法で、薬物療法とも呼ばれます。使われる薬は、がん細胞を死滅させたり増殖を抑えたりする抗がん剤の他、がんの増殖にかかわる特定の分子を標的にした分子標的薬、ホルモンの作用をコントロールしてがん細胞の成長を阻害するホルモン剤、免疫を正常に働かせるように作用する免疫チェックポイント阻害剤などです。これらは内服や静脈内注射などで投与され、血液とともに全身を巡ります。全身に転移したがんの場合、手術療法ですべてを取り除くのは困難で、放射線治療を全身に用いるのも現実的ではありません。そのため、全身をくまなく治療できる化学療法が適しています。

化学療法で用いられる薬の種類は多種多様で、がんの種類によって異なります。使い方によってはとても効果のある治療法ですが、デメリットもあります。薬ががん細胞だけでなく健康な細胞にも作用してしまうので、副作用が起こりやすいのが難点です。

化学療法

メリット

- 全身のがん細胞に対して効果がある
- 複数の抗がん剤を併用できる
- 再発予防

デメリット

- 化学療法だけではがんの完治は難しい
- 副作用が出やすい

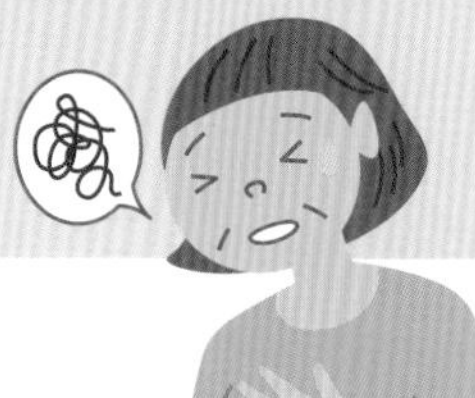

1 殺細胞性抗がん剤

効果がある分、副作用もある薬。局所的な手術療法などと組み合わせて、全身に存在するがんをくまなく撃退します。

どんな場合？

- 手術療法や放射線治療ができない場合
- 手術療法や放射線治療と組み合わせる場合も

どんな治療？

がんのタイプに応じて薬剤を使い分け、がんを死滅させたりする

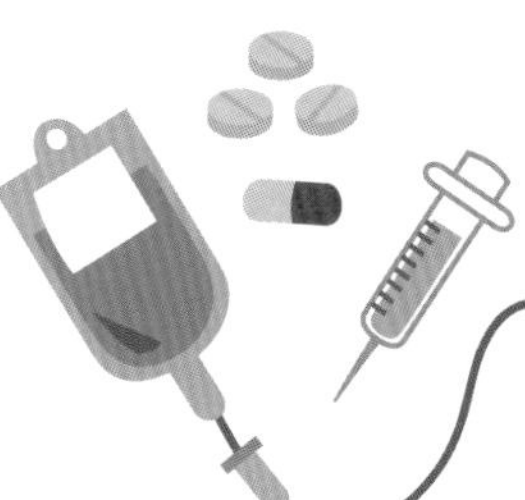

遺伝子検査などによる個別化医療が進んでいますが、殺細胞性抗がん剤も、化学療法のひとつとして重要です。

抗がん剤は、それぞれ作用の仕方が異なります。増殖が盛んながん細胞に多い酵素を利用して増殖を抑える代謝拮抗剤、がん細胞のDNAを傷つけるアルキル化剤、がん細胞を死滅させる抗がん性抗生物質、細胞分裂に必要な微小管の働きを止める微小管作用薬などが、がんによって使い分けられます。

どんな副作用？

頻度の高い副作用として吐き気、白血球減少、脱毛などが見られる

抗がん剤は、がん細胞だけでなく正常な細胞も傷つけてしまう作用があります。薬によって症状は異なりますが、多いのは吐き気。投与後1～2時間に起こるものと、1～2日後に起こるものがあります。

抗がん剤は増殖が盛んな細胞に作用するため、活発な細胞で副作用が起こります。骨髄細胞のダメージで白血球、赤血球、血小板が減少する、毛根が弱って脱毛するなどです。また、口内炎、皮膚トラブル、味覚の変化、便秘や下痢なども起こります。

主な副作用

吐き気
白血球減少
脱毛
口内炎
貧血
便秘
下痢
味覚変化
皮膚の障害
など

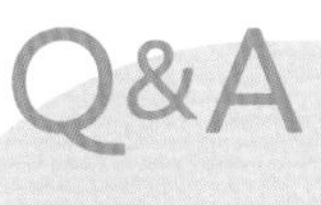

Q&A 手術後に体重が減った場合、化学治療前の食事はどうしたらいいですか?

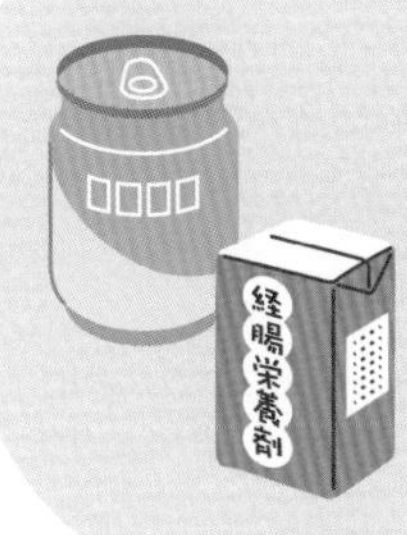

食事が十分にとれないことが原因で体重が減っている場合は、食事回数を増やすなどしてトータルの摂取量を増やし、体重のさらなる減少を防ぐことが大切です。必要に応じて経腸栄養剤なども利用しましょう。

逆に、体重が増えることはほとんどありません。むくみや腹水などがある場合は、がん以外の病気が潜んでいる場合も。食事に加えてなるべく運動なども取り入れ、適切な体重になるよう心がけましょう。

2 分子標的薬・ホルモン療法

がんの特徴に合わせて薬を選択します。副作用はありますが、従来の抗がん剤よりも体への負担が少ないと考えられています。

どんな場合？

- 分子標的薬
  白血病、乳がん、肺がん、腎がん等に有効
- ホルモン療法
  乳がん、子宮体がん、前立腺がん等に有効

分子標的薬

どんな治療？&副作用

がん細胞の持つ特定の分子を攻撃し、増殖を抑制。薬剤の種類によって副作用はさまざま

分子生物学の進歩で、がん細胞を分子レベルで捉えられるようになりました。そこで登場したのが、がんの特徴を標的にして攻撃する分子標的薬です。従来の抗がん剤に比べ副作用は少ないとされますが、薬ごとに副作用があるので注意が必要です。上皮成長因子受容体（ＥＧＦＲ）というタンパク質を狙う薬の場合では、皮膚障害や下痢が知られています。いずれの薬も、副作用を抑えながら治療を進めることが大切です。

主な副作用

皮膚の障害
口内炎
吐き気
下痢
食欲不振
視覚異常
高血圧
心機能障害
など

ホルモン療法

どんな治療？&副作用

がん活性化の原因となるホルモンの作用を抑え、がん細胞の増殖を防止。更年期障害に似た副作用も

特定のホルモンによって活発化するがんの場合、その作用を抑えるホルモン剤を投与すると、がん細胞の増殖が防げます。エストロゲンで成長するタイプの乳がんは、エストロゲンが作られるのを邪魔したり、がんへの取り込みを阻害したりすることで、がんの増殖を抑えられます。

副作用は、ホルモンの増減によるものです。エストロゲンに影響するホルモン剤では、更年期に似た症状があらわれます。

主な副作用

ホットフラッシュ
（ほてり、のぼせ、急な発汗など）
吐き気
膣分泌物異常
性機能障害
など

Q&A

体重維持に効果のある食べ物って何？

体重減少は活動性やQOL（生活の質）の低下につながり、がん治療効果にも悪影響なので要注意。日常の食事で十分に栄養補給できないなら、栄養補助食品を利用しましょう。まぐろやいわしなど青魚に豊富なエイコサペンタエン酸（EPA）には炎症と筋肉減少を抑える効果が、肉や魚などに豊富な分岐鎖（ぶんきさ）アミノ酸（BCAA）には筋肉の合成を促進する効果があり、体重減少の予防や、傷の治りをよくする作用が期待できます。

3 免疫チェックポイント阻害薬

自分の免疫細胞で、がんを攻撃。新しい治療薬として期待されています。

どんな場合？

- 遺伝子に傷が多いタイプのがんに有効
- 悪性黒色腫、肺がん、腎がん、胃がん、頭頸部がん、尿路上皮がん、悪性中皮腫、メルケル細胞がん、ホジキンリンパ腫などに有効

どんな治療？

免疫担当細胞の機能を強化させることによってがん細胞を死滅させる

私たちには、体内で悪影響を及ぼす異物を排除する免疫が備わっています。また、免疫が過剰反応を起こさないよう免疫を抑制する仕組みも持ちあわせています。免疫でがんを排除できないのは、がん細胞が免疫を抑制する仕組みを利用しているからです。がん細胞は、免疫細胞（T細胞）の免疫チェックポイントに結合して「免疫を抑えろ」という命令を発信し、攻撃から逃れているのです。そこで、がん細胞が免疫チェックポイントに結合するのを防いで免疫細胞の活性化を維持するよう開発されたのが、免疫チェックポイント阻害薬です。

T細胞

どんな副作用？

一般的な副作用は少なめ。頻度も少ないが、皮疹や肺炎、大腸炎など多様

免疫チェックポイント阻害薬は、従来の抗がん剤と比較すると、副作用が少ないと考えられています。しかし、副作用があらわれる時期や部位など、予測できない点もあるので注意が必要です。

がん治療の免疫療法と呼ばれるもののなかには標準療法とは異なり、効果がはっきりしないものも存在します。治療を始める前に、どの程度効果が証明されているのか、保険が適用されるかなどを確認するようにしましょう。

主な副作用

皮膚の障害
肺障害
肝・胆・膵障害
胃腸障害
腎障害
神経筋障害
内分泌障害
眼障害
など

食事で気をつけること

筋肉量を落とさないような食事と適度な運動を

がん治療に効果的な食事とは、どのようなものだと思いますか？

特別なものを想像しがちかもしれませんが、実はとてもシンプル。栄養バランスのよい食事です。特定の栄養素を意識するのではなく、炭水化物もタンパク質も脂質も、ビタミンやミネラルも、過不足なくとるのがベスト。適正体重を維持して、がんと闘う体力を温存しましょう。そして、筋肉を維持するためには運動も欠かせません。おすすめなのは、水泳、ウォーキング、ジョギング。活動量を上げながら、きちんと食べるのがポイントです。

③放射線治療

体の外側と内側から、直接的にがんを攻撃。
手術療法や化学療法との併用で治療効果が向上します。

どんな場合？

- ほとんどすべてのがんに有効
- 進行がんで手術ができない場合など

どんな治療？

患部に放射線をあてがん細胞を死滅させる治療方法

人工的に作り出した放射線を、がんがある部位に照射してがんのDNAを傷つけ、がんの増殖を止めたり死滅させたりする治療法です。手術療法と同様に局所的に行いますが、臓器を切除することはありません。

この治療の目的には、がんの完治と、がんによる症状の緩和のふたつがあります。前者の治療法としては、放射線治療を単独で行うもの、化学療法と併用するもの、手術療法と化学療法の補助として利用するものがあり、がんの種類やステージ、転移の状況に応じて治療法が決定されます。後者の治療は、骨転移で生じる強い痛み、脳転移で起こる神経症状、がんによる気管や血管などの圧迫をやわらげるために行います。

放射線治療の歴史は長く、100年以上の実績があり、その間のさまざまな技術革新によって効果が格段に向上しました。今では、がんを集中的に照射できるようになり、副作用もより小さくなってきています。

放射線治療

メリット

- 体への負担が少ない
- 治療後のQOL（生活の質）を維持できる
- 通院による治療も可能

など

外部照射

正常細胞にできるだけ影響しないよう、綿密に計画して体外から放射線を照射します。現在もっとも多く行われています。放射線や装置の違いで、いくつか方法があります。

内部照射

がんがある部位に放射性物質を密閉した針やカプセルを挿入する「密封小線源治療」と、放射性物質を注射または内服する「放射性同位元素内用療法」という治療法があります。

外部＋内部照射

内部照射の「密封小線源治療」は、外部照射と組み合わせて使われることもあります。外側と内側から、限定された部分に照射することで治療効果を高めます。

どんな副作用？

治療内容や部位、時期によって症状もさまざま

治療中から直後に起こる急性期と、治療後半年から数年経って起こる晩期の副作用があります。

急性期の全身的な副作用は、疲労や倦怠感、食欲不振など。これらはストレスも影響します。他に、白血球が減少して感染症にかかりやすくなったり、赤血球が減って貧血になったり、血小板の減少で出血しやすくなったりします。局所的な副作用は皮膚の乾燥やかゆみなどの肌トラブルが代表的です。照射部位によって、頭部で脱毛や味覚異常、胸部で食道炎、腹部で下痢などの症状が見られます。

晩期の副作用は、照射部位から起こる二次がん、生殖器への照射で起こる不妊など。重篤な副作用は稀ですが、起こる可能性はあります。

主な副作用

＜急性期＞

疲労感
食欲不振
白血球減少
赤血球減少
血小板減少
皮膚の障害
など

＜晩期＞

照射部位のがん
など

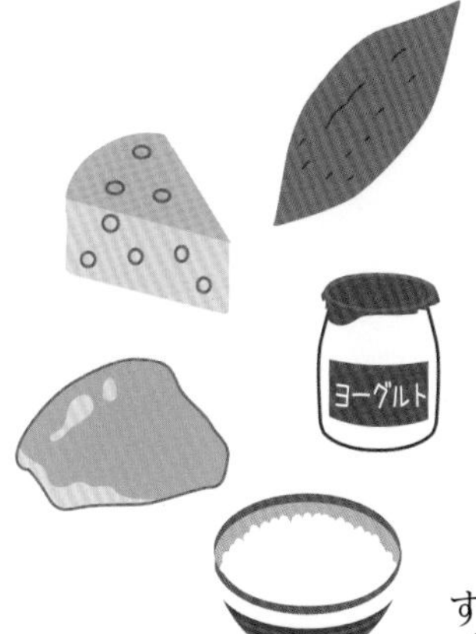

食事のポイント

障害を受けた正常細胞のために普段以上に高カロリー、高栄養のものを

化学療法と同じで、特別な食事をとる必要はありません。ただし、栄養不足による体重減少が起こらないように注意が必要です。放射線治療で損傷した正常細胞の修復にはエネルギーが必要なので、高カロリー食を意識する、食事回数を増やすなどして、十分にエネルギー摂取しましょう。

また、食道がんによる食道狭窄症のように、がんやその治療のために食べにくくなることがあります。鎮痛薬や粘膜保護薬を服用して嚥下できるときは経口摂取を、それができないときは経鼻胃管や胃ろうを使う経腸栄養も検討します。

化学療法時は特に知っておきたい!

副作用別 発現する時期と対策のポイント

予想される副作用を知り、対策を立てることが大切

がんの治療には、程度の差こそあれ副作用があります。特に抗がん剤を用いる治療では、健康な細胞にも悪影響が及びます。副作用には自覚症状がないものも存在するため、重篤化を防ぐために治療中は血液検査や尿検査を通じて副作用の早期発見に努めましょう。

副作用はある程度予想でき、なかには、日常生活の工夫次第で防げるものもあります。過剰な不安は治療の妨げになる場合もあるので、どのような副作用が起こるのかあらかじめ知って、対策を練っておくことが大事です。

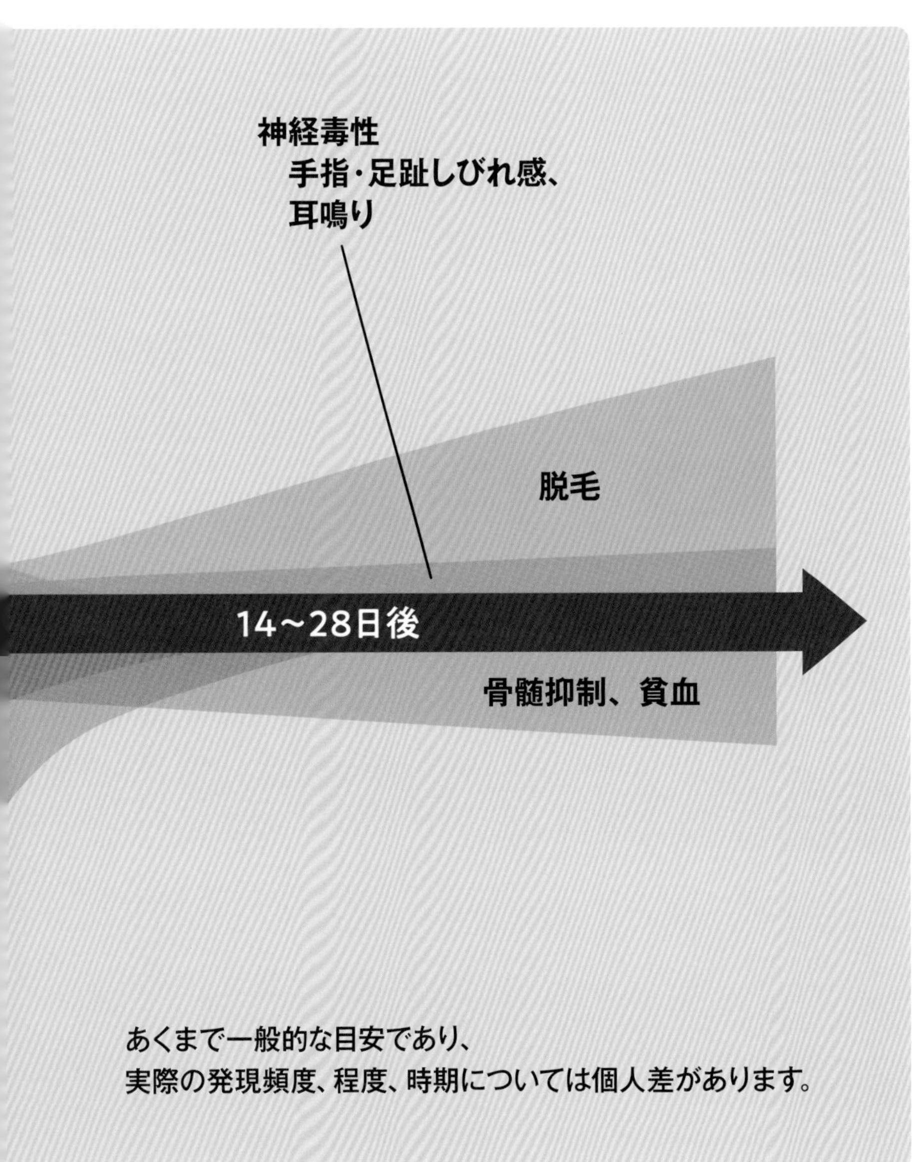

抗がん剤による主な副作用の発現時期

投与日	アレルギー反応、吐き気・嘔吐(おうと)、血管痛、発熱、血圧低下
2〜7日後	疲れやすい、だるい、食欲不振、吐き気・嘔吐、下痢、便秘、味覚変化
7〜14日後	口内炎、下痢、骨髄機能の抑制（白血球減少・血小板減少）
14〜28日後	脱毛、皮膚の角化やしみ、手足のしびれ、膀胱炎(ぼうこうえん)、骨髄機能の抑制（貧血）

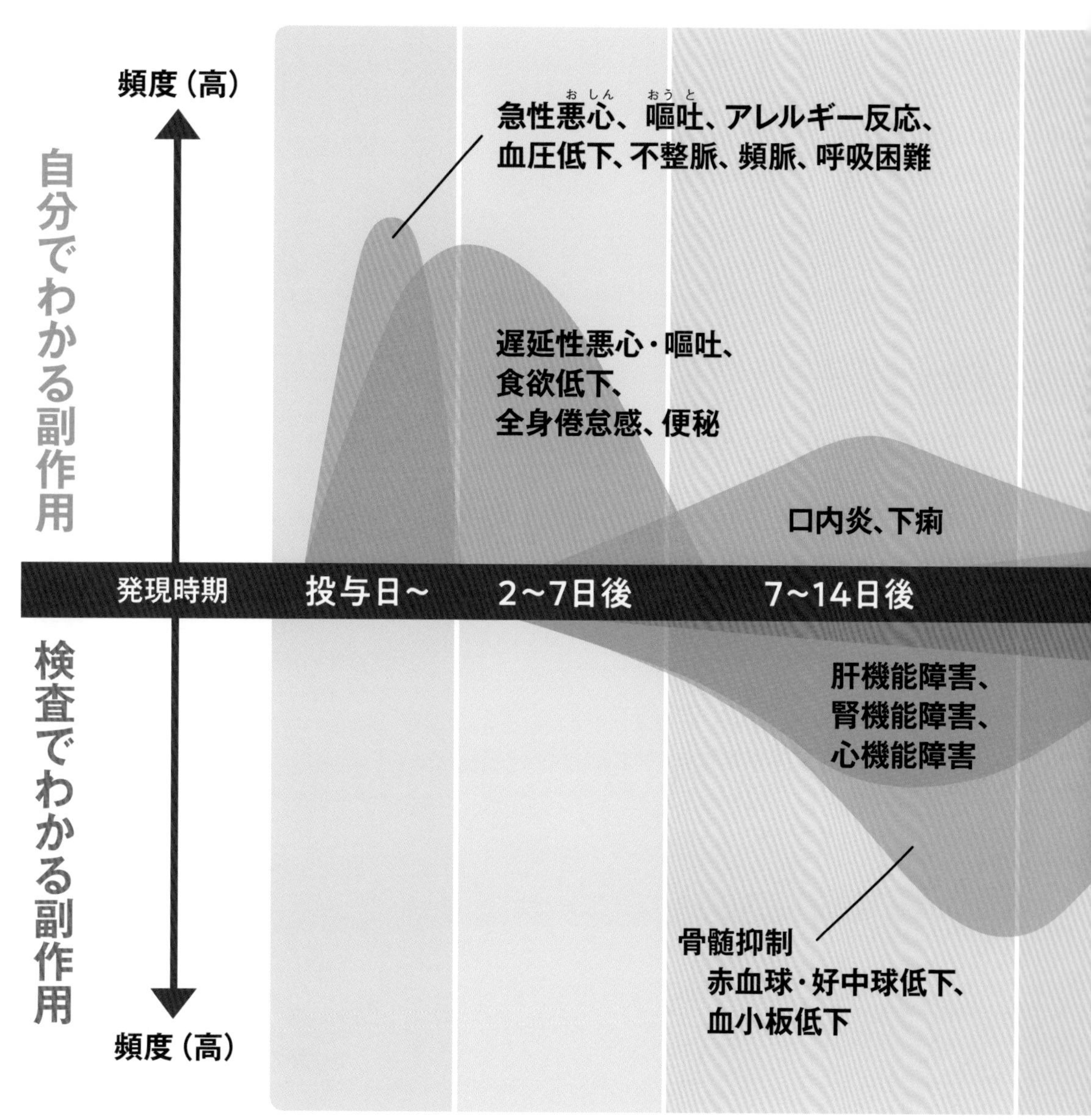

副作用❶

食欲不振（吐き気・嘔吐）

主な症状

- においに敏感になる
- 強い吐き気や嘔吐があるる
- 胃痛や胸やけがあることも

どんな治療で起こる？

抗がん剤治療
放射線治療

発現時期は？

治療当日～10日後程度

どうして起こる？

脳の神経の刺激や食道や胃の粘膜の炎症によるものが原因

抗がん剤治療によって起こる吐き気は、延髄（えんずい）の嘔吐（おうと）中枢が刺激を受けて生じます。この刺激がもたらされる道筋は2種類あり、ひとつは脳を経由するもの、もうひとつは回腸と上部消化管を経由するものです。この刺激が、さらに迷走神経や横隔神経などを伝わって胃の内容物が無理やり排出されることで、嘔吐が起こります。

また、放射線治療を頭部や腹部に行った場合に、治療開始直後から数日以内に吐き気をもよおす、嘔吐するということがあります。

予防

抗がん剤治療の日は食事の量を少なくし、治療直前は食べない

胃に食べ物を長時間残さないように。当日の食事は少なめにして、胃内滞留時間が長い乳製品は控えること。治療直前は食べないのが無難です。また、体をしめつける服は避けて。

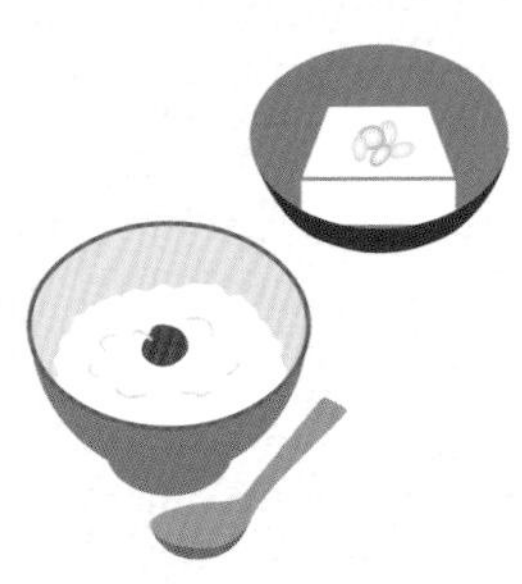

対処法

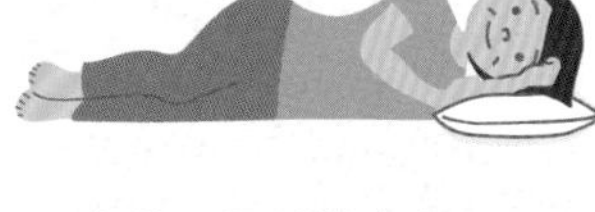

安静にして横向きに。リフレッシュして気分を紛らわせることも大切

まずはゆったりと体を休ませて。仰向けではなく横向きに寝るようにしましょう。吐き気止めの薬を使う他、冷たい水で口をゆすぐ、氷を口に含むなどするとすっきりします。

食事の工夫

食べやすいものを少しずつ、ゆっくりと。冷ましてにおいを軽減

無理する必要はありません。食べやすいものをゆっくり少量ずつ食べましょう。冷まして食べると、においが軽減されます。少量で栄養補給できる栄養補助食品も便利です。

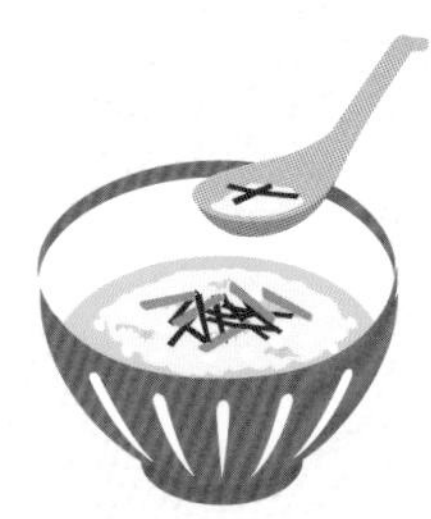

副作用❷

味覚変化

主な症状

- 口の中が苦く、嫌な味がする
- うまみを感じにくく、おいしく感じない
- においや食感が気になって不快感を示す

どんな治療で起こる?

抗がん剤治療

発現時期は?

治療3,4日後～1,2週間後程度

どうして起こる?

味を感じるための細胞が抗がん剤の影響を受ける他、味覚を伝える神経の障害や口の粘膜障害などによる

食品に含まれている味の成分が、舌にある味蕾（みらい）に触れ、その刺激が味覚中枢へ伝わって、私たちは味を感じることができます。この味蕾の中にある味細胞が新しい細胞に生まれ変わるペースは、平均で10・5日です。抗がん剤は細胞分裂が活発な細胞に影響するため、味細胞も影響を受けて新陳代謝が阻害され、味覚が障害されるのです。

また、味覚を伝える神経の障害、亜鉛欠乏、唾液分泌の減少、口腔環境の悪化なども、味覚変化の原因になります。なお、味覚変化の仕方や度合いには個人差があります。

食事の工夫

酸味で味つけする他、不快なにおいや苦味を軽減する調味の工夫を

治療中でも味覚が変化しにくい、酸味や甘みのある食べ物を活用しましょう。マヨネーズ、牛乳、ごま、バターなど油分のある食品を使うと、嫌なにおいや苦みが軽減できます。

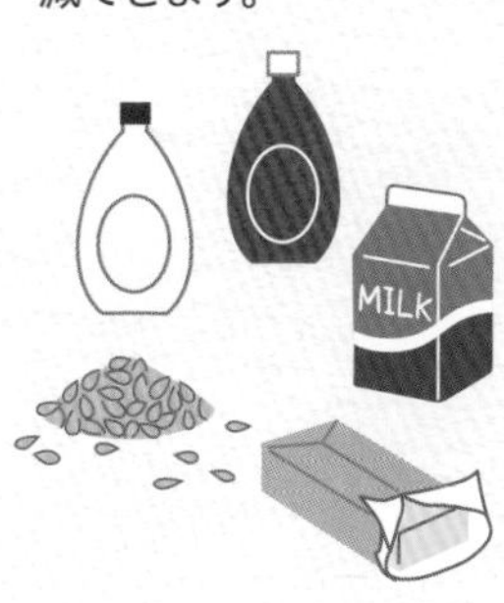

対処法

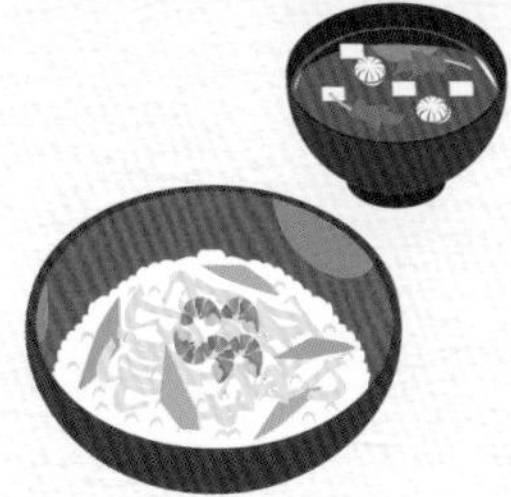

食べやすい食品を選び、食事量を減らさない。味覚が回復したら外食もOK

抗がん剤による味覚変化は一時的なもの。だからこそ食事は抜かず体力温存のために栄養補給しましょう。外食は、症状がやわらぐ2週目頃～次の治療までがおすすめです。

予防

こまめなうがいや歯磨きが有効。亜鉛の摂取も◎

口の中は清潔に保つこと。不衛生な状態が続くと、舌苔（ぜったい）などで味蕾（みらい）がふさがれます。また、薬の直接的な影響や、食事量の低下で亜鉛不足が生じるので、意識して摂取しましょう。

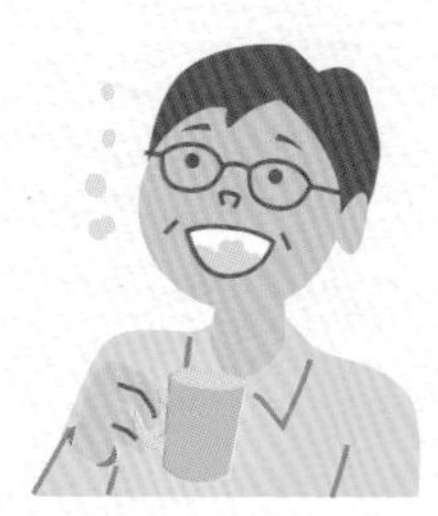

副作用③

口内炎・食道炎

主な症状

- できものができ、しみる感じや痛みがある
- 口腔内に赤い腫れ、ただれができる
- 潰瘍（かいよう）や出血が起こる

どんな治療で起こる?

抗がん剤治療
放射線治療

発現時期は?

治療開始後
2〜4週間

どうして起こる?

粘膜に対する直接的な障害と局所感染する二次障害の2つによる

口内炎・食道炎、口内の乾燥は、がん治療中によく起こります。化学療法や、口・のど・耳のがんなどの放射線治療によって、口の中の粘膜がダメージを受けることが直接的な原因です。食事や睡眠の妨げになり、悪化すると体力低下につながりかねません。

食道炎では、粘膜が炎症を起こしてむくむため、食べた物の通りが悪くなって、飲み込みにくくなったり、痛みを感じたりします。

予防

口腔内の衛生環境を保つ

がん治療の前に、歯科でクリーニングを行ったり、うがいや歯磨きの指導を受けたりしましょう。ブラッシングは1日2〜4回、やわらかい歯ブラシで食後と就寝前に行います。

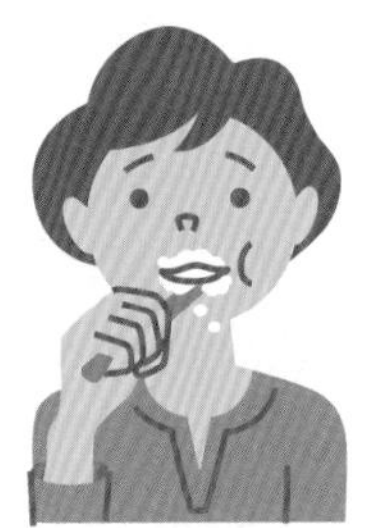

対処法

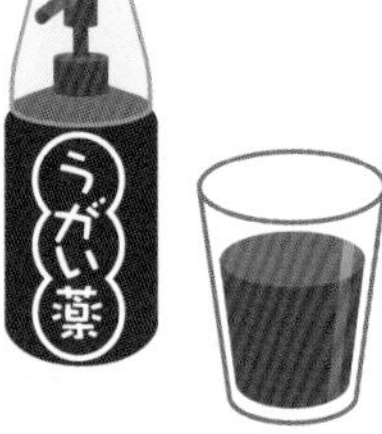

鎮痛剤などの対処療法で自然軽快を待つ

強い痛みには、局所麻酔薬入りのうがい薬や粘膜保護剤を用います。のどの奥まで炎症が広がっているときは、医療用麻薬の使用も。必要に応じて点滴での栄養補給も行います。

食事の工夫

熱いものや刺激のあるものはNG!やわらかくとろみをつけて

熱いもの、かたいもの、酸味や塩味の強いもの、香辛料は避けて。飲み込みやすい、やわらかくてとろみのある食べ物を用意しましょう。牛乳や豆腐は食べやすい食材です。

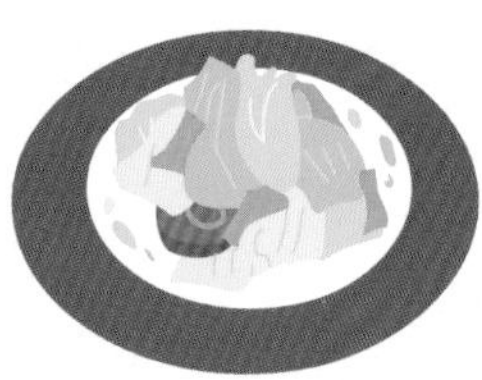

副作用❹ 下痢・便秘

主な症状

- 吸収不良で軟便になる
- 腸の動きが正常ではなくなる
- 便が出にくくなる

どんな治療で起こる?

抗がん剤治療

発現時期は?

治療開始後
2〜10日くらい

どうして起こる?

消化管の粘膜が傷害されると下痢に。自律神経の作用で便秘に

抗がん剤による下痢には、消化管の粘膜障害が原因で生じるタイプと、抗がん剤による刺激で腸の蠕動運動が活発になって排泄が促進されてしまうタイプがあります。どちらも吸収が十分にできないことで起こる下痢です。この他に、分子標的薬のチロシンキナーゼ阻害薬のように、主な副作用として下痢が挙げられるものもあります。近年注目されている免疫チェックポイント阻害剤でも、下痢が起こることがあります。便秘は、抗がん剤が自律神経に作用したり、嘔吐を止める薬の副作用で起こります。

食事の工夫

下痢と便秘、それぞれに適した食事をすること

下痢でも便秘でも、水分はしっかり補給することが大切です。そして下痢の場合は、お粥や煮込んだうどんなど消化のいいものを食べましょう。便秘の場合は、やはり食物繊維の豊富な食べ物をとるようにしましょう。

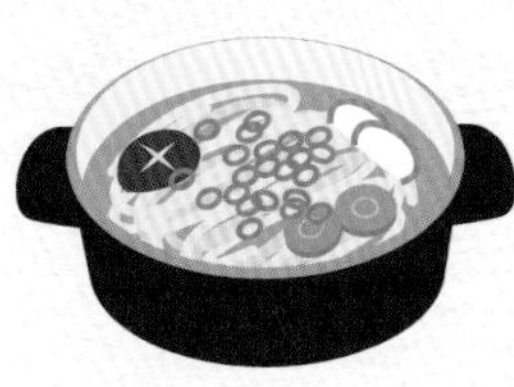

対処法

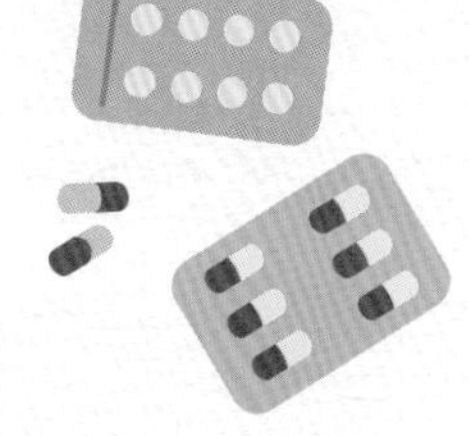

下痢には止痢剤、便秘には緩下薬などを投与し、様子を見る

下痢の場合は、下痢止め薬や整腸剤を飲んで対処を。薬が効かず、栄養が不十分と判断されるときには、輸液で栄養補給します。便秘の場合は、緩下薬を飲む他、お腹のマッサージをするのがよいでしょう。

予防

水分の摂取や適度な運動を

便秘には、一般的な便秘解消法を試してみましょう。特に水分補給は効果的です。食事は、食べられそうなら食物繊維が豊富な、野菜・いも・フルーツ・きのこ・海藻などを積極的に。

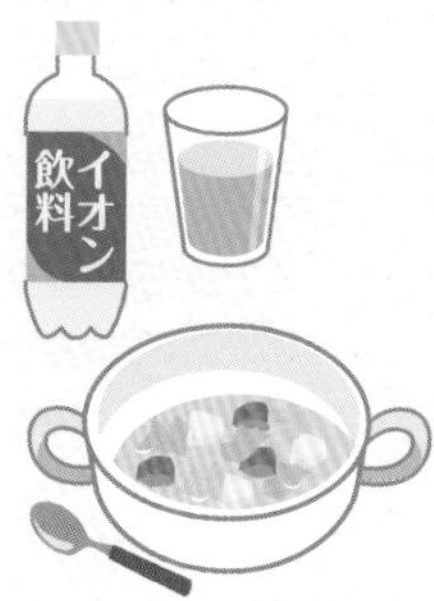

副作用⑤

消化器術後のトラブル

主な症状

- 消化不良による体重減少や貧血、下痢など
- 頭頸部のがんの場合、飲み込みにくくなる
- 胃がんでは、ダンピング症候群などが起こる

どんな治療で起こる？

手術療法

発現時期は？

術後～

どうして起こる？

消化器の働きが低下、または消失するために起こりやすい

手術療法では、P10～11で説明しているように、がんそのものだけでなくがんが広がっている可能性のある周辺組織も一緒に切除します。最近は極力小さく取り除くことが推奨されているものの、それでも臓器の形態は変化してしまいます。

一概には言えませんが、切除した臓器の役割を補うように食生活を変えると、トラブルを解消しやすくなります。たとえば、胃の切除後に胃酸の分泌が減って鉄の吸収が悪化している場合には、鉄や、鉄の吸収を高めるビタミンCを補給する、などです。

予防

過度な糖分や脂肪の摂取を避ける

食道・胃・膵臓（すいぞう）がんの手術後は、過度な糖分や脂肪を避けた食事内容にしましょう。回復を早めるためにも、分割食にするのを基本として、十分な栄養摂取を心がけることが大切です。

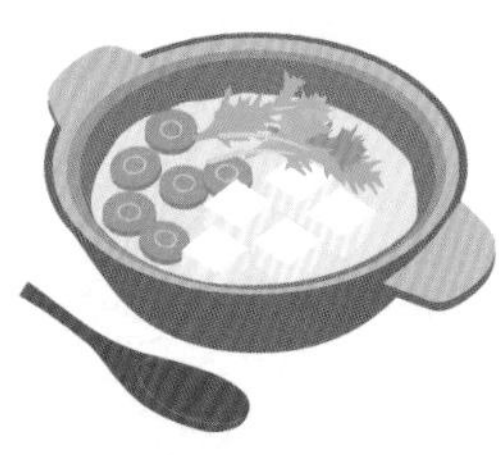

対処法

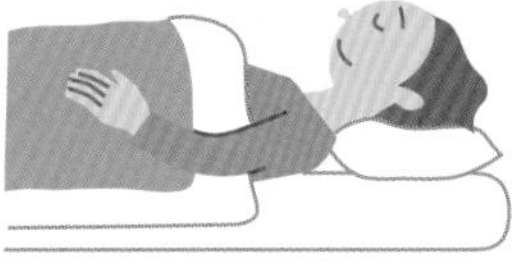

食後は頭を高くして30分ほど横になるなどの対処法を

腹痛などのダンピング症状がある場合は、食後しばらくは横になりましょう。しかし、逆流症状、つかえ感、胸やけがある場合は逆に、体を起こしておく必要があります。

食事の工夫

ゆっくりとよくかんで消化のよいものを少しずつ取り入れる

よくかんで食べるのはとても大事です。食べ物を細かくして飲み込みやすくし、唾液と混ぜることで胃腸にかかる負担を減らします。ゆっくりと時間をかけて食事しましょう。

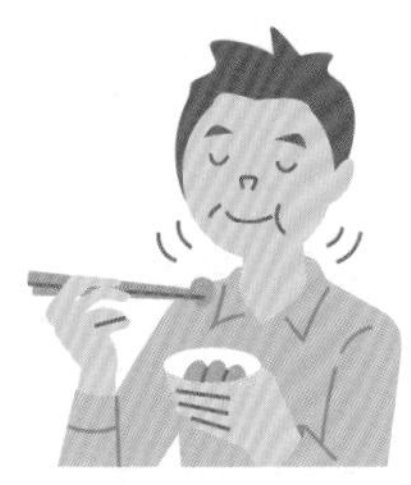

副作用❻ 貧血

主な症状

- 疲労・倦怠感（けんたい）がある
- 少し動くだけで息切れする
- めまいがする

どんな治療で起こる？
抗がん剤治療

発現時期は？
治療開始後
2週間以降

どうして起こる？

抗がん剤の影響で骨髄機能が障害され赤血球の数が少なくなる

がん治療を受けている人の多くに、貧血の症状が見られます。貧血はQOL（生活の質）を悪化させるうえ、貧血による低酸素状態はがんの増殖を招くとされています。軽度の貧血は症状があらわれにくいため見逃しがちですが、慢性化してしまわないうちに対処するのが理想です。

化学療法や放射線治療で骨髄が障害されると、赤血球が減少します。時間とともに自然に改善することも多いですが、化学療法を繰り返すことで、貧血が進行することもあります。

食事の工夫

エネルギー、たんぱく質を十分に摂取し、鉄とビタミンCをあわせて

1日3食規則正しく食べるのが理想。タンパク質が不足しないよう、魚、肉、卵、大豆製品、乳製品を組み合わせて。鉄はビタミンCと一緒に摂取すると吸収率がアップします。

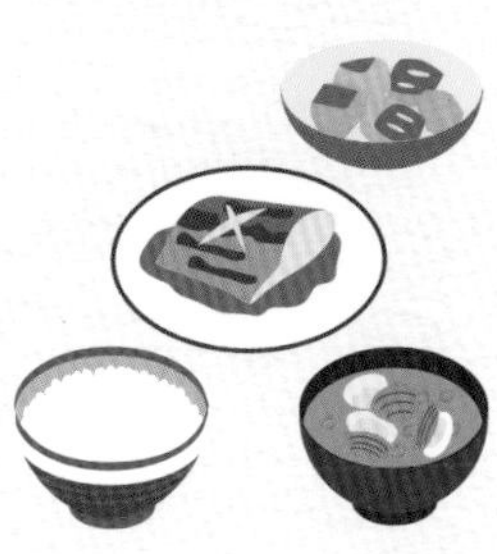

対処法

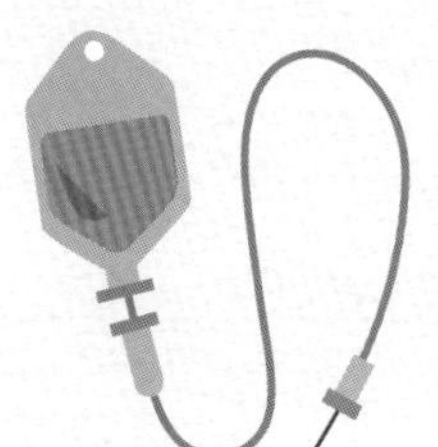

鉄剤の服用や点滴で対応。重度の貧血には輸血も

鉄剤は胃粘膜を刺激するため、人によっては吐き気などを起こして服用できないことも。そのようなときは点滴で補給します。さらに重度の場合は、輸血を行うこともあります。

予防

動きはじめはゆっくりと。十分な休養も大切

めまいや立ちくらみは急に動くと起こりやすいので、なるべくゆっくり動作するように意識を。つらいときは休むことも必要です。無理せず、誰かに協力してもらいましょう。

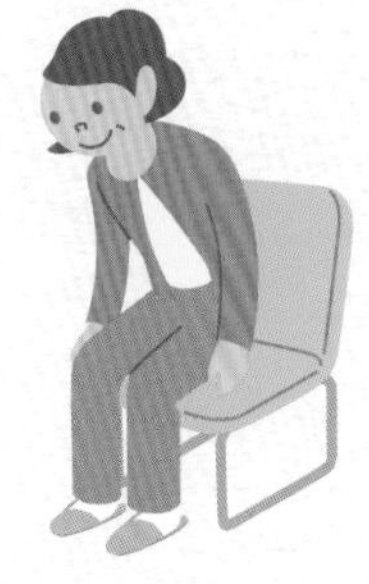

職場復帰の際に心がけたいこと

無理は禁物。仕事内容は体調に合わせて

がんは、かつては「死」をイメージする病気でしたが、医療の進歩によって、今では生存率も向上しています。それに伴い、仕事を辞めずに治療と両立する人が増えてきました。

がんの治療が始まると、そのスケジュールによって仕事の予定を調整する必要が生じ、治療中は、抗がん剤などの副作用で体調が悪くなることも考えられます。体調がすぐれないときは、主治医や看護師に相談しましょう。

復職した方の多くは、疲れやすさや体力の低下を感じるようです。大切なのは無理をしないこと。職場の理解を得て、体調に合う仕事をしましょう。治療内容によっては、休職するほうがいい場合もあります。

主治医や看護師、家族、職場の人たちとのチームワークが大切

近年のがん治療では、患者の状態に合わせてさまざまな専門家が協力し合って行う「チーム医療」が広まっています。チームの中心にいるのは、患者本人。そして、患者を支える家族や職場の人たちもチームの一員です。より効果的な治療を進めていくために、主治医をはじめとする各専門医、看護師、臨床検査技師、薬剤師、管理栄養士、ソーシャルワーカーなどの医療者が、心身のサポートを行います。

がんになったら患者は医療者に全部おまかせ、という時代ではなくなりました。患者自らが治療に主体的に参加して「チーム医療」のメンバーに希望を伝え、一緒に考えていくことが、よりよい治療につながります。チーム一体となって、治療に取り組んでいきましょう。

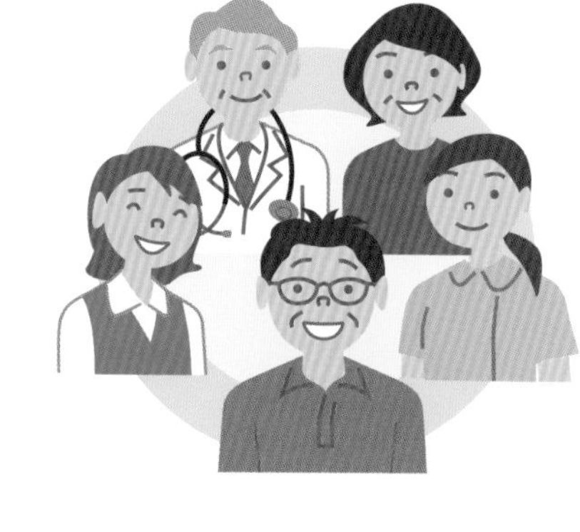

Part 2

悩み別

食欲不振 味覚変化 口内炎・食道炎 下痢・便秘 消化器術後

朝・昼・夕の食べやすい献立

がん治療による副作用のなかでも
代表的な悩みをピックアップし、
それぞれのケースにおいて
おすすめの献立を紹介します。
食べやすさや栄養のことについてもチェックしましょう。

食欲不振

消化がよく、栄養価のあるものを食べましょう。香りやうまみ、コクなどを加えて、食欲アップの工夫をすることも大切です。

食べられるときに少量でも口に入れる

がん治療中の食欲不振には、さまざまな原因があります。

まず消化吸収の働きが弱まり、便秘や下痢、おなかの張りといった胃腸の症状が出やすくなります。また、治療の副作用で吐き気、口腔内の炎症、味覚変化などが起こることも。年齢によるものや、手術によってかんだり飲み込んだりがうまくできなくなることも、食欲不振の原因です。倦怠(けんたい)感、不眠などの全身症状が出ている場合も、

食べやすい食事のコツと工夫

1 さっぱりとのどごしのよいものを選ぶ

できるだけあっさりした、飲み込みやすい食事にしましょう。また、においが吐き気を誘うことがあるので、冷ましてにおいを抑えるなどの工夫も、食べやすさにつながります。

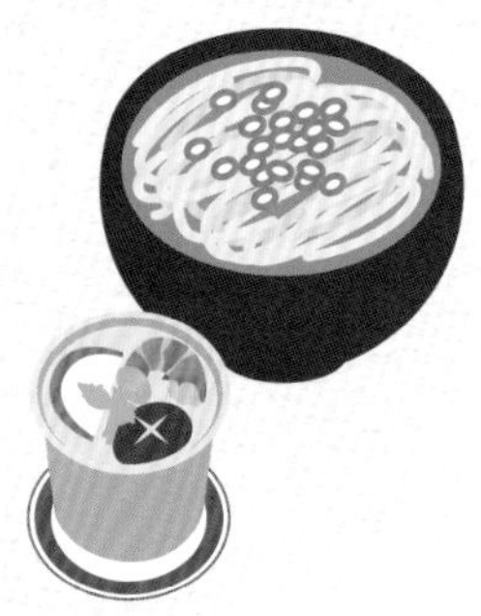

2 すぐに口に入れられる小さなおにぎりやパンを

体を起こさなくても食べられる、間食を用意しておきましょう。小さなおにぎりや菓子パン、チーズ、たこ焼きなどもおすすめです。カロリーが高く、食欲をそそるものを。

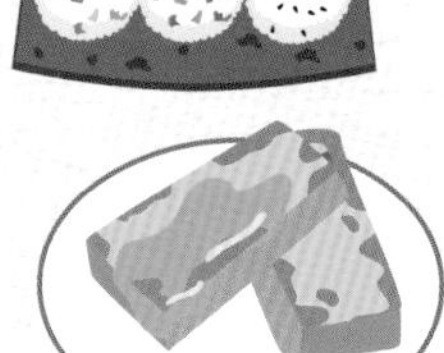

3 冷たい料理も試してみる

炊きたてのごはんなど温かくてにおいが立ちのぼりやすいものが食べにくい場合は、冷たいそうめんなども◎。発熱時も、ひんやりしたもののほうが食べやすいことがあります。

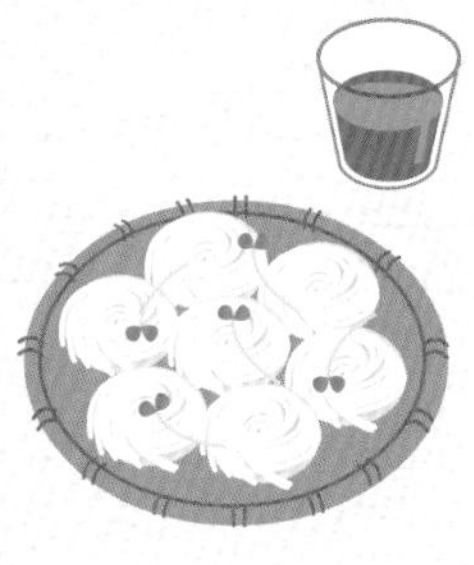

4 良質のタンパク質を意識してとる

エネルギーになる主食（炭水化物）の他に、良質のタンパク質もしっかりとって。卵、豆腐、白身魚や鶏ささみなど、消化のよいタンパク質食材を意識的に取り入れましょう。

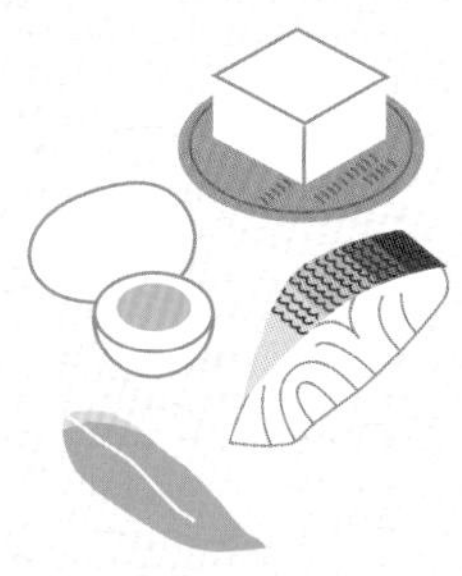

食欲が落ちます。

必要な栄養をとるために、食べられそうなときにこまめに少しずつ食事をとりましょう。それに備えて、おにぎりやパン、ヨーグルトといった間食を用意しておくのもよいでしょう。

消化のよい食材を選び、量は控えめに

基本的に、胃腸に負担をかけないよう、消化のよいものを少量ずつ食べることが大切です。香りやうまみ、コシを加えるなど、食欲をそそる工夫もできると◎。ただし、においが強いものは吐き気の原因になるので、嘔吐(おうと)の症状がある場合は避けましょう。

かむ、飲み込むなどがうまくできない場合は、食材をやわらかくする、小さく切る、飲み込みやすい形状にすることなども必要になってきます。

OK 消化のよい食品例

消化にかかる時間が短く、繊維がやわらかく、脂肪控えめの食品

主食　ごはん、おかゆ、食パン、そうめん、うどん

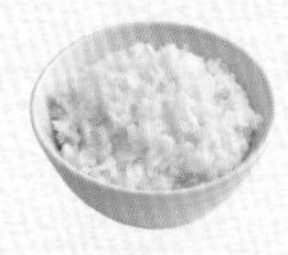
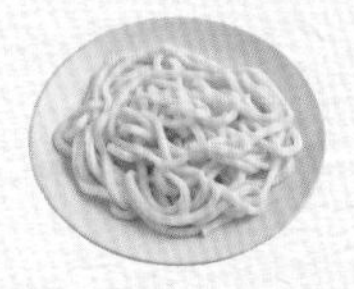

副菜　繊維のやわらかい野菜
（大根、にんじん、かぶ、玉ねぎ、皮むき・種なしトマト、皮むきなす、ほうれん草、キャベツ、白菜など）
いも類
（じゃがいも、里いも、長いも、大和いもなど）

主菜　卵、納豆、豆腐、白身魚、脂肪の少ない肉

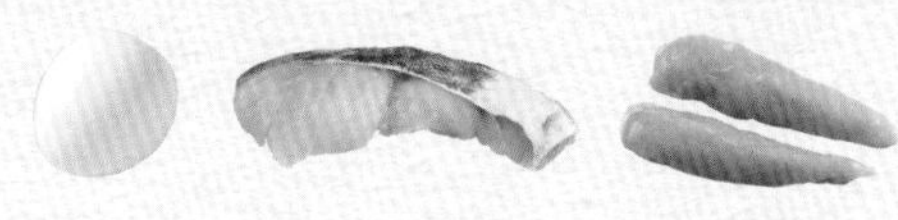
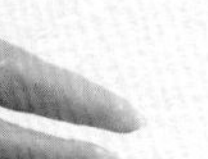
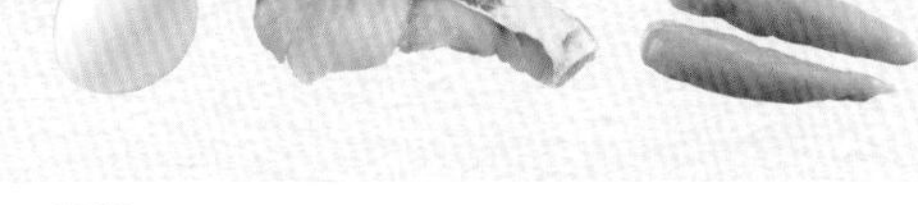

その他　乳製品（ヨーグルト、牛乳、チーズ、乳酸菌飲料）、マヨネーズ、バター

NG 消化の悪い食品例

消化にかかる時間が長く、繊維がかたく、脂肪が多い食品

固い　繊維のかたい野菜
（ごぼう、たけのこ、コーン、山菜）

脂質が多い　脂身の多い肉（鶏皮、バラ肉、ベーコン）
揚げ物（天ぷら、フライなど）、炒め物

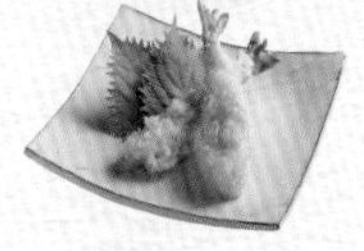
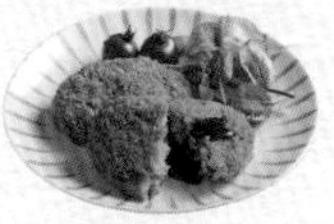

NG 刺激が強い食品例

胃腸を刺激し、消化液の分泌を高めるが、過度の刺激は胃液の過剰分泌を招き、不快感を伴いやすいので注意

刺激が強すぎる　辛すぎるもの
味が濃すぎるもの

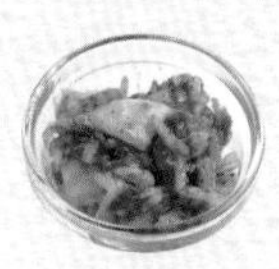
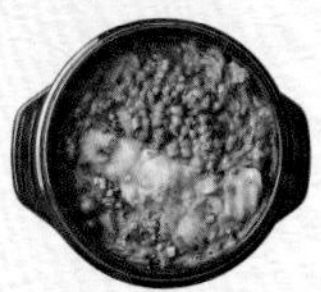

食欲をそそる見た目もポイント。
カラフルな食材で、さまざまな栄養を摂取しましょう。

食欲不振：おすすめ献立1
朝食
トーストの献立

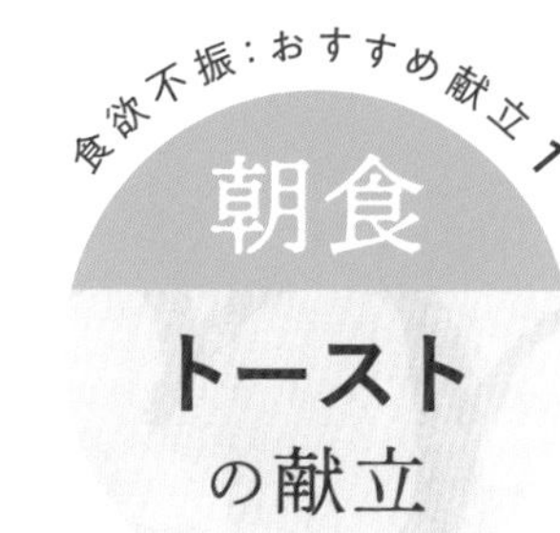

- 主食 **レモンコンポートのトースト** ➡P.115
- 副菜 **ツナとレタスのフレンチサラダ** ➡P.144
- 汁物 **せん切り野菜のスープ** ➡P.150

副菜 酸味 さっぱり
汁物 さっぱり やわらか
主食 酸味 香り

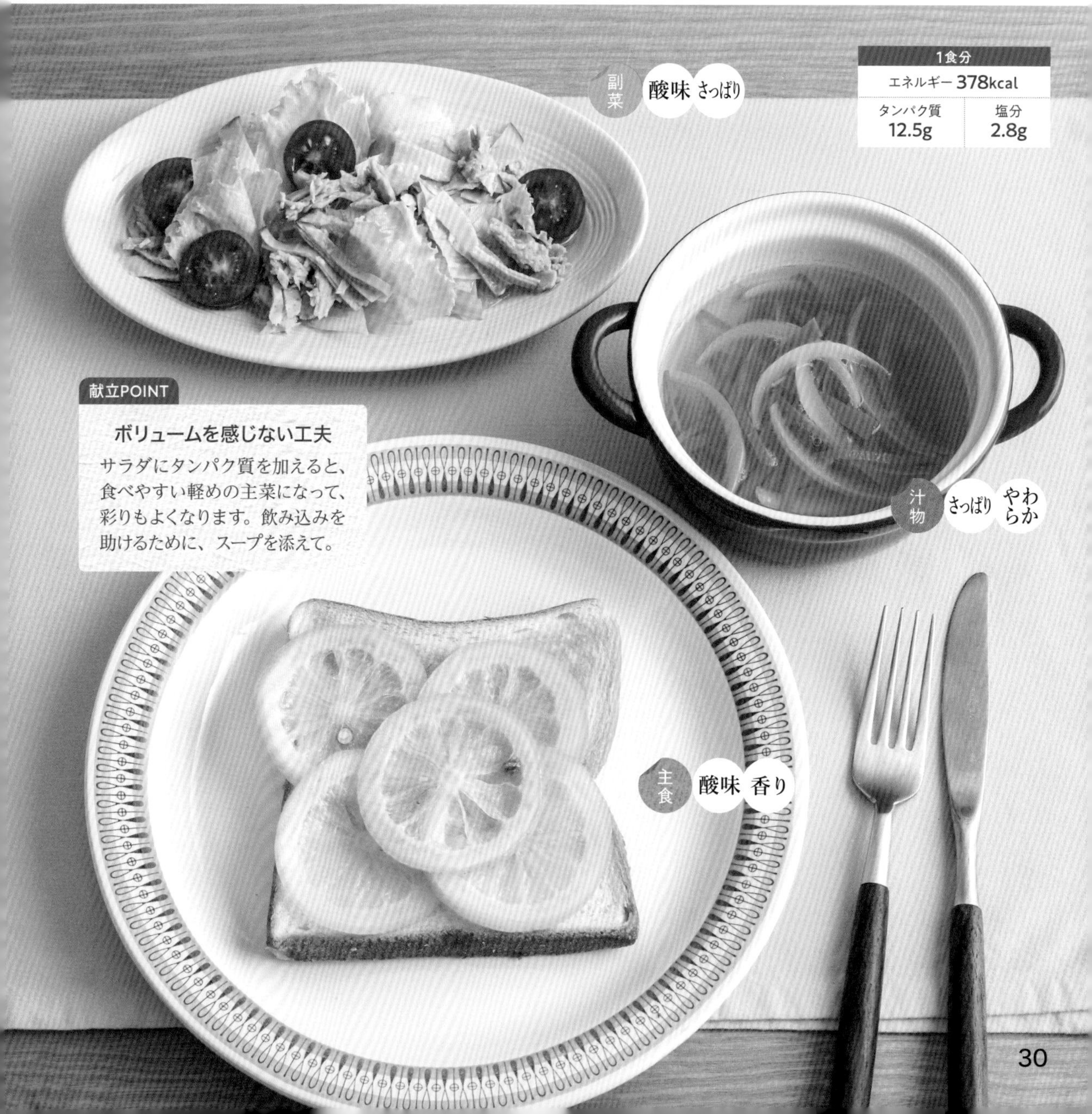

1食分	
エネルギー 378kcal	
タンパク質 12.5g	塩分 2.8g

献立POINT

ボリュームを感じない工夫

サラダにタンパク質を加えると、食べやすい軽めの主菜になって、彩りもよくなります。飲み込みを助けるために、スープを添えて。

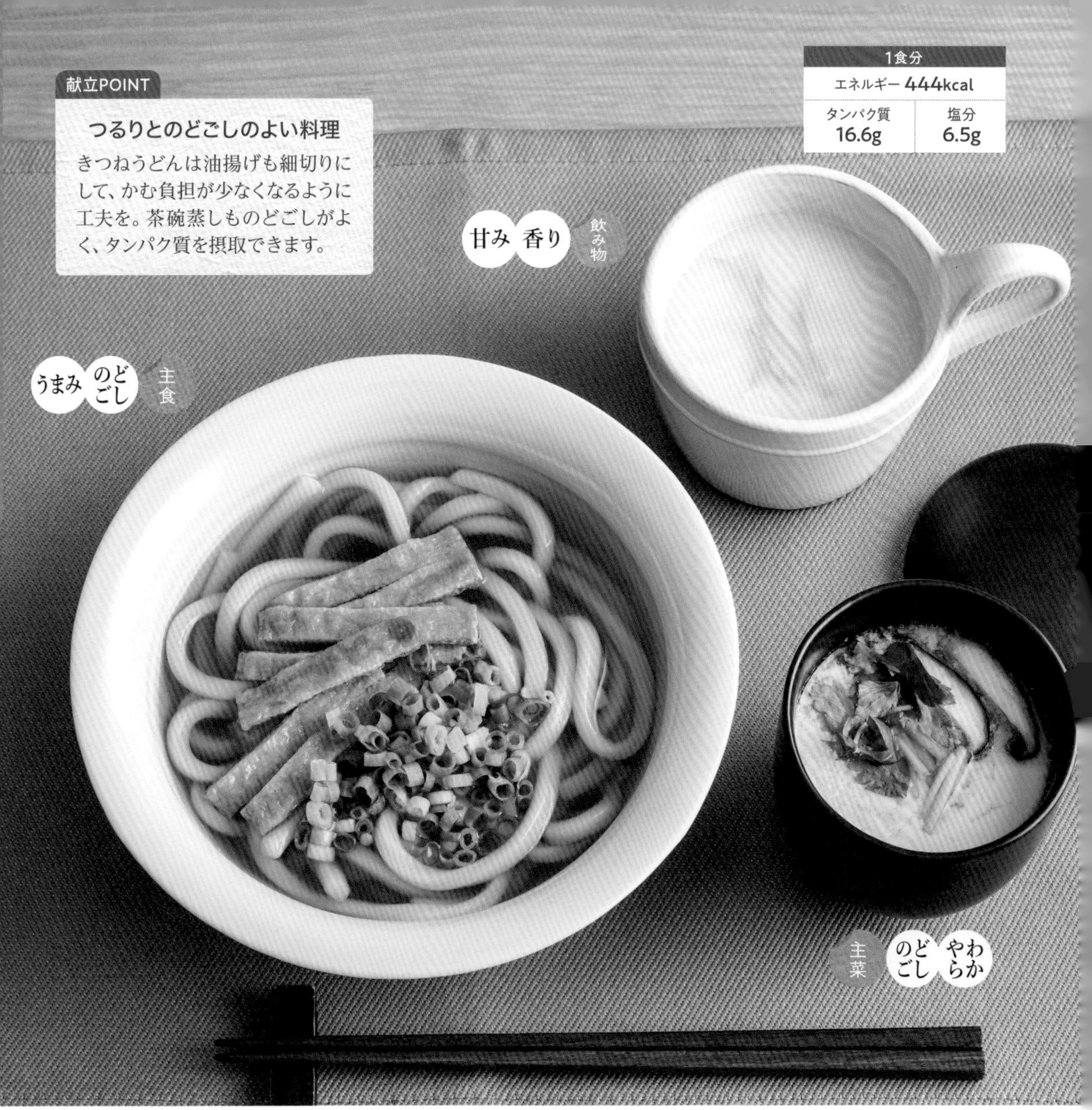

献立POINT
つるりとのどごしのよい料理
きつねうどんは油揚げも細切りにして、かむ負担が少なくなるように工夫を。茶碗蒸しものどごしがよく、タンパク質を摂取できます。
1食分
エネルギー 444kcal
タンパク質 16.6g
塩分 6.5g
甘み 香り 飲み物
うまみ のどごし 主食
主菜 のどごし やわらか

食欲不振：おすすめ献立1

昼食 うどんの献立

やわらかくなめらかな食感のものばかりなので、
食べやすくて消化もスムーズです。

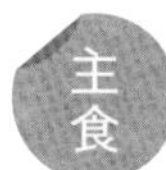

主食 **きつねうどん** ➡P.118

主菜 **シンプル茶碗蒸し** ➡P.124

飲み物 **ホットジンジャー甘酒** ➡P.153

column

温かい甘酒でリラックスしましょう

甘酒などの発酵食品には、GABAが多く含まれています。この成分は、副交感神経を活発にしてリラックス効果が期待できるという研究結果があります。ほどよい温かさも、ほっとできるポイントです。

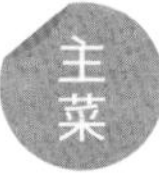

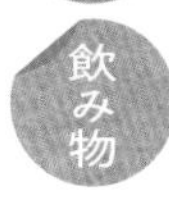

1食分	
エネルギー 568kcal	
タンパク質 25.0g	塩分 3.6g

ごまや青じそといった
香りのいい食材と、
さわやかなデザートで食欲アップ！

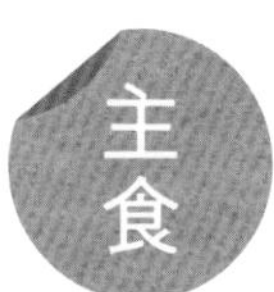

卵クッパ

わかめは消化に時間がかかるので、体調次第で外して

エネルギー 276kcal　タンパク質 10.2g　塩分 2.8g

〈 材料：1人分 〉

ごはん………100g
長ねぎ………5cm
にんじん………20g
わかめ（塩蔵）………30g
卵………1個
Ⓐ 顆粒鶏がらスープの素………小さじ1
　しょうゆ………小さじ½
　塩・こしょう………各少々
　水………400mℓ
白炒りごま………適量
ごま油………適宜

〈 作り方 〉

1. 長ねぎはみじん切りに、にんじんは短冊切りにする。わかめは水で戻し、食べやすい大きさに刻む。
2. 鍋にⒶを入れてひと煮立ちさせ、1を加えてほどよく煮込む。
3. ごはんを加えてさっと煮、卵を溶いて回し入れる。
4. 器に盛り、ごまをふり、ごま油をかける。

食事のコツと工夫

食欲不振時の水分補給は大切

食事の量がとれないと、水分摂取量も低下します。卵クッパや雑炊など水分を多く含む料理は水分補給源になり、味を感じやすくもなります。

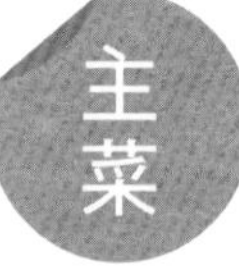

蒸し鶏のマヨポン酢あえ

まろやか×さっぱりとした味わいで食べやすい

エネルギー 200kcal　タンパク質 13.6g　塩分 0.8g

〈 材料：1人分 〉

鶏もも肉………80g
Ⓐ 酒………小さじ1
　塩・こしょう………各少々
Ⓑ マヨネーズ………小さじ1
　ポン酢しょうゆ………小さじ1
青じそ（せん切り）………1枚分

〈 作り方 〉

1. 鶏肉は一口大に切り、耐熱ボウルに入れ、Ⓐを加えてよくもみ込む。
2. ラップをかけ、電子レンジで1分50秒加熱する。
3. 器に盛り、混ぜ合わせたⒷをかけ、青じそを添える。

食材MEMO

マヨネーズとポン酢を混ぜて

マヨネーズのまろやかさとポン酢のさっぱり感を合わせると、絶妙な味わいに。マヨネーズを使うことで、エネルギーアップにもなります。

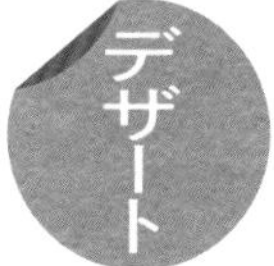

杏仁豆腐のミックスフルーツ添え

フルーツは、缶詰でもフレッシュのものでもお好みで

エネルギー 92kcal　タンパク質 1.2g　塩分 0.0g

〈 材料：1人分 〉

杏仁豆腐（市販）………80g
キウイフルーツ………20g
パイナップル・黄桃缶………各10g
黄桃缶のシロップ………適量

〈 作り方 〉

1. 杏仁豆腐、フルーツはお好みの大きさに切る。
2. 器に盛り、シロップをかける。

調理POINT

市販品も使って調理を手軽に

食欲不振時は、倦怠（けんたい）感を伴っていることもあります。自分で調理をする方は、市販品も使うことで気楽に食事作りをしましょう。

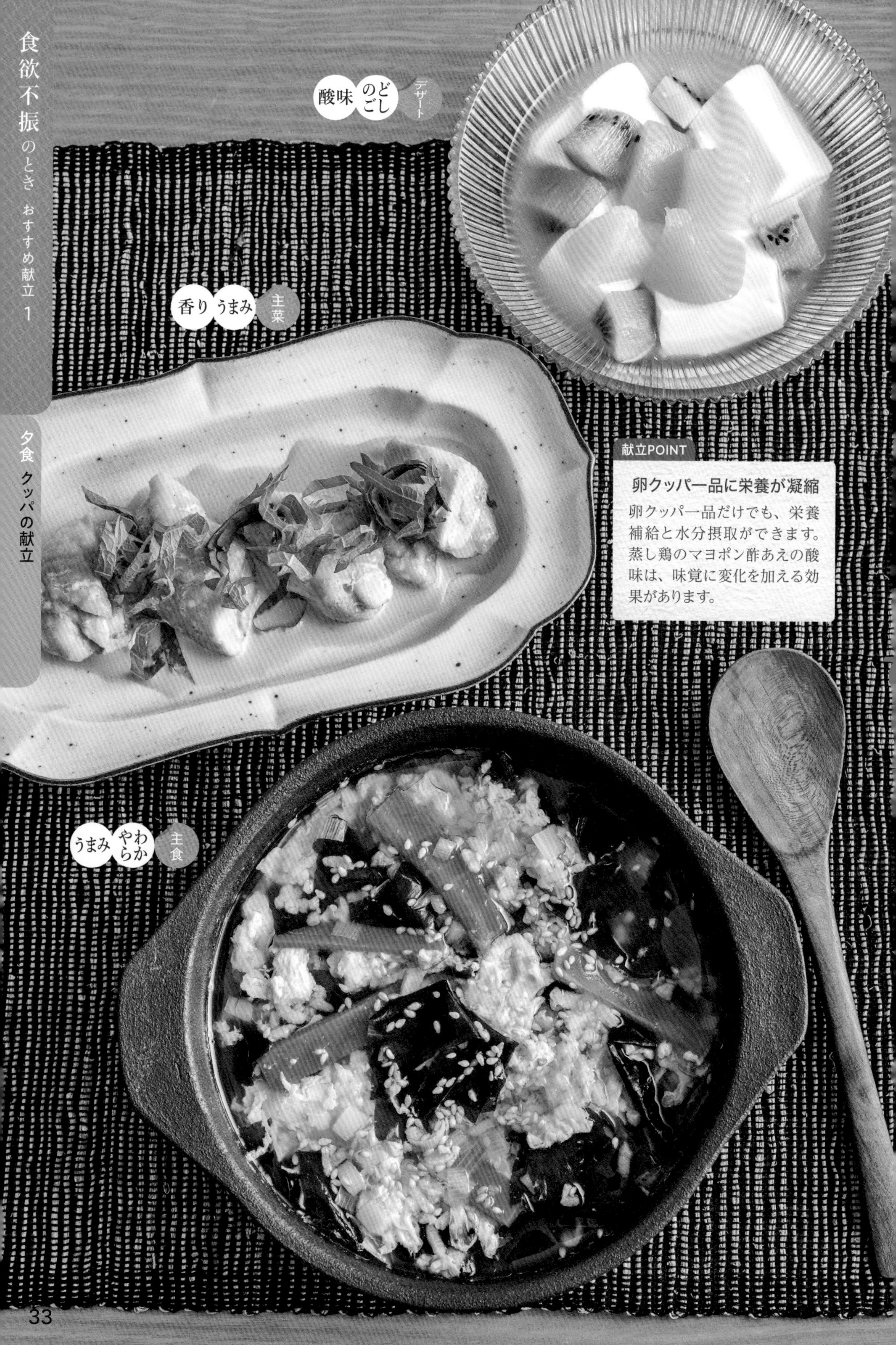

献立POINT

卵クッパ一品に栄養が凝縮

卵クッパ一品だけでも、栄養補給と水分摂取ができます。蒸し鶏のマヨポン酢あえの酸味は、味覚に変化を加える効果があります。

食欲不振：おすすめ献立２

朝食
お茶漬けの献立

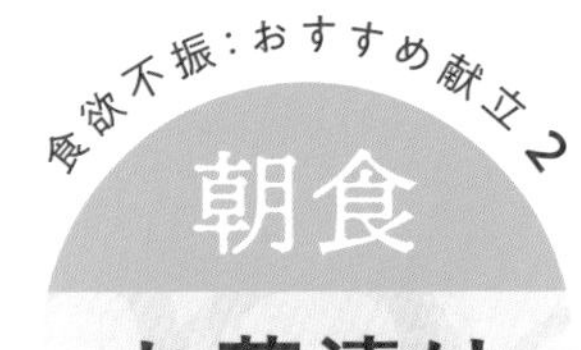

さらさら、つるんと食べやすい。
3色の薬味で風味よく、温泉卵で栄養もバッチリです。

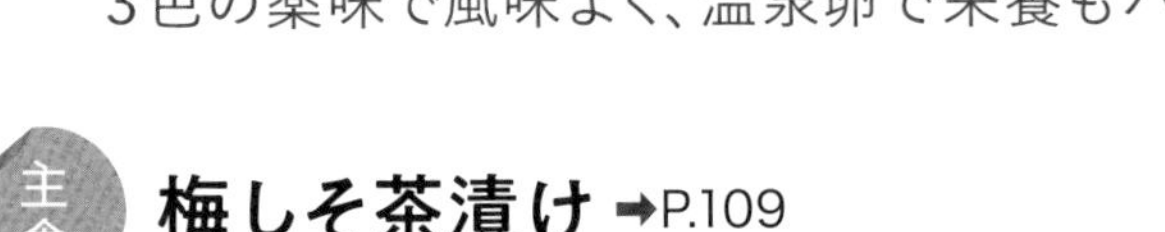

主食 **梅しそ茶漬け** ➡P.109

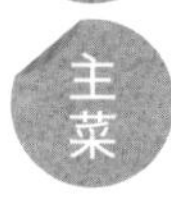

主菜 **温泉卵** ➡P.124

献立POINT

お好みの薬味を上手に活用

薬味をいくつか加えながら味を変えれば、茶碗1杯のごはんを食べられることも。これが自信となり、食欲が出てくることもあります。

1食分	
エネルギー 268kcal	
タンパク質 9.9g	塩分 4.2g

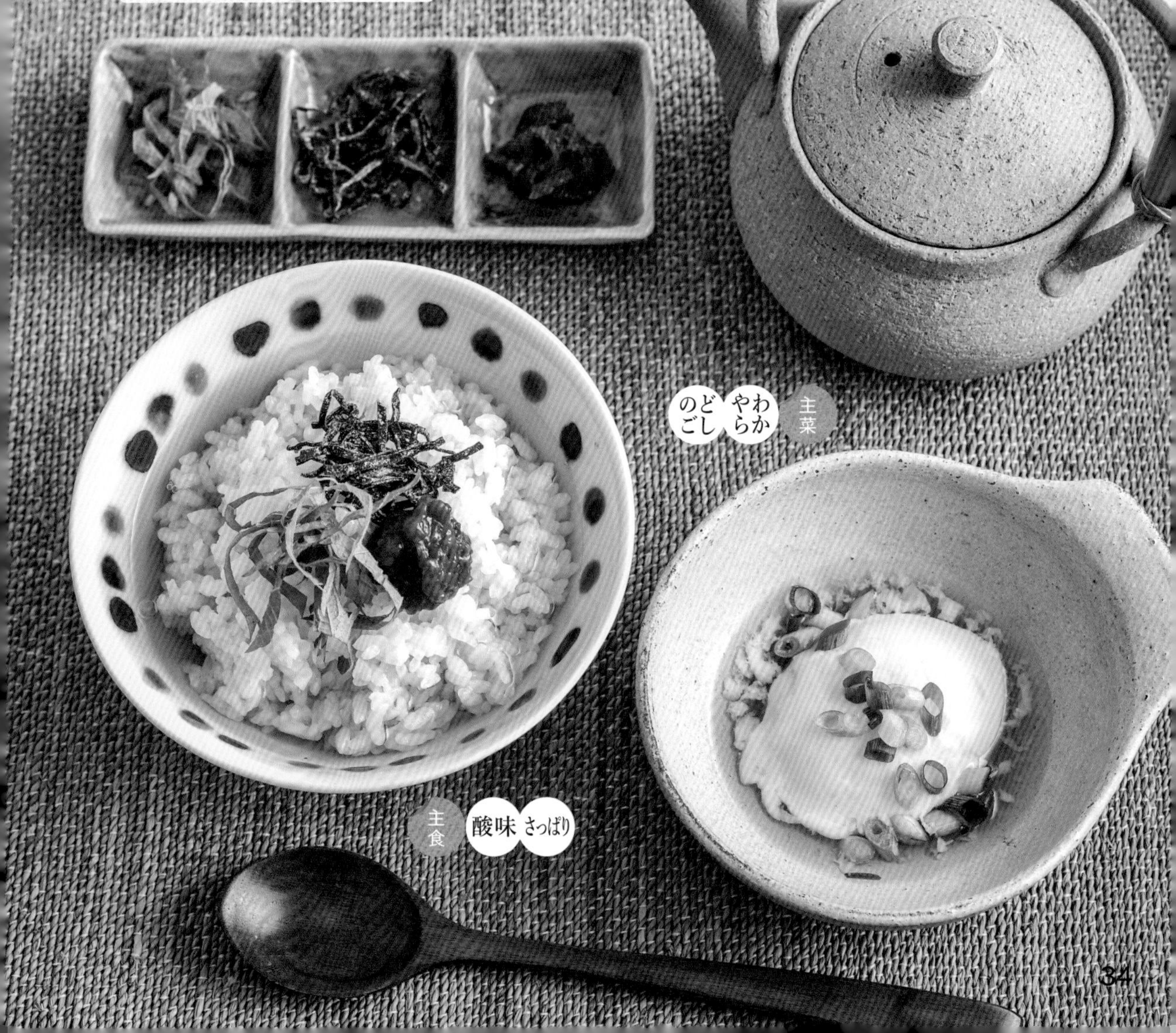

のどごし
やわらか
主菜
主食
酸味
さっぱり

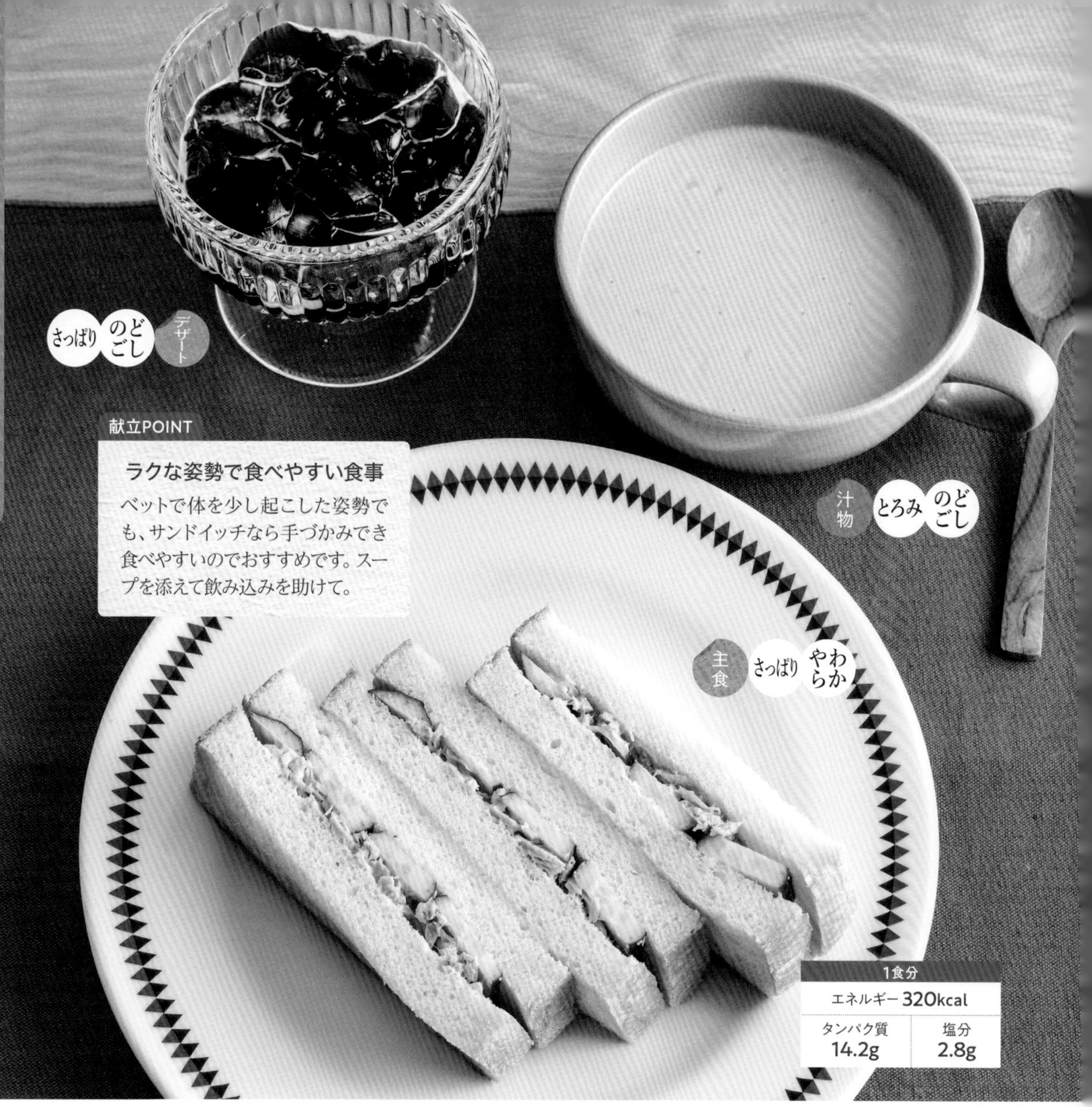

さっぱり のどごし デザート

汁物 とろみ のどごし

主食 さっぱり やわらか

献立POINT

ラクな姿勢で食べやすい食事

ベットで体を少し起こした姿勢でも、サンドイッチなら手づかみでき食べやすいのでおすすめです。スープを添えて飲み込みを助けて。

1食分	
エネルギー 320kcal	
タンパク質 14.2g	塩分 2.8g

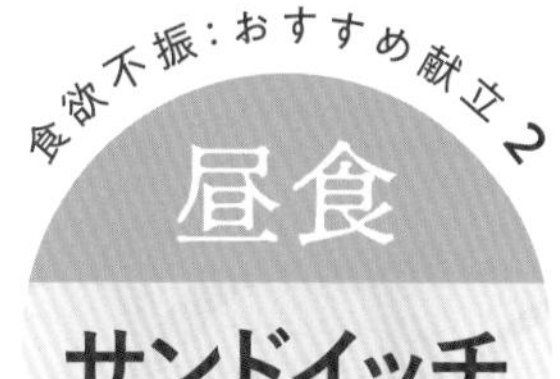

食欲不振：おすすめ献立2 昼食 サンドイッチの献立

パンとスープがセットなら、ぐっと食べやすくなります。デザートのゼリーもうれしい。

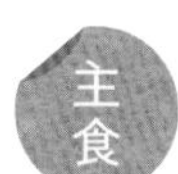

きゅうりとツナのサンドイッチ ➡P.116

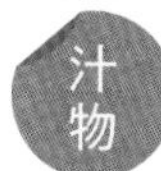

コーンポタージュ ➡P.151

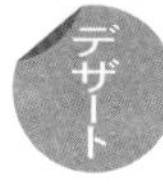

コーヒーゼリーの生クリームがけ ➡P.155

column

コーヒーゼリーのほろ苦さもポイント

ゼリーは口当たりがよく食べやすいですが、甘い味ばかりでは飽きてしまいます。それなら、コーヒーゼリーもお試しを。甘さが苦手な方にも人気です。生クリームをかければ、エネルギーアップもできます。

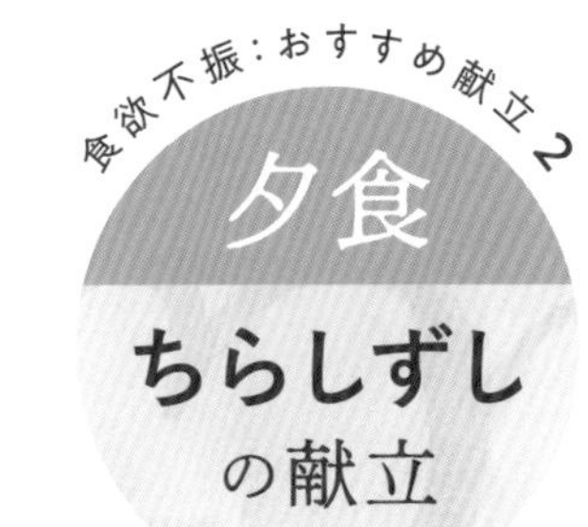

1食分	
エネルギー 502kcal	
タンパク質 19.3g	塩分 4.5g

タンパク質やビタミン類が
たっぷり含まれている
魚介を使った和風の献立です。

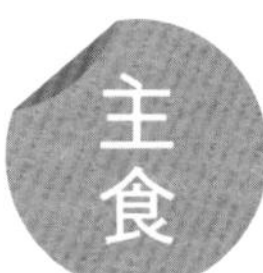

うなぎときゅうりのちらしずし

栄養たっぷりのうなぎをさっぱりと食べられる

エネルギー 343kcal　タンパク質 14.7g　塩分 1.9g

〈 材料：1人分 〉

すし飯 →調理POINT ………100g
うなぎの蒲焼き(市販)………50g
きゅうり………⅓本
塩………ひとつまみ
白炒りごま………適量
たくあん(刻む)………適量

〈 作り方 〉

1. うなぎは食べやすい大きさに切り、耐熱皿にのせ、ラップをかけて電子レンジで1分10秒加熱する。
2. きゅうりは薄い輪切りにして塩をふり、しんなりするまで軽くもみ、水けを絞る。
3. ボウルにすし飯、1、2を入れてさっくり混ぜ合わせる。
4. 器に盛り、ごまをふり、たくあんを添える。

調理POINT

おいしい すし飯を作る

温かいごはんにすし酢(市販)を小さじ2ほど回しかけ、うちわであおぎながら、しゃもじでごはんを切るように混ぜましょう。すし酢の量は、商品の表示に従い適宜調節してください。

しじみのみそ汁

うまみの溶け出た汁がおいしい。みその種類はお好みで

エネルギー 51kcal　タンパク質 3.4g　塩分 2.6g

〈 材料：1人分 〉

しじみ(砂抜き済み)………50g
Ⓐ［昆布(3㎝四方)………1枚
　　水………200㎖
みそ………大さじ1
青ねぎ(小口切り)………適宜

〈 作り方 〉

1. しじみはこすり洗いをし、水けをきる。
2. 鍋にⒶ、1を入れて火にかけ、しじみの殻が開いたら2分ほど加熱する。
3. 昆布とアクを取り除き、みそを溶き入れる。
4. 器に盛り、青ねぎを添える。

調理POINT

しじみのうまみを しっかり出すこと

鍋を火にかけたら、じわじわと温めるようにしましょう。こうすることで、しじみからうまみがしっかり出てきます。

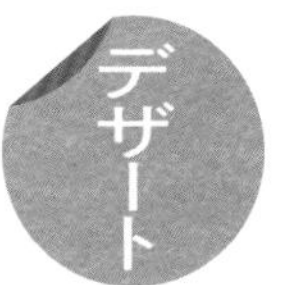

ようかんのマーマレードサンド

マーマレードのさわやかさによって食欲アップ!

エネルギー 108kcal　タンパク質 1.2g　塩分 0.0g

〈 材料：1人分 〉

ようかん(8㎜のスライス)………2枚
マーマレード………小さじ1

〈 作り方 〉

1. ようかん1枚の片面にマーマレードを塗り、もう1枚のようかんではさむ。
2. 食べやすい大きさに切る。

調理POINT

組み合わせる量は お好みでOK

ようかんの甘みと、マーマレードのさわやかな風味が味わえる一品。ようかんの厚さ、マーマレードの量を自由に調節することで、自分好みに仕上げてみて。

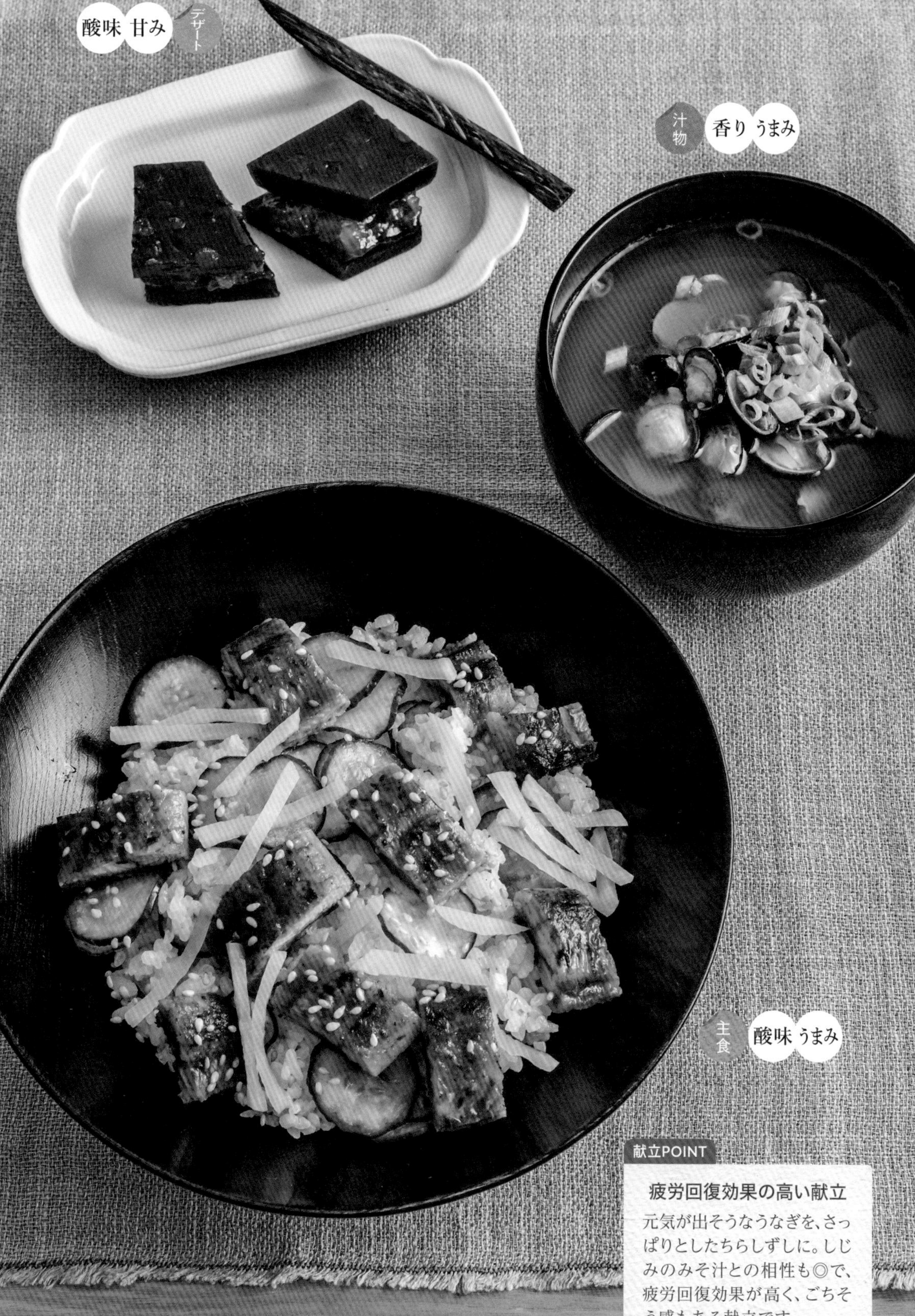

献立POINT

疲労回復効果の高い献立

元気が出そうなうなぎを、さっぱりとしたちらしずしに。しじみのみそ汁との相性も◎で、疲労回復効果が高く、ごちそう感もある献立です。

食欲不振のとき

家族と一緒に**取り分け**メニュー

基本メニュー「豚と白菜のレモン鍋」が完成したら、そこから具材を取り分けてアレンジを。

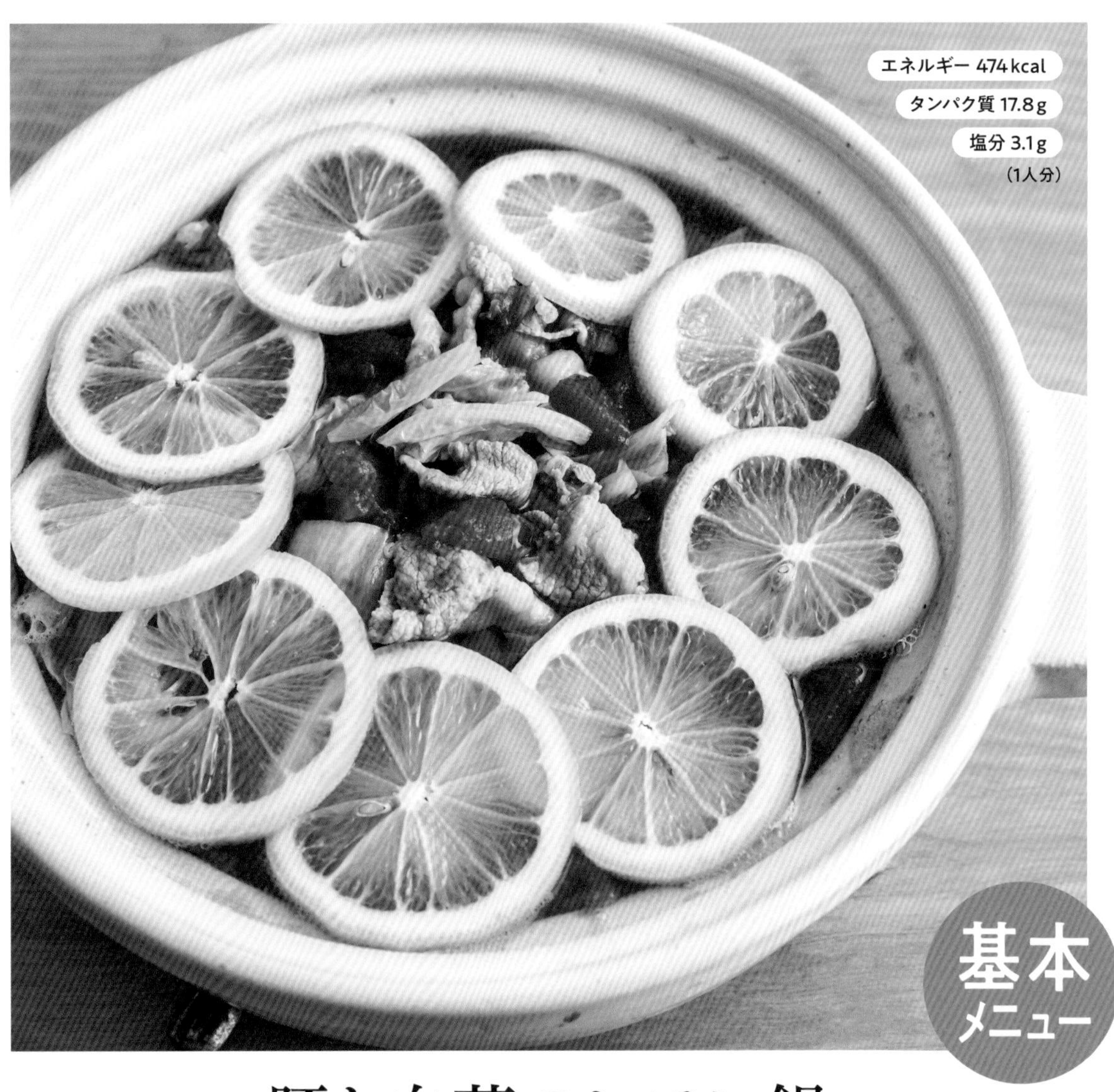

エネルギー 474kcal
タンパク質 17.8g
塩分 3.1g
（1人分）

基本メニュー

豚と白菜のレモン鍋

ポン酢しょうゆやごまだれなど、お好みのたれにつけてどうぞ

〈 **材料**：４人分 〉

豚バラ薄切り肉………400g
白菜………¼株
トマト（大／湯むき）………1個
レモン（無農薬／輪切り）………1個分
Ⓐ めんつゆ（3倍濃縮）………100mℓ
　水………800mℓ

〈 **作り方** 〉

1. 豚肉は食べやすい大きさに切る。
2. 白菜はざく切りにし、トマトは2㎝角に切る。
3. 鍋にⒶ、**2**を入れ、ひと煮立ちさせる。
4. **1**を加えてほどよく煮、仕上げにレモンを並べる。

アドバイス

食欲をそそる味。主食を加え栄養バランス◎

さまざまな食材の濃厚なうまみが凝縮されているうえに、レモンの酸味が加わって食欲増進効果もある鍋です。ごはん、麺、もちもちの水餃子など何にでも合い、その一品だけでも栄養バランスのいい食事になります。

レモン雑炊

シンプルになりがちな雑炊を華やかに

〈 **材料と作り方**：1人分 〉

❶ 基本メニューの豚肉・白菜・トマト各30gを細かく刻む。

❷ 鍋に基本メニューの煮汁100㎖、めんつゆ(3倍濃縮)小さじ1、水100㎖、ごはん50g、❶を入れ、ほどよく煮込む。

❸ 塩・こしょう各少々で味をととのえ、溶き卵1個分を回し入れてさっと混ぜ合わせ、お好みのかたさに火を通す。

❹ 器に盛り、基本メニューのレモン1枚、青ねぎ(斜め切り)適量を添える。

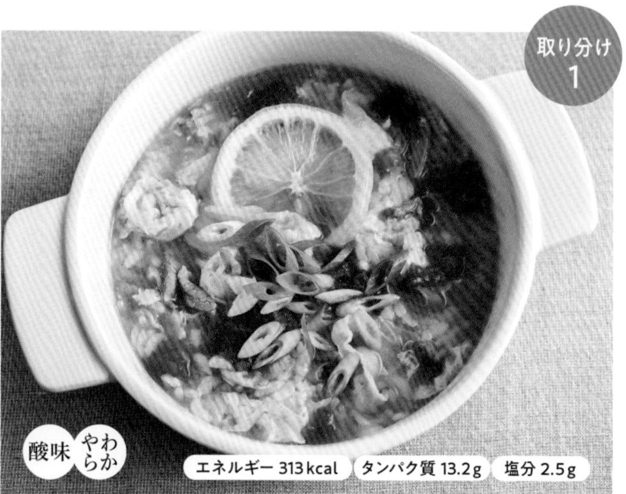

取り分け 1

酸味 やわらか

エネルギー 313 kcal　タンパク質 13.2g　塩分 2.5g

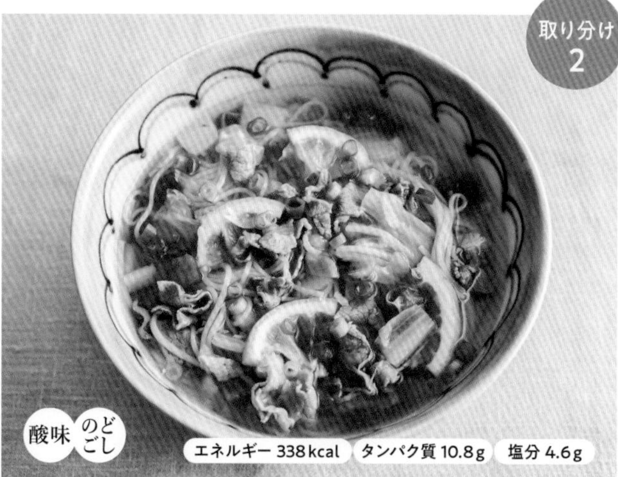

取り分け 2

酸味 のどごし

エネルギー 338 kcal　タンパク質 10.8g　塩分 4.6g

レモンにゅうめん

うまみたっぷり。つるつる食べられる

〈 **材料と作り方**：1人分 〉

❶ そうめん(乾燥)50gをゆで、水けをきる。

❷ 基本メニューの豚肉・白菜・トマト各30gを細かく刻む。

❸ 鍋に基本メニューの煮汁100㎖、めんつゆ(3倍濃縮)小さじ2、水200㎖、❷、❶を入れ、煮込む。

❹ 器に盛り、基本メニューのレモン(いちょう切り)1枚分、青ねぎ(小口切り)適量を添える。

レモン水餃子

お好みで酢じょうゆやごま油をかけて

〈 **材料と作り方**：1人分 〉

❶ 基本メニューの豚肉・白菜・トマト各30gを細かく刻む。

❷ 鍋に基本メニューの煮汁100㎖、顆粒鶏がらスープの素小さじ1、水200㎖、❶を入れ、ひと煮立ちさせる。

❸ 水餃子(チルドまたは冷凍)4個を加え、ほどよく煮込む。

❹ 器に盛り、基本メニューのレモン1枚を添える。

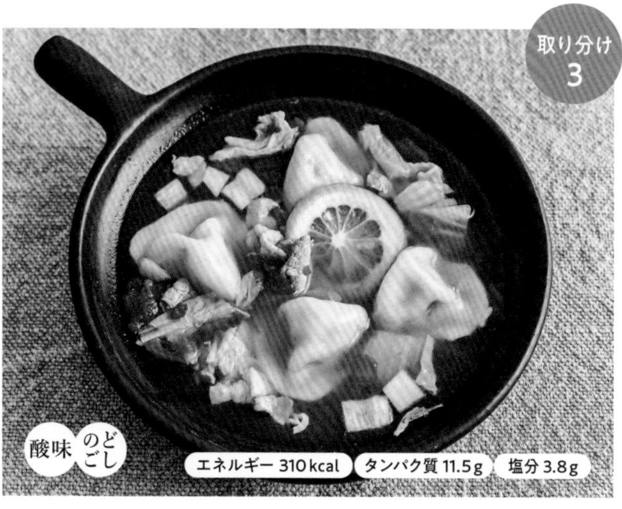

取り分け 3

酸味 のどごし

エネルギー 310 kcal　タンパク質 11.5g　塩分 3.8g

食欲不振のとき

作りおきメニュー

まとめて作って保存しておけば、
その日の体調に合わせて食べられそうな量を準備しやすいので便利です

薄焼き卵

保存期間：冷蔵1週間、冷凍2週間

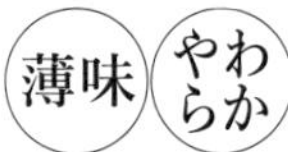

〈 材料と作り方：作りやすい分量 〉

1. ボウルに卵2個を溶き、塩ふたつまみ、片栗粉少々を加え、よく混ぜ合わせる。
2. 卵焼き器を温め、サラダ油を薄くなじませ、1をお玉1杯分入れて薄くのばし、弱火で両面を焦げ目がつかないように焼く。これを繰り返す。
3. 粗熱を取って端から丸め(a)、ラップでキャンディ状に包み、保存袋に入れる。

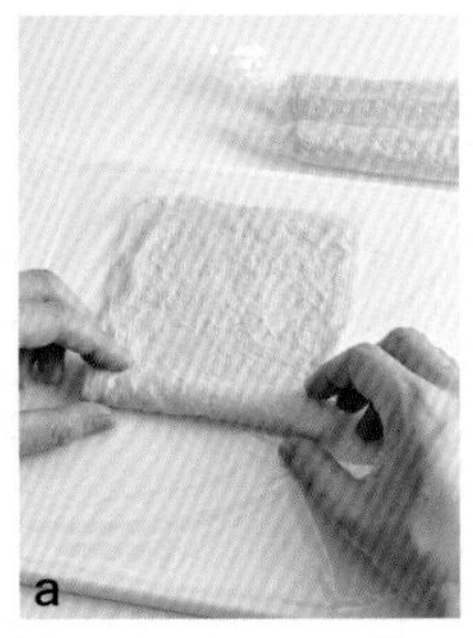
a

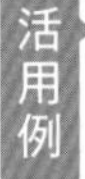

ちらしずし
薄焼き卵を丸めたまま端から刻んで錦糸卵にして、ツナなどと一緒にすし飯に混ぜ込む。

サラダ
サラダのトッピングとして錦糸卵を添えて、華やかに。吸い物のトッピングにも◎。

巻きずし
広げた薄焼き卵にごはんと納豆を巻いて、一口大に切る。

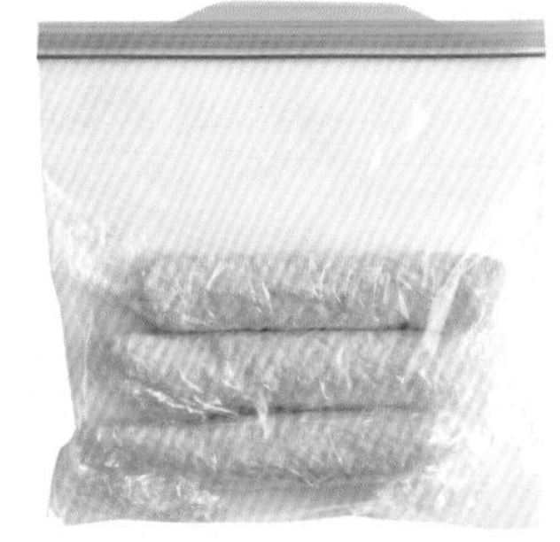

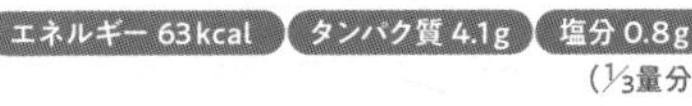

(1/3量分)

万能みその素

保存期間：冷蔵2週間

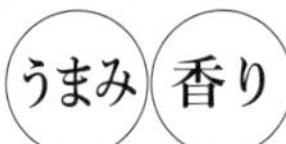

〈 材料と作り方：作りやすい分量 〉

1. ボウルに長ねぎ(みじん切り)大さじ1、おろししょうが1片分、みそ大さじ4、顆粒和風だしの素小さじ1、かつお節3gを入れ(a)、よく混ぜ合わせる。
2. 清潔な保存容器に入れる。

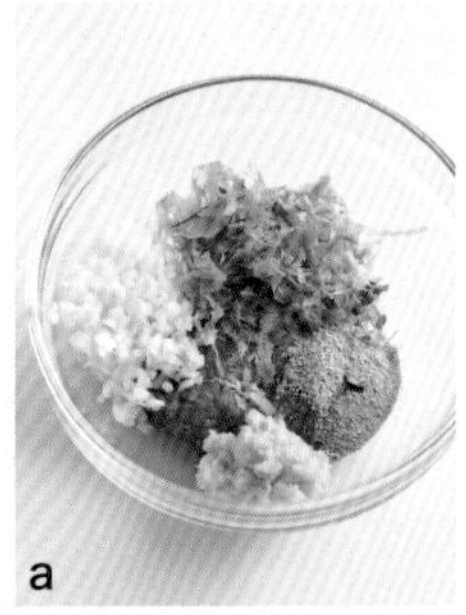
a

活用例

みそ汁
器に万能みその素を入れ、お湯を注ぐ。これにめんつゆを加えると、うどんやそうめんのつゆに。

焼きおにぎり
おにぎりの表面に万能みその素を塗り、オーブントースターやグリルでこんがり焼き上げる。

みそだれ
食べやすく切ったきゅうり、キャベツ、トマト、セロリなどに、万能みその素をつける。

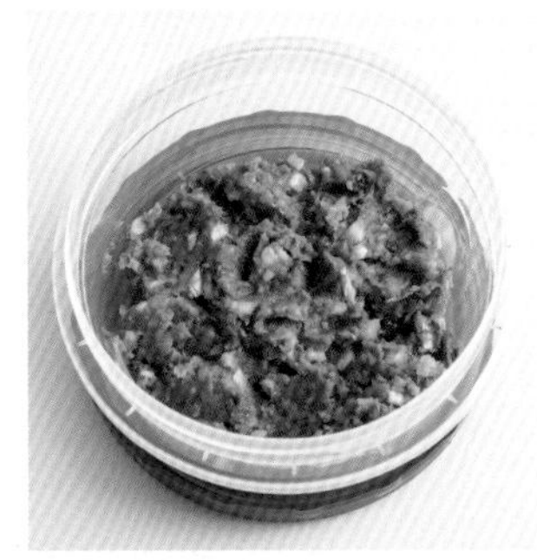

エネルギー 30kcal　タンパク質 2.3g　塩分 1.9g
(大さじ1あたり)

アドバイス
体調のいいときに作りおきしておいて

食欲不振の一因には気持ちの落ち込みもあり、倦怠(けんたい)感を伴うことが多いため、自分で調理をする方は、食事作りも億劫(おっくう)になりがちです。食欲のないときでもさっぱりと食べられるフルーツなどを冷凍しておきましょう。

冷凍フルーツ

保存期間：冷凍2週間

酸味 甘み

〈 材料と作り方：作りやすい分量 〉

1. グレープフルーツ½個は薄皮をむく。いちご1パックはヘタを取る。パイナップル200gは食べやすい大きさに切る。ぶどう200gは房からはずす。
2. それぞれのフルーツをバットに並べ(a)、冷凍し、種類ごとに保存袋に入れる。

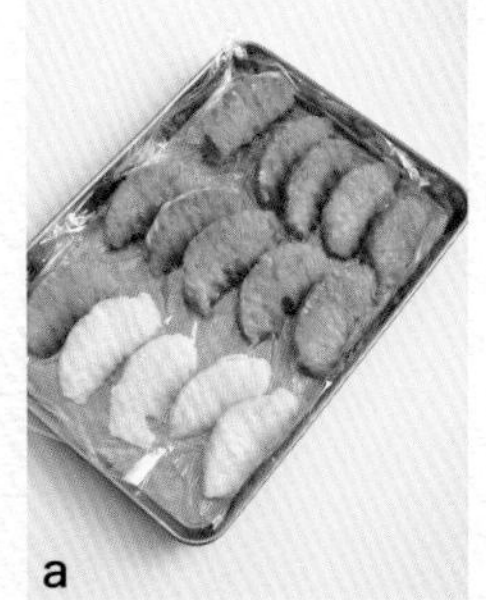
a

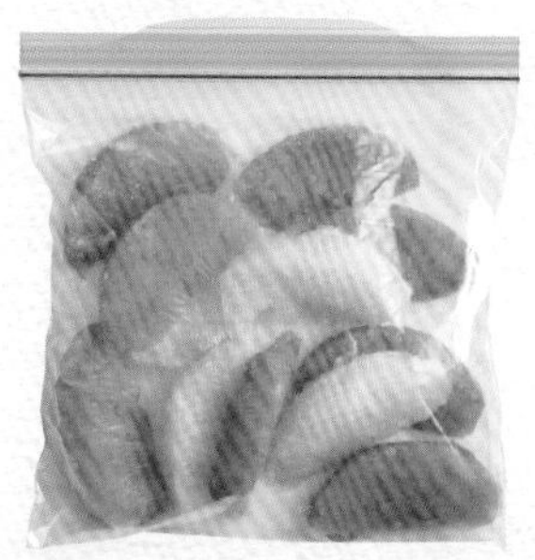

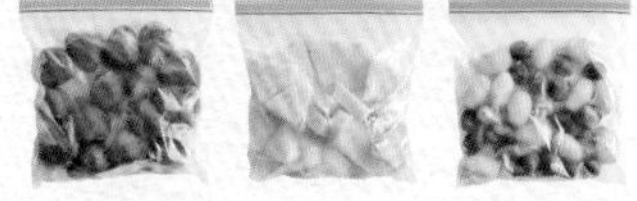

※グレープフルーツには、砂糖やはちみつを絡めておいてもOK。また、輪切りにしてレモン汁をかけたバナナ、小房に分けた薄皮つきのみかん、砂糖をまぶしたブルーベリーなどもおすすめです。

活用例

フルーツ牛乳
牛乳（または豆乳〈無調整〉か、アーモンドミルク）に、冷凍フルーツ、オリゴ糖を加える。

フルーツヨーグルト
ヨーグルトを器に盛り、冷凍フルーツを加える。

シリアルスープ
冷凍フルーツ、ほうれん草などお好みの野菜、シリアルをミキサーにかける。

濃厚ひき肉

保存期間：冷凍2週間

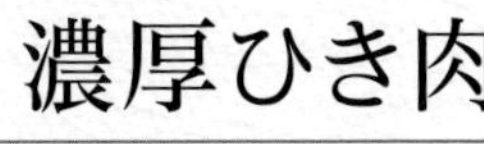

〈 材料と作り方：作りやすい分量 〉

1. ボウルに合いびき肉200g、玉ねぎ（みじん切り）¼個分、焼き肉のたれ（市販）大さじ2、みそ大さじ1、しょうゆ・砂糖各小さじ1、こしょう少々を入れ、よく混ぜ合わせる。
2. 8等分し、ラップで平らな四角に包み(a)、保存袋に入れる。

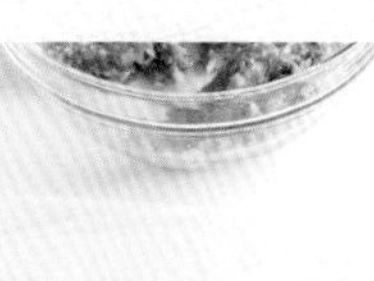

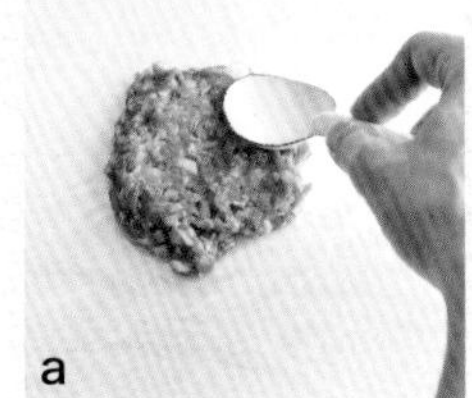
a

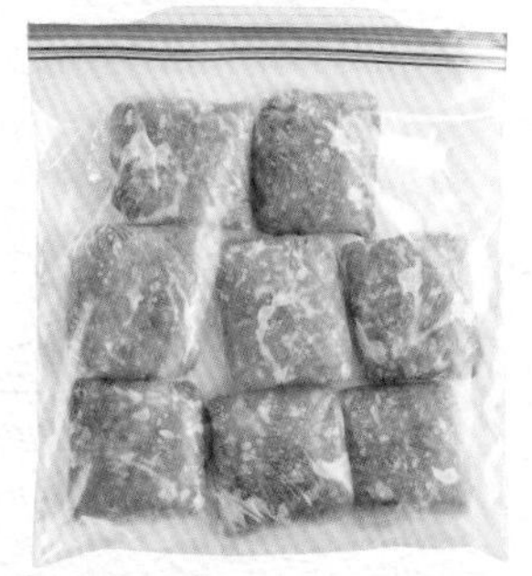

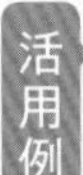

スタミナチャーハン
濃厚ひき肉とごはんを炒め合わせる。また、濃厚ひき肉のみを炒めてごはんにのせると、そぼろ丼に。

スタミナ焼きそば
濃厚ひき肉と中華麺を炒め合わせる。

坦々スープ
ねりごまを溶いた中華スープに、炒めた濃厚ひき肉を加える。

エネルギー 79kcal　タンパク質 4.9g　塩分 0.8g
（⅛量分）

味覚変化

おいしく感じられる味を中心に利用しながら、香りやうまみ、風味、コクなどをつけ、おいしさをアップさせましょう。

その時々に合った甘み、塩味、酸味の調整を

がん治療中は、さまざまな原因で味覚が普段と違ってきます。たとえば、水が苦いなど本来の味と違う味に感じてしまったり、ある味を強く感じることも。また、味を感じにくい、砂をかむようなざらざらの食感がある、などの症状もあります。

食事では、そういった味覚変化の状態に応じた味つけをするように工夫していきましょう。

味覚には、塩味、甘み、うまみ、

味を強く感じる

- 甘ったるい
- 塩味がきつい
- 苦すぎる
- 酸っぱすぎる

甘み・塩味・うまみ・酸味・苦みの5つの味覚のいずれかを強く感じます。味蕾細胞の働きが落ちる、味の信号を脳に伝える神経に異状がある、などが原因として考えられます。

- 強く感じる味の食材や調味料は避ける。
- いきなり調味料をかけるのではなく、一口食べてみて控えめに調味する。
- レモンなどの酸味で味を引き立てる。
- だし、かつお節、刻みのりなどでうまみや風味を加える。

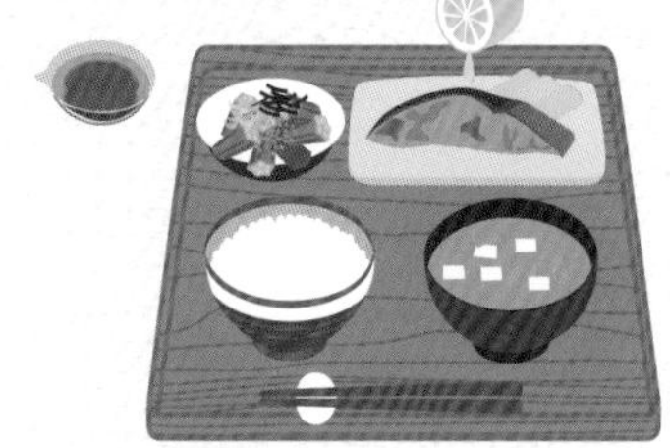

本来の味と異なって感じる

- 水が苦い
- 泥を食べているよう
- 肉に金属味を感じる
- 別の味がしてまずい

舌にある、味を感じるための味蕾細胞が障害を起こすことが原因。苦みや金属味がある、泥を食べているようなど、本来と違う感じ方で食べ物がまずくなり、食欲が低下します。

- 違和感のある味を避けて味つけする。
- うまみや香りを加えたり、とろみや脂肪分などでコクをつけたりする。
- 肉や魚は、アク抜きや臭み抜きをしっかりする。
- みょうがや三つ葉など薬味を利用する。

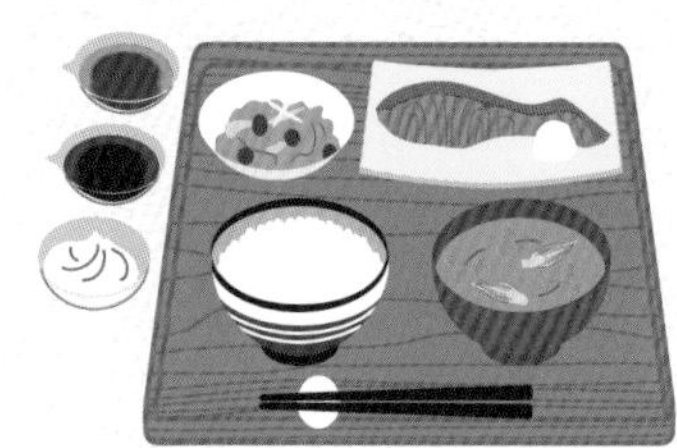

酸味、苦みの5つがあります。まずく感じたり、本来の味と異なる場合は、違和感のある味を避けて、いろいろな味つけを試してみましょう。

香りやコクをつけておいしさの要素も取り入れましょう

食事をおいしく感じるには、5つの味覚の他に、食事の見た目や香り、風味、食感、温度といった要素も深くかかわっています。

たとえば塩味を控えめにしたら、代わりに甘みや酸味、うまみ、香りなどを加えましょう。だしを多めにしたり、かつお節やごまをかけるだけでも、うまみや風味が加わります。

味を感じにくいときは、あんかけにしたり、コクのあるものを利用したりして、食材に味がまとわりつくようにすると、しっかり味つけできます。

食感が変わった

砂をかんでいるよう　**紙のようで味気ない**

口に入れたものが、ザラザラ・カサカサするなど、食感が悪く感じられる味覚変化です。口腔内が乾燥していたり、炎症を起こしていたりする場合が考えられます。

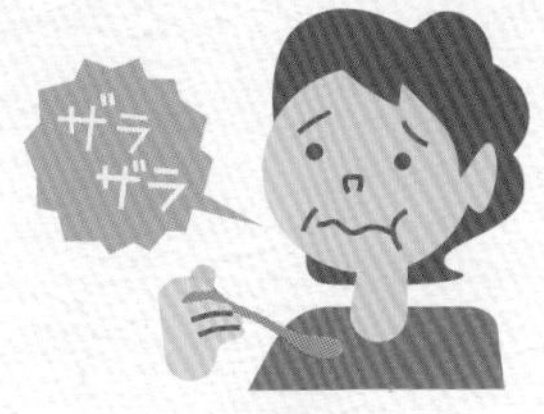

- 口腔内の乾燥がある場合は、食事の前に水を一口飲む。
- あんかけなどでなめらかな食感にする。
- 食事中は汁物などで意識的に水分補給。
- だしなどのうまみをこまめにとって、唾液の分泌を促す。

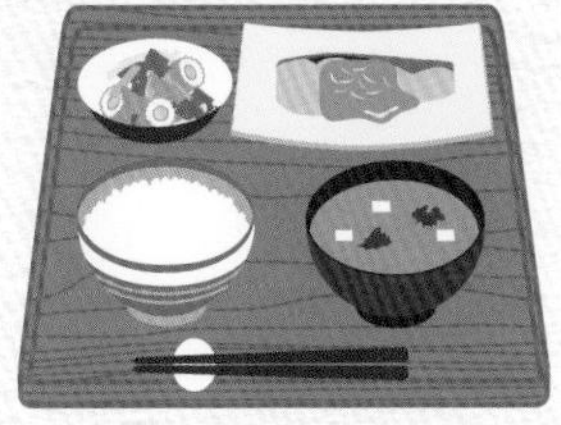

味を感じにくい

まったく味がしない　**紙で包まれているよう**

何を食べても、ぼんやりとした味に感じてしまいます。口腔内の乾燥や炎症がある場合や、緊張や不安といった精神的な原因がある場合も、味を感じにくくなります。

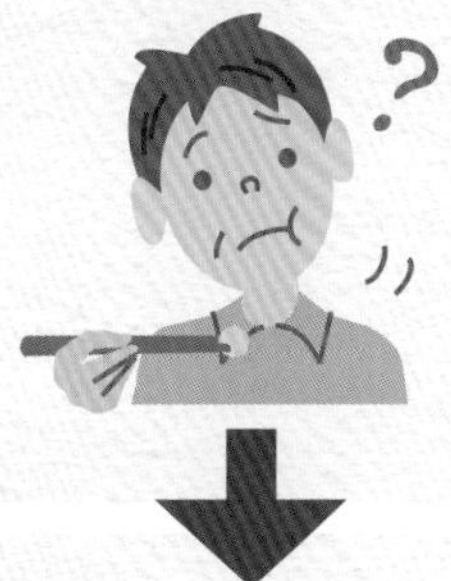

- 香辛料や薬味なども利用して、はっきりとした味つけにする。
- あんかけにする他、マヨネーズなどの調味料を食材にまとわりつかせる。
- うまみの出る食材を使い、だしは濃く。
- 料理は人肌に冷まし、味を感じやすく。

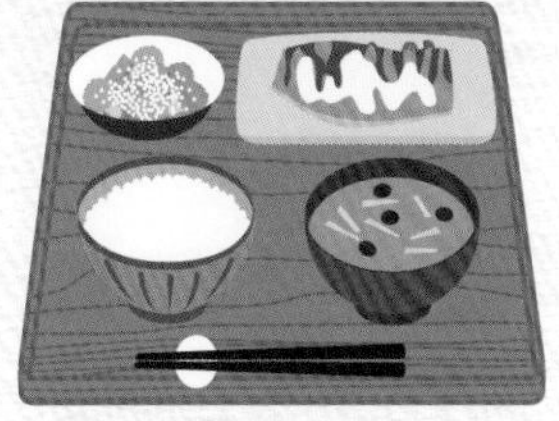

いろいろな薬味や乾物を使っているから、
香り・うまみをたっぷり味わえます。

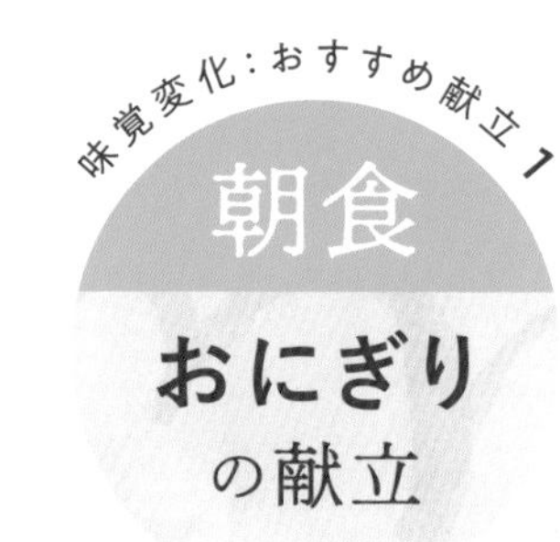

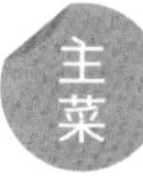

味覚変化：おすすめ献立1

朝食 おにぎりの献立

- 主食 **カリカリ梅としその一口おにぎり** ➡P.110
- 主菜 **しらすのだし巻き卵** ➡P.125
- 汁物 **とろろ昆布とかつお節の吸い物** ➡P.148

1食分	
エネルギー 410kcal	
タンパク質 21.0g	塩分 5.8g

献立POINT

シンプルな和の献立に

梅の酸味をアクセントにするなど、一品ごとに味の予想ができるようなメニューにすることも、ひとつのポイントです。

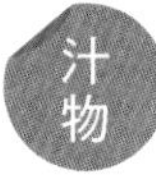

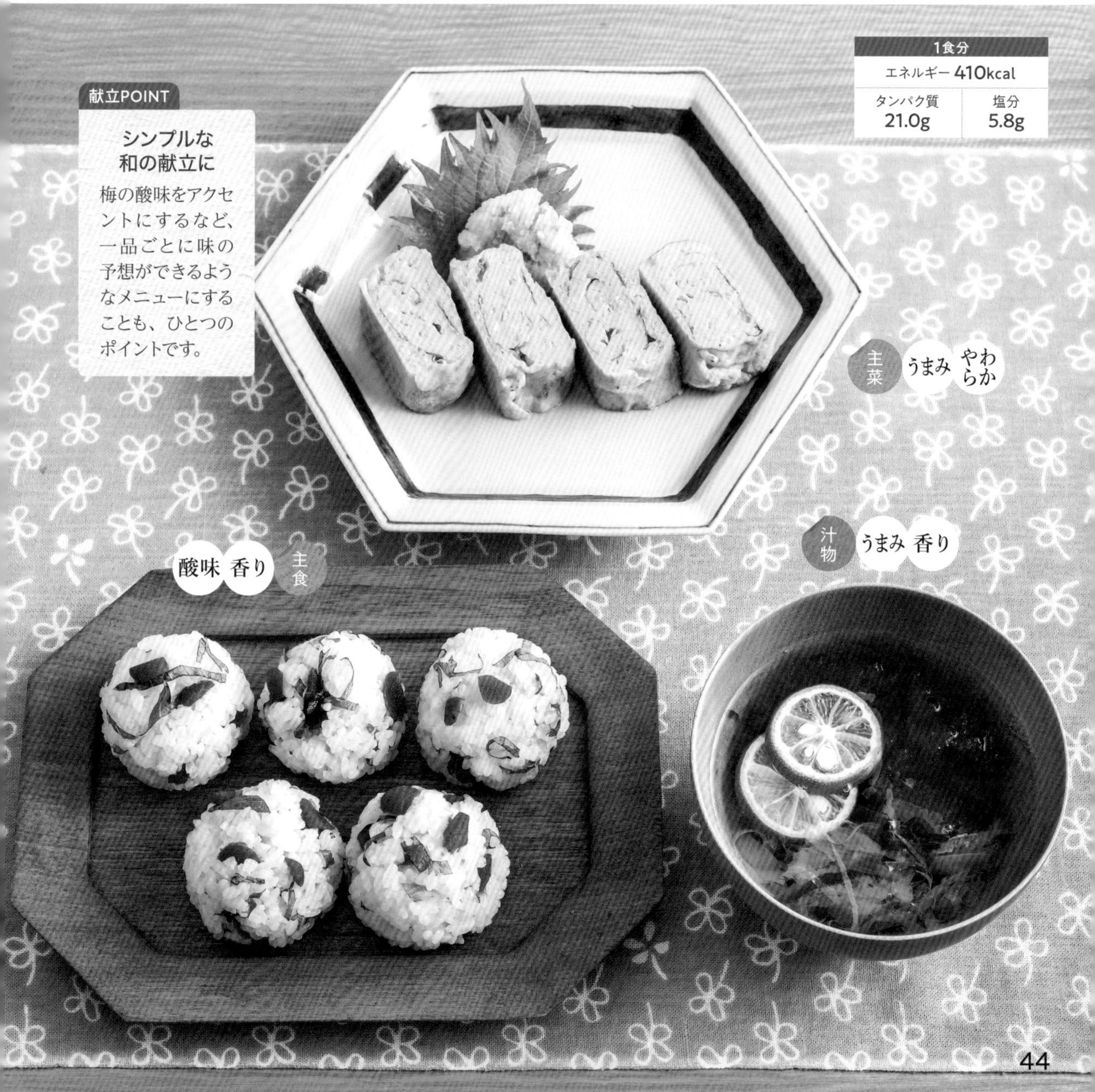

主菜 うまみ やわらか
汁物 うまみ 香り
酸味 香り 主食

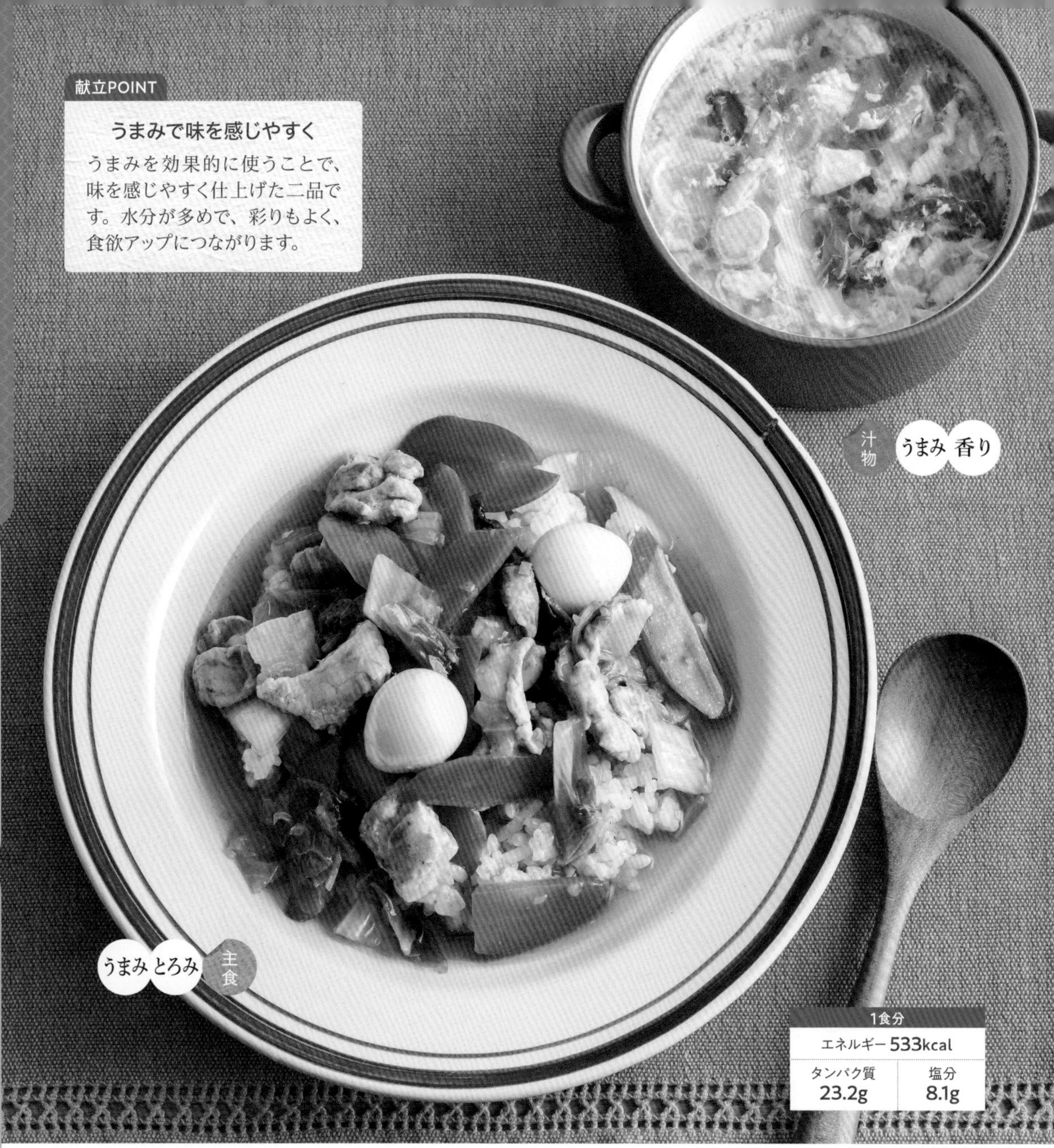

献立POINT

うまみで味を感じやすく

うまみを効果的に使うことで、味を感じやすく仕上げた二品です。水分が多めで、彩りもよく、食欲アップにつながります。

汁物 うまみ 香り

うまみ とろみ 主食

1食分	
エネルギー 533kcal	
タンパク質 23.2g	塩分 8.1g

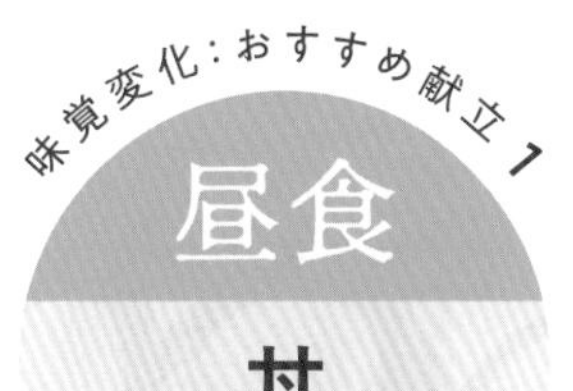

なめらかな食感の料理は、
口腔内の乾燥が気になる場合には特におすすめです。

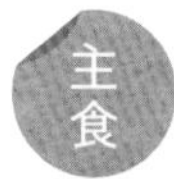

中華あんかけ丼 ➡P.112

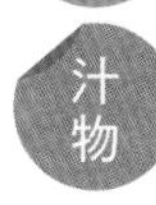

卵スープ ➡P.151

column

複数のうまみを使うと相乗効果が

うまみ成分には種類があり、グルタミン酸（昆布、トマト）とイノシン酸（かつお節）などを組み合わせると、相乗効果によって味を感じやすくなります。味を感じにくくときは、複数のうまみを使ってみて。

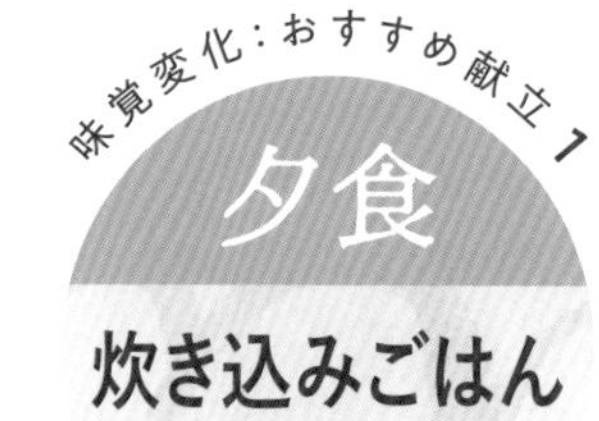

1食分	
エネルギー 687kcal	
タンパク質 38.8g	塩分 7.0g

うまみ成分を多く含んだ
食材を数種類使って、
おいしさを感じられるようにしましょう。

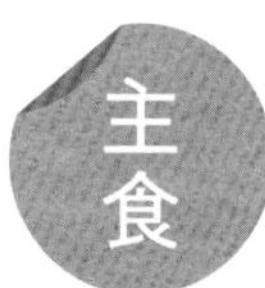

五目炊き込みごはん

仕上げに、青ねぎ、青じそ、ゆずの皮などお好みの薬味を添えても

エネルギー 277kcal タンパク質 8.0g 塩分 1.2g (100gあたり)

〈 材料:作りやすい分量 〉

米………2合(300g)
鶏もも肉………100g
ごぼう………15cm
にんじん………20g
油揚げ………½枚
Ⓐ めんつゆ(3倍濃縮)………小さじ4
塩………小さじ½
水………300mℓ

〈 作り方 〉

1. 米はといでザルに上げる。鶏肉は1cm角ほどに切る。ごぼうはささがきにする。にんじん、油揚げは短冊切りにする。
2. 炊飯釜に1、Ⓐを入れ、さっと混ぜ合わせ、普通に炊飯する。
3. 炊き上がったら、さっくり混ぜ合わせる。

食事のコツと工夫

薬味で変化をつけて

味を感じにくいときは、お好みで薬味を加えながら変化をつけると、風味によって食べやすくなります。試してみて。

かじきまぐろの照り焼き

焼き肉のたれを和風ドレッシングに変えるとさっぱりしたソテーに

エネルギー 171kcal タンパク質 21.3g 塩分 3.3g

〈 材料:1人分 〉

かじきまぐろ(切り身)………80g
Ⓐ 焼き肉のたれ(市販)………大さじ2
酒………小さじ1
サラダ油………適量
ほうれん草………⅛束
かつお節・しょうゆ………各適量

〈 作り方 〉

1. かじきまぐろはバットに並べ、Ⓐをかけ、30分ほどおいて味をなじませる。
2. ほうれん草はゆで、4cm長さに切る。
3. フライパンにサラダ油を薄く引いて熱し、1を汁ごと入れ、中心まで火が通るように両面をしっかり焼く。
4. 器に盛り、2を添えてかつお節としょうゆをかける。

食事のコツと工夫

市販の調味料を上手に使おう

味つけをせず素焼きした魚に、いろいろな市販の調味料をつけて食べてみて、自分に合う味を見つけることも重要です。

トマトのみそ汁

洋風の豚汁のようで、うまみがたっぷり

エネルギー 239kcal タンパク質 9.5g 塩分 2.5g

〈 材料:1人分 〉

トマト(湯むき)………½個
豚バラ薄切り肉………40g
長ねぎ(みじん切り)………小さじ2
だし汁………180mℓ
みそ………大さじ1
サラダ油………少々

〈 作り方 〉

1. トマトはざく切りにする。
2. 豚肉は一口大に切る。
3. 鍋にサラダ油を薄く引いて熱し、2を炒める。
4. だし汁、1を加えてほどよく煮込み、みそを溶き入れ、長ねぎを加える。

調理POINT

うまみをしっかり引き出す

だし汁をかつお節のものにすると、トマトとは別のうまみ成分が加わるので、味をより感じやすくなります。

献立POINT

おいしさの要素をフル活用

ごぼうの風味や食感も、おいしさの要素。味を感じにくいときは、味つけを少し濃いめに仕上げる他、食べるときに自分で味を足せるおかずも加えて。

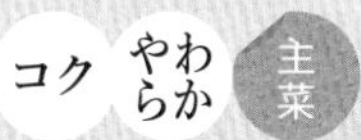

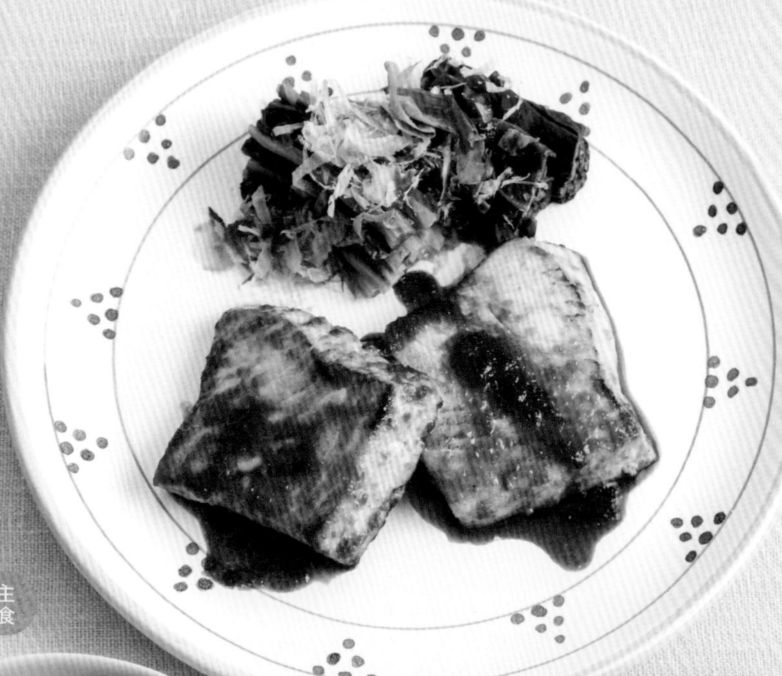

うまみ やわらか 主食

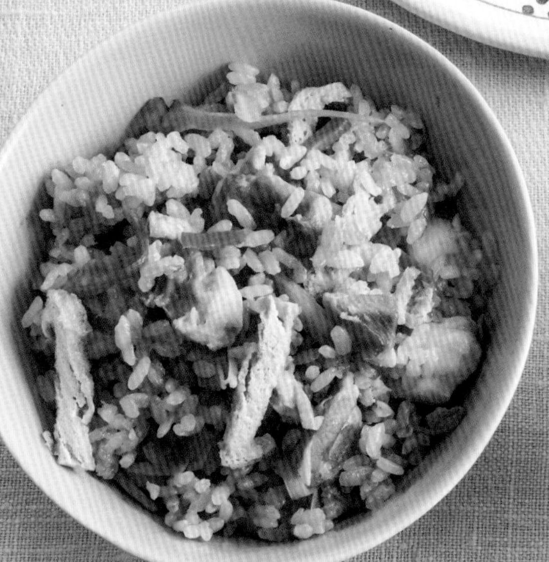

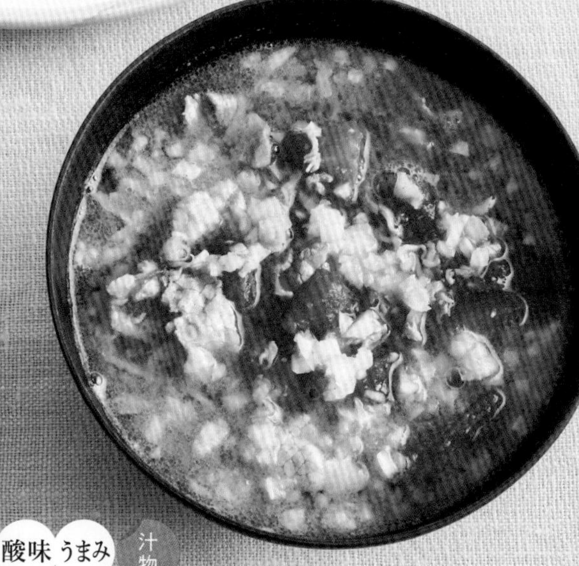

酸味 うまみ 汁物

味覚変化：おすすめ献立２

朝食 パンケーキの献立

生地もトッピングもジュースも、
味の感じ方に合わせてお好みでアレンジしてみましょう。

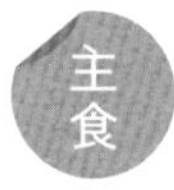

主食 **ミックスパンケーキ**
（食事パンケーキ／甘いパンケーキ） ➜P.122

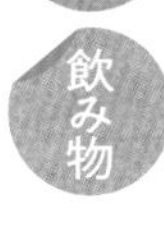

飲み物 **フレッシュジュース** ➜P.152

column

酸味のあるジュースで、苦味がやわらぐ

食事で苦味や金属味を感じる方は、オレンジやレモンなど酸味のあるジュースを、食前に飲んだり味のリセットに利用するなどして取り入れてみましょう。酸味の刺激には、症状をやわらげる効果があります。

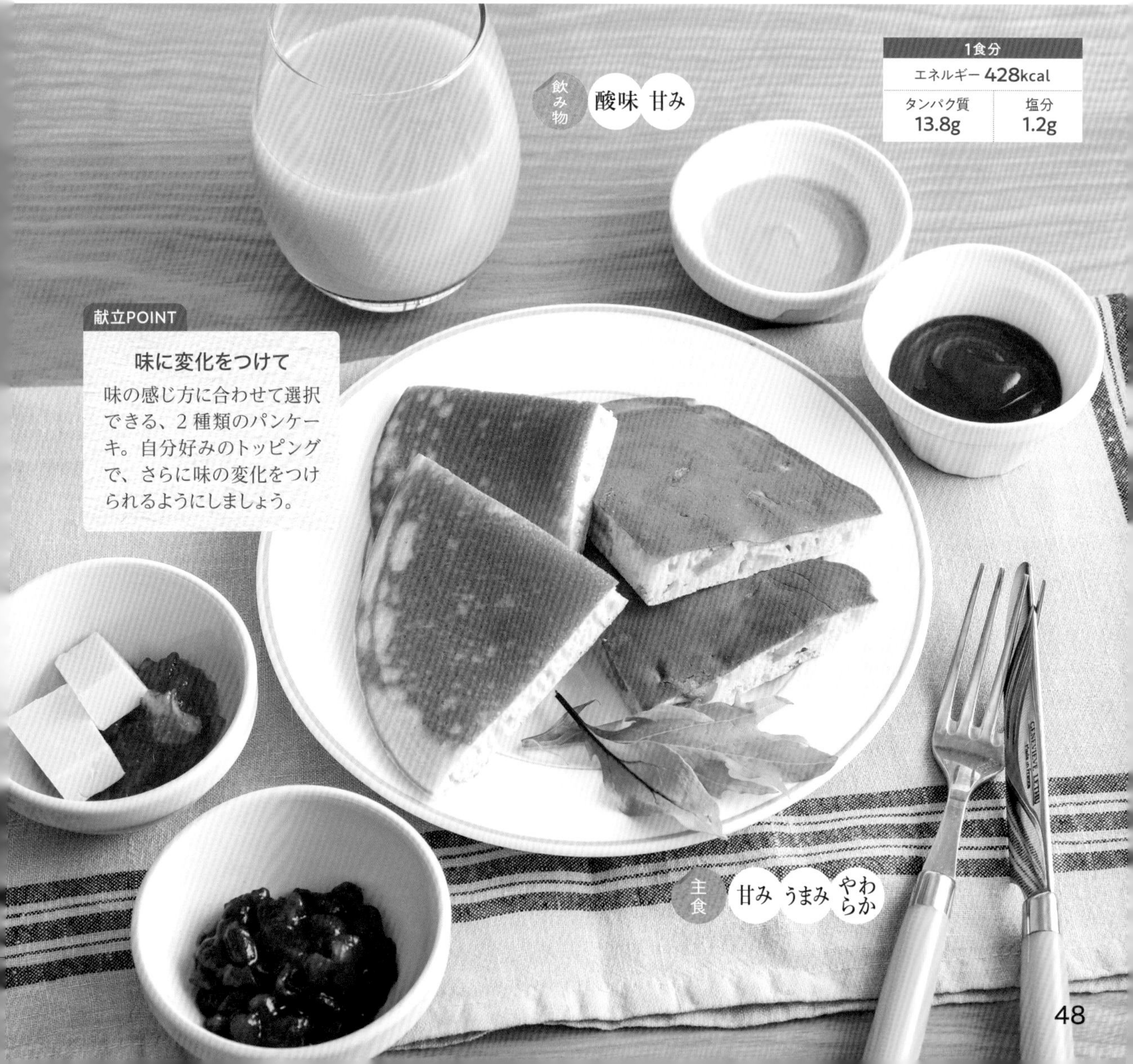

1食分	
エネルギー 428kcal	
タンパク質 13.8g	塩分 1.2g

飲み物 酸味 甘み

主食 甘み うまみ やわらか

献立POINT

味に変化をつけて

味の感じ方に合わせて選択できる、２種類のパンケーキ。自分好みのトッピングで、さらに味の変化をつけられるようにしましょう。

1食分	
エネルギー 504kcal	
タンパク質 17.3g	塩分 3.5g

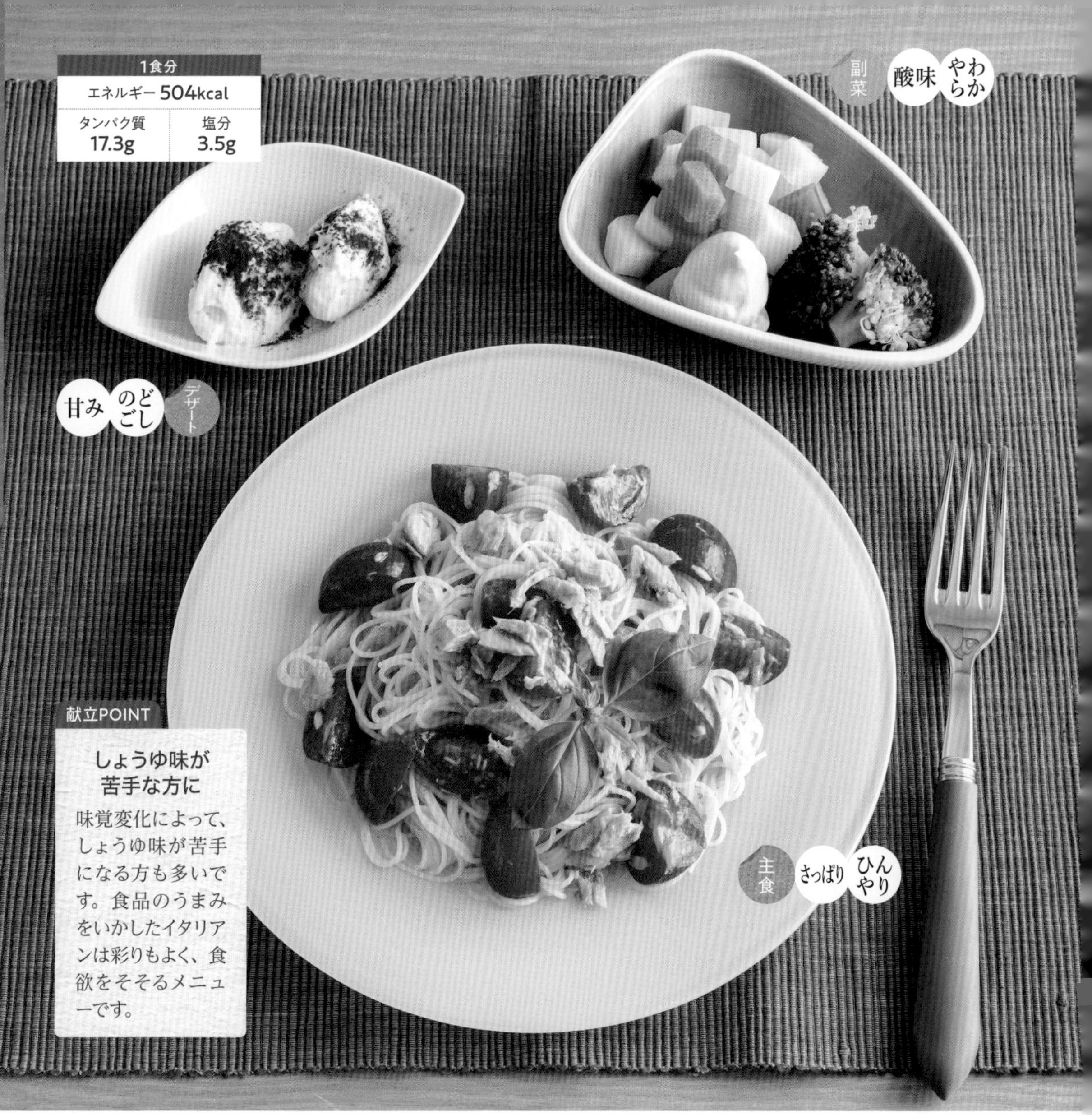

副菜
酸味
やわらか
甘み
のどごし
デザート
主食
さっぱり
ひんやり

献立POINT

しょうゆ味が苦手な方に

味覚変化によって、しょうゆ味が苦手になる方も多いです。食品のうまみをいかしたイタリアンは彩りもよく、食欲をそそるメニューです。

味覚変化:おすすめ献立2

昼食 パスタの献立

デザートもついたイタリアンランチ!
トマト×ツナは、うまみの相乗効果があります。

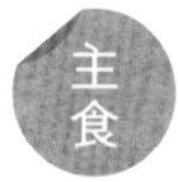

- 主食 **トマトとツナの冷製パスタ** ➜P.120
- 副菜 **温野菜サラダ** ➜P.144
- デザート **簡単ティラミス** ➜P.155

column

温度もおいしさの要素のひとつ

発熱時や夏の暑い日などは、冷製パスタのような冷たいものが食べやすいこともあります。ただし、冷製のものは塩味を強く感じるので、塩味を強く感じる方向けの食事では、より薄味に仕上げましょう。

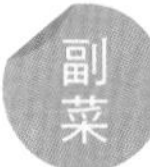

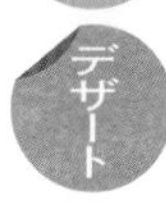

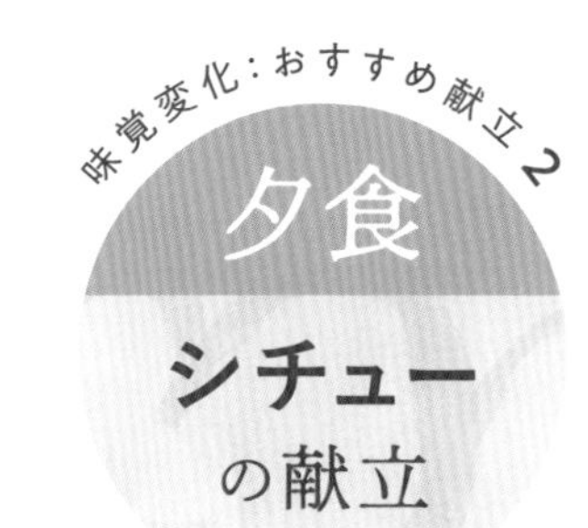

1食分	
エネルギー 802kcal	
タンパク質 14.5g	塩分 7.4g

主食と主菜はコクを味わい、
副菜は酸味でさっぱりと。
シチューはライスにかけてもいいでしょう。

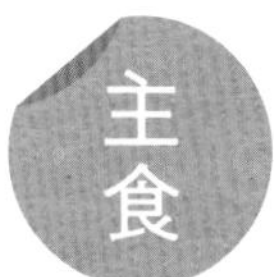

パセリバターライス

パセリの香り、バターの風味とコクが◎

エネルギー 207kcal　タンパク質 2.7g　塩分 0.5g

〈 材料：1人分 〉

ごはん……100g
パセリ（みじん切り）……2g
バター……5g
Ⓐ しょうゆ……少々
　 塩・こしょう……各少々

〈 作り方 〉

1. フライパンを温め、バターを入れて溶かし、ごはんを炒める。
2. Ⓐで味をととのえ、パセリを加えてさっと混ぜ合わせる。

調理POINT

味の感じ方に合わせて調味を

塩味を強く感じる方は、材料のしょうゆ、塩、こしょうは加えなくてOK。食べやすい味つけにしましょう。

主菜

クイックポークシチュー

角煮を使って時短に。お好みで生クリームやパセリを添えて

エネルギー 410kcal　タンパク質 9.1g　塩分 5.9g

〈 材料：1人分 〉

豚の角煮（レトルト）……50g
じゃがいも……½個
玉ねぎ……¼個
にんじん……20g
ハヤシライスルウ……30g
Ⓐ 顆粒コンソメスープの素……小さじ1
　 水……200㎖
塩・こしょう……各少々
サラダ油……適量

〈 作り方 〉

1. じゃがいも、玉ねぎはくし形切りに、にんじんは小さめの乱切りにする。
2. 鍋にサラダ油少々を熱し、1を炒め合わせる。
3. Ⓐを加えてひと煮立ちさせ、ルウを加えて5分ほど煮る。
4. 角煮を加えて温める程度に煮込み、塩、こしょうで味をととのえる。

調理POINT

市販品を使うなら味を調節して

市販品は味が濃いものが多いので、水やだしの量を調節しながら加えると、ちょうどいい味に仕上がります。

副菜

アボカドとトマトのサラダ

ポン酢を使い、酸味をきかせておいしく

エネルギー 185kcal　タンパク質 2.7g　塩分 1.0g

〈 材料：1人分 〉

アボカド……½個
トマト（湯むき）……¼個
Ⓐ ポン酢しょうゆ……小さじ2
　 オリーブオイル……小さじ1
塩・こしょう……各少々
サラダ菜・スプラウト……各適量

〈 作り方 〉

1. アボカド、トマトは角切りにする。
2. ボウルに1、Ⓐを入れてさっとあえ、塩、こしょうで味をととのえる。
3. 器に盛り、サラダ菜、スプラウトを添える。

調理POINT

トマトは皮をむき口当たりよく

トマトは皮をむくことで口当たりがよくなり、アボカドとのなじみもよくなります。こうした食感も、おいしさにつながります。

献立POINT

コク、酸味、風味でおいしく

味を感じにくい方には、主食と主菜はコクと風味を感じやすく、副菜はさっぱり仕上げて、味のバランスをよくしてみましょう。

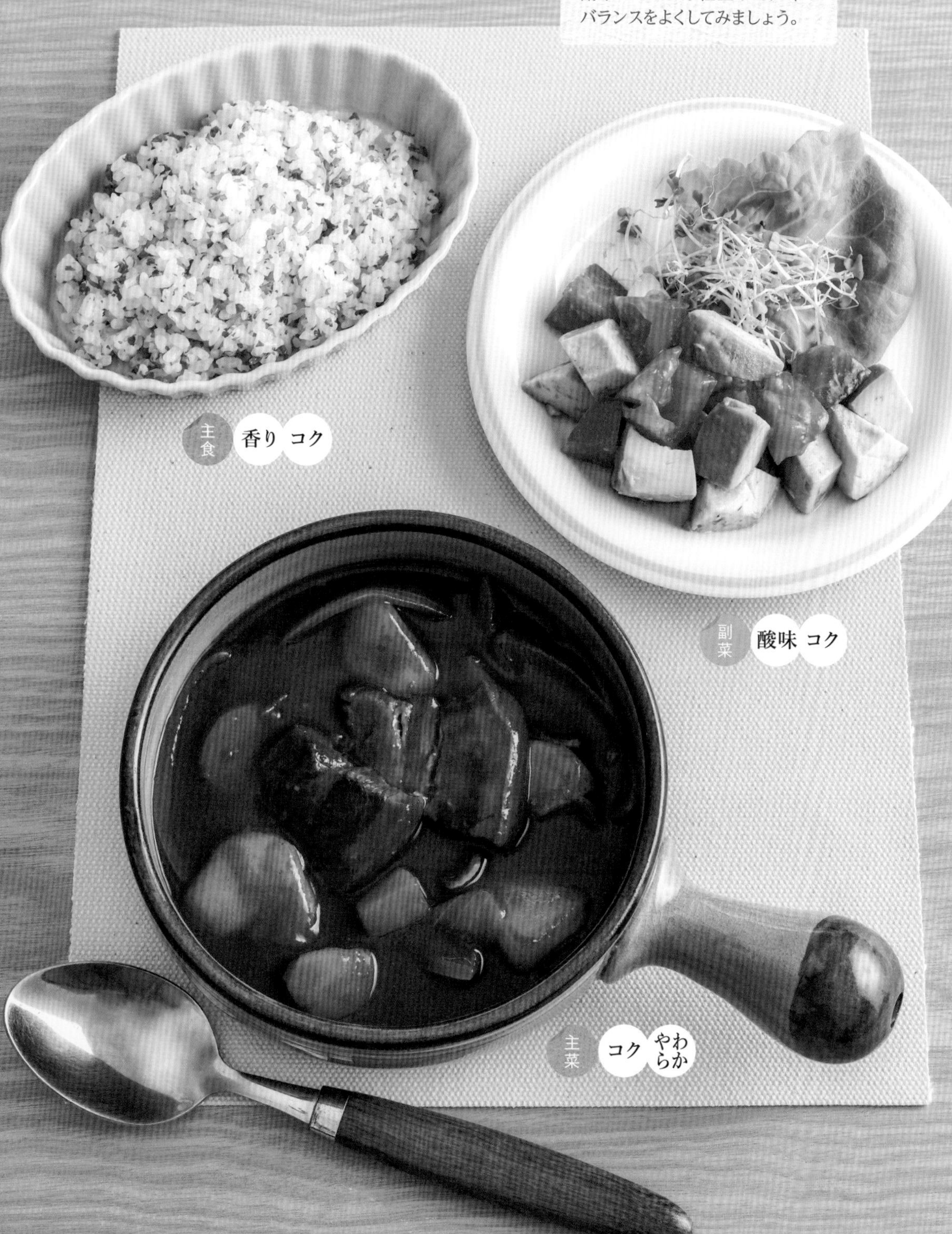

味覚変化があるとき

家族と一緒に取り分けメニュー

取り分けは、基本メニュー「和風おろしハンバーグ」を焼く前の肉だねの状態で。

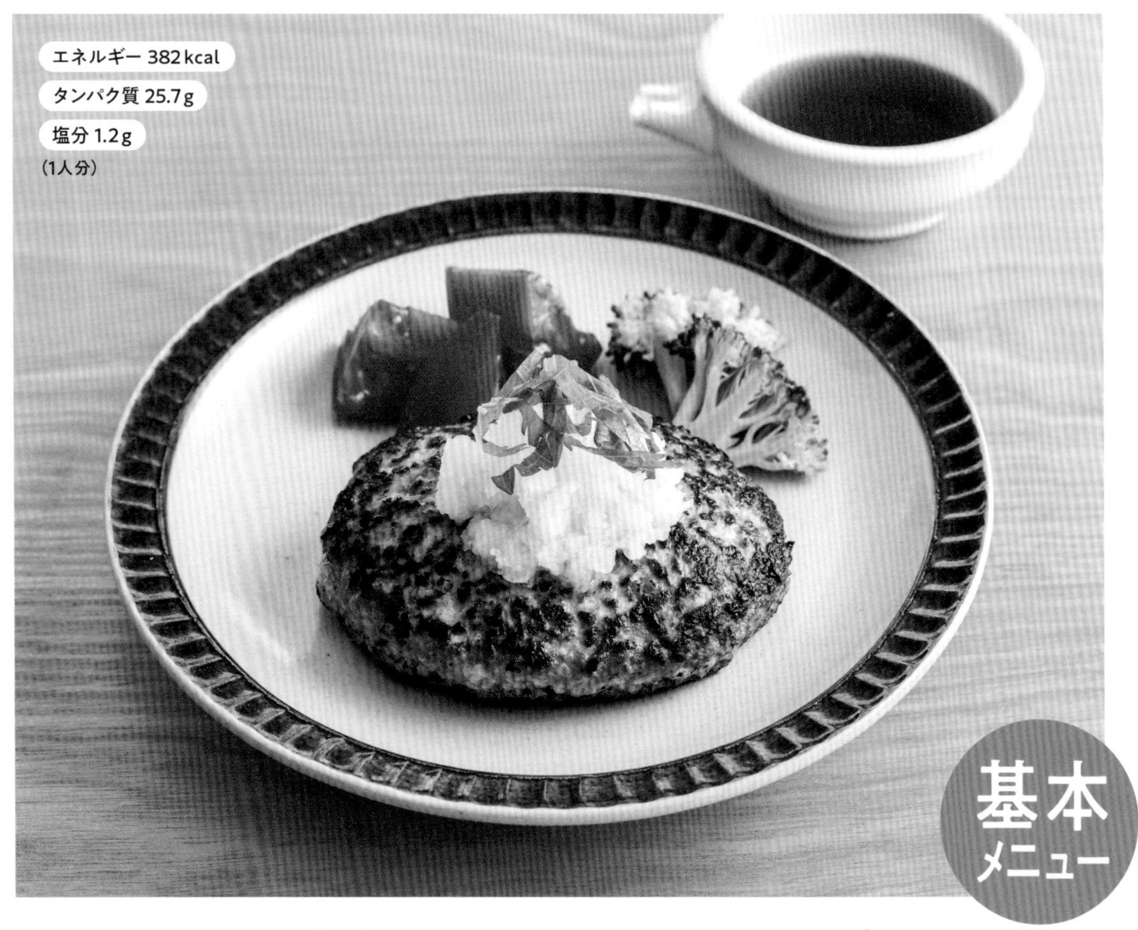

エネルギー 382 kcal
タンパク質 25.7 g
塩分 1.2 g
(1人分)

基本メニュー

和風おろしハンバーグ

角切りトマトや、小房に分けたゆでブロッコリーも添えて彩りよく

〈 材料：4人分 〉

豚ひき肉………500g
玉ねぎ(みじん切り)………1個分
Ⓐ
- 卵………1個
- 牛乳………大さじ1
- パン粉………大さじ1
- 塩・こしょう………各少々

絹ごし豆腐(水きり済み)………¼丁
めんつゆ(3倍濃縮)………大さじ1
サラダ油………大さじ1
大根おろし・青じそ(せん切り)・ポン酢しょうゆ………適量

〈 作り方 〉

1. フライパンにサラダ油小さじ1を熱し、玉ねぎを炒め、粗熱をとる。
2. ボウルにひき肉、Ⓐを入れ、粘りが出るまでよく練る。**1**、豆腐、めんつゆを加え、さらによく混ぜ合わせる。
3. 空気を抜きながら、お好みの大きさの楕円形に成形する。
4. フライパンにサラダ油小さじ2を熱し、**3**の両面をじっくり焼き、中心までしっかり火を通す。
5. 器に盛り、大根おろし、青じそ、ポン酢を添える。

アドバイス

家族と一緒に食事を楽しんで

家族と全く違う料理ではなく、同じ食材を使い味つけや食感、香りに少し変化をつけて食べやすい料理にすることで、調理する方の負担が軽くなります。家族で同じような食事を楽しむ喜びも、おいしさにつながるでしょう。

つるりんワンタン

たれは、ポン酢しょうゆ、酢じょうゆ、ごま油＋塩などを

〈 **材料と作り方：** 1人分 〉

❶ ワンタンの皮（市販）1枚に対して、基本メニューの肉だね小さじ1をのせ、三角に包む。これを5個作る。

❷ 熱湯でゆで、ザルに上げる。

❸ 器に盛り、青ねぎ（小口切り）・香菜（刻む）・お好みのたれ各適宜を添える。

取り分け 1
香り
のどごし
エネルギー 168kcal
タンパク質 9.3g
塩分 0.9g

取り分け 2
コク
やわらか
エネルギー 273kcal
タンパク質 7.4g
塩分 1.2g

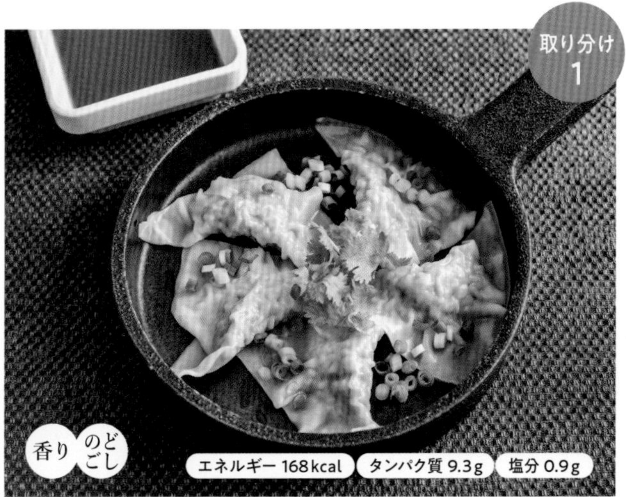

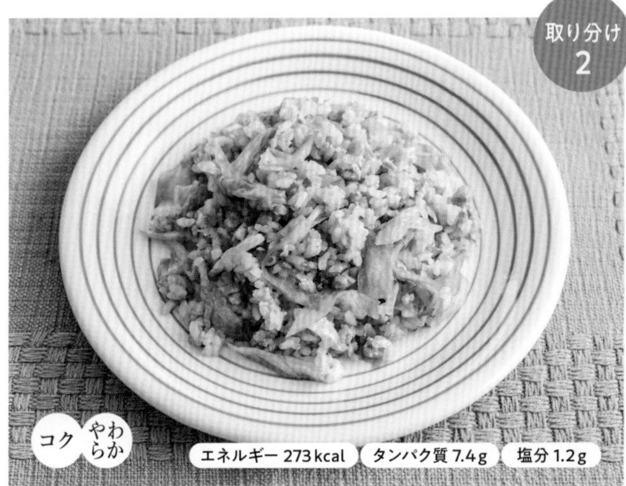

ハンバーグレタスチャーハン

味つきの肉だね、ごま油、オイスターソースで、コクたっぷり

〈 **材料と作り方：** 1人分 〉

❶ レタス1枚をせん切りにする。

❷ フライパンにごま油小さじ1を熱し、基本メニューの肉だね30gをポロポロになるまで炒め、ごはん100gを加えて炒め合わせる。

❸ オイスターソース小さじ1、塩・こしょう・しょうゆ各少々を加えて味をととのえ、❶を加えてさっと炒め合わせる。

ミートボール

スープと合わせることで、味をより感じられるように

〈 **材料と作り方：** 1人分 〉

❶ 基本メニューの肉だね20gをだんご状に成形する。これを3個作る。

❷ 鍋にミネストローネスープ（市販）200gを入れ、温める。

❸ ❶を加え、コトコト煮込む。

取り分け 3
酸味
やわらか
エネルギー 241kcal
タンパク質 13.4g
塩分 4.1g

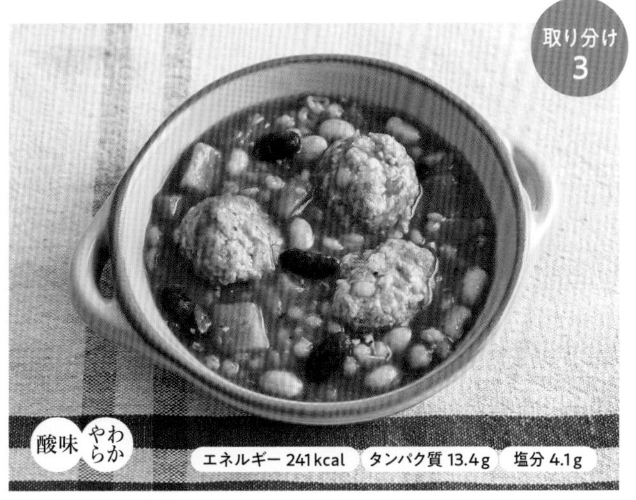

味覚変化があるとき

味に変化をつける**たれ＆ソース**レシピ

自分にとってはどんな味つけが食べやすいのか探してみることも、
食事を楽しむために大切なことです。いろいろと試してみましょう。

しょうゆベース

薬味じょうゆ

蒸し鶏や豆腐などに。香味野菜で味を引き立てて

〈 材料：作りやすい分量 〉

長ねぎ（みじん切り）……½本分
しょうが（みじん切り）……1片分
青じそ（みじん切り）……2枚分
しょうゆ・みりん（煮切る）
……各100mℓ

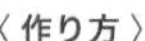

〈 作り方 〉

保存容器にすべての材料を入れ、よく混ぜ合わせる。密閉して冷蔵庫で1日寝かせるとおいしい。1週間を目安に使いきること。

エネルギー 16kcal　タンパク質 0.4g　塩分 0.7g（小さじ2あたり）

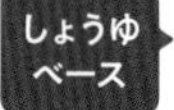

香りじょうゆ

鯛の刺し身など、さっぱりとした魚介類に

〈 材料：作りやすい分量 〉

かぼす（輪切り）……適量
しょうゆ……100mℓ

〈 作り方 〉

保存容器にすべての材料を入れる。密閉して冷蔵庫で1日寝かせるとおいしい。1週間を目安に使いきること。

MEMO　ゆず、レモン、ライムで作ってもOKです。果皮の苦味が気になるなら、皮をむいて。

エネルギー 4kcal　タンパク質 0.4g　塩分 0.8g（小さじ1あたり）

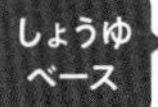

おろしじょうゆ

肉料理をさっぱり食べられる！

〈 材料：作りやすい分量 〉

大根おろし……1カップ
おろししょうが……1片分
しょうゆ……100mℓ
砂糖（またはお好みの甘味料）
……大さじ1

〈 作り方 〉

保存容器にすべての材料を入れ、よく混ぜ合わせる。密閉して冷蔵庫で1日寝かせるとおいしい。1週間を目安に使いきること。

エネルギー 6kcal　タンパク質 0.4g　塩分 0.6g（小さじ2あたり）

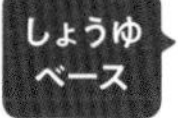

玉ねぎしょうゆ

ゆで鶏、ローストポークといった肉料理に

〈 材料：作りやすい分量 〉

玉ねぎ（すりおろし）……1個分
しょうゆ・みりん（煮切る）……各100mℓ

〈 作り方 〉

保存容器にすべての材料を入れ、よく混ぜ合わせる。密閉して冷蔵庫で1日寝かせるとおいしい。1週間を目安に使いきること。

MEMO　玉ねぎによって、しょうゆの塩味がまろやかなたれに仕上がります。

エネルギー 13kcal　タンパク質 0.3g　塩分 0.5g（小さじ2あたり）

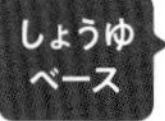

マヨしょうゆ

蒸した鶏肉や白身魚、野菜のディップにもぴったり

〈 材料：作りやすい分量 〉

マヨネーズ……大さじ2
しょうゆ……小さじ2

〈 作り方 〉

ボウルにすべての材料を入れ、よく混ぜ合わせる。

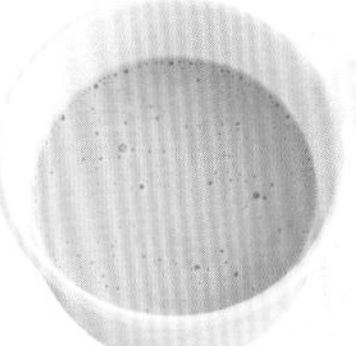

MEMO　しょうゆの代わりに、みそを使って「みそマヨ」にアレンジするのもおすすめです。

エネルギー 30kcal　タンパク質 0.2g　塩分 0.4g（小さじ1あたり）

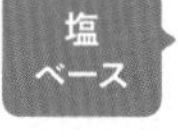

塩だれ

つくね鍋、湯豆腐など鍋物にもおすすめ

〈 材料：作りやすい分量 〉

長ねぎ（みじん切り）……½本分
ごま油……大さじ3
顆粒鶏がらスープの素
……小さじ1
塩・こしょう・砂糖……各少々

〈 作り方 〉

保存容器にすべての材料を入れ、よく混ぜ合わせる。密閉して冷蔵庫で1日寝かせるとおいしい。1週間を目安に使いきること。

エネルギー 48kcal　タンパク質 0.1g　塩分 0.2g（小さじ2あたり）

アドバイス

味の感じ方に合わせて作ることが大切

身近な調味料や香味野菜で、いろいろなソースやたれが作れます。複雑なうまみ成分の組み合わせをおいしく感じる方もいれば、シンプルな香りを加えた程度のものが食べやすい方もいるので、自分に合う味を見つけて。

ソースベース 辛子ソース

辛子で嗅覚も刺激。お好み焼きや焼きそばに

〈材料:作りやすい分量〉

中濃ソース……大さじ3
練り辛子……小さじ1

〈作り方〉

ボウルにすべての材料を入れ、よく混ぜ合わせる。

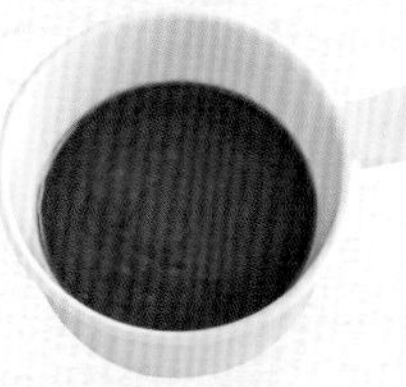

MEMO 練り辛子の代わりに、粒マスタードを使ってみてもいいでしょう。

エネルギー 9kcal タンパク質 0.1g 塩分 0.4g (小さじ1あたり)

ソースベース 濃厚お好みソース

鮭のムニエル、ゆで卵などにかけて

〈材料:作りやすい分量〉

お好みソース……大さじ2
マヨネーズ……大さじ1
顆粒和風だしの素……小さじ½

〈作り方〉

ボウルにすべての材料を入れ、よく混ぜ合わせる。

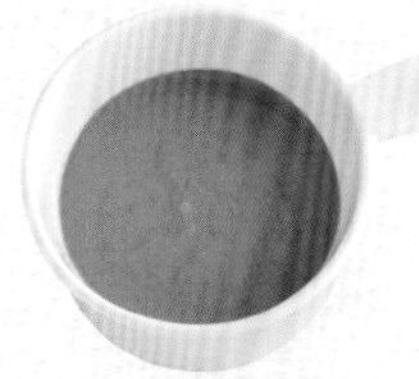

MEMO だしのうまみを効果的に利用している、おいしいソースです。

エネルギー 17kcal タンパク質 0.1g 塩分 0.3g (小さじ1あたり)

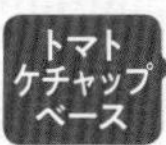

トマトケチャップベース BBQソース

肉を使った料理との相性が抜群

〈材料:作りやすい分量〉

トマトケチャップ……大さじ2
中濃ソース……小さじ2
粒マスタード……小さじ1

〈作り方〉

ボウルにすべての材料を入れ、よく混ぜ合わせる。

MEMO 材料3つでシンプルに。甘みが苦手なら中濃ソースの代わりにウスターソースを使うなどお好みの配合を。

エネルギー 8kcal タンパク質 0.1g 塩分 0.2g (小さじ1あたり)

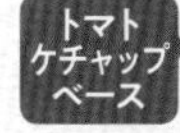

トマトケチャップベース サルサ風ソース

複雑な組み合わせを避けたレシピ。オムレツなどに。

〈材料:作りやすい分量〉

Ⓐ
- トマトケチャップ……大さじ2
- 玉ねぎ(小/みじん切り)……⅙個分
- パセリ(みじん切り)……3g
- すし酢……小さじ1

塩・こしょう……各少々

〈作り方〉

玉ねぎを水にさらし、ザルに上げてボウルに入れ、残りのⒶを加えてよく混ぜ合わせ、塩、こしょうで味をととのえる。

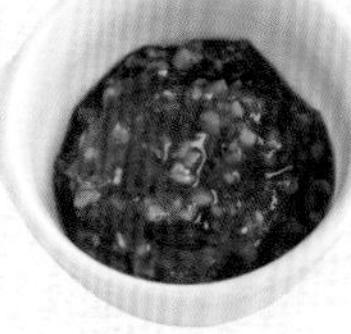

エネルギー 10kcal タンパク質 0.2g 塩分 0.3g (小さじ2あたり)

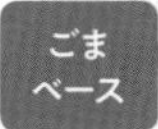

ごまベース 濃厚ごまソース

豚しゃぶやゆで野菜につけるのがおすすめ

〈材料:作りやすい分量〉

白練りごま・マヨネーズ……各大さじ1
しょうゆ・砂糖……各小さじ½

〈作り方〉

ボウルにすべての材料を入れ、よく混ぜ合わせる。

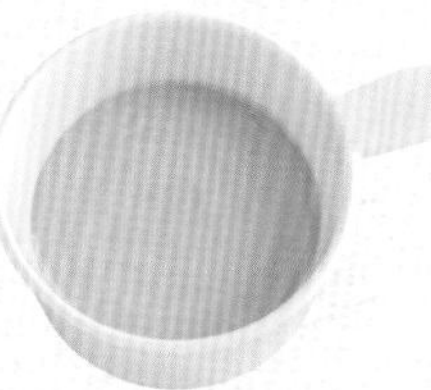

MEMO 塩分控えめですが、練りごまのしっかりとしたコクと、マヨネーズのまろやかさがおいしいです。

エネルギー 35kcal タンパク質 0.7g 塩分 0.1g (小さじ1あたり)

ごまベース 万能すりごまソース

ゆでほうれん草などシンプルなものに合わせて

〈材料:作りやすい分量〉

白すりごま……大さじ2
すし酢……小さじ2
しょうゆ・砂糖……各小さじ1

〈作り方〉

ボウルにすべての材料を入れ、よく混ぜ合わせる。

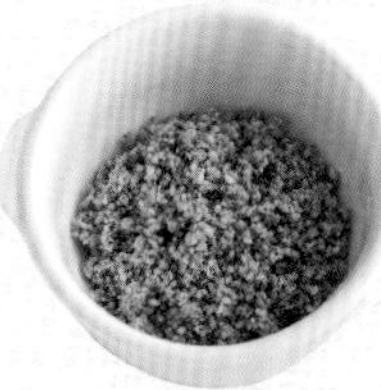

MEMO すりごまの風味・コク・うまみが引き立ちます。すし酢を使い、食べやすいやわらかな酸味に。

エネルギー 44kcal タンパク質 1.3g 塩分 0.5g (小さじ2あたり)

口内炎・食道炎

痛みのある口内炎・食道炎があるときは、刺激が強いものや飲み込みにくいものを避けて。汁物などで水分補給もしっかりと。

刺激のある食べ物や味つけは避けて

抗がん剤や放射線治療の副作用として口内炎や食道炎が起こる他、食道や胃の手術後なども、胃液の逆流によって炎症が起きやすくなります。食べ物を口に入れるだけでも痛む、飲み込むのに苦痛を覚えるなどの症状があります。

濃い味つけや香辛料、かたいものは粘膜を刺激するので避け、飲み込みやすい食べ物を選びましょう。弾力がある、のどに貼りつく、パサパサしているなど、のどに詰ま

1 薄味、やわらかい、なめらかな食べ物を選び、調理する

のどにひっかかって粘膜を傷つけるようなものはNG。また、強い味つけや香辛料も粘膜への刺激になります。かみやすい、飲み込みやすい状態に調理して、味つけも薄めに仕上げましょう。

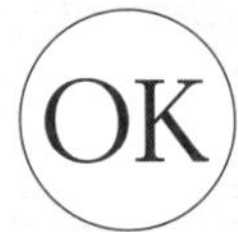

- 簡単に押しつぶせるやわらかさに。
- 薄切りや細切りにする、隠し包丁を入れるなど、切り方を工夫。
- 汁けを多くする、とろみをつける。
- ゼリー寄せ、あんかけ、煮込み料理、白あえなどを選ぶ。

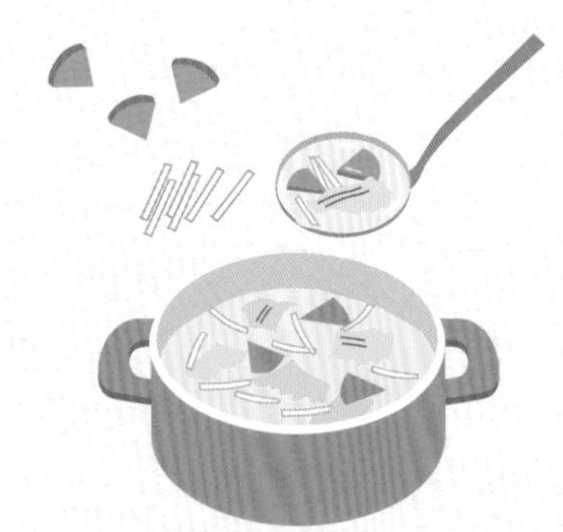

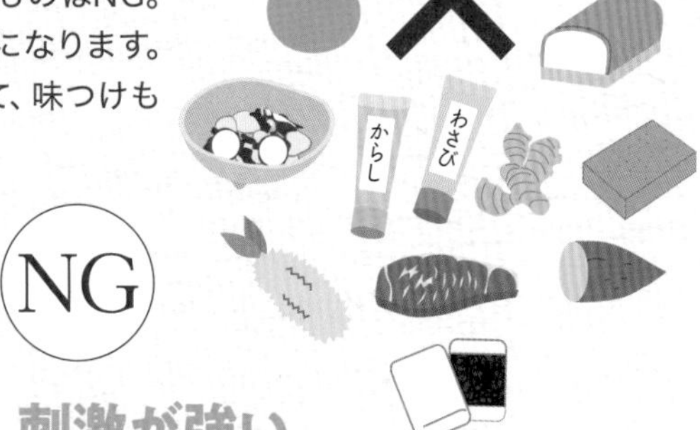

NG

刺激が強い

香辛料や、味が濃すぎるもの、熱すぎる・冷たすぎるもの。

かたい

せんべいや揚げ物の衣など、口腔内に当たると痛いもの。野菜の繊維や肉の筋にも注意。

弾力がある

かたい肉、いか・たこ・貝類、こんにゃく、かまぼこなど。

貼りつく

のり、餅、きなこなどの粉類といった、のどに貼りついて飲み込みにくいもの。

パサパサ・ポロポロしている

おから、ふかしいも、そぼろなど、ボロボロした形状の食べ物も詰まりやすい。

りそうなものも避けること。
　また、食べ物が口の中に強く当たると痛むので、やわらかく、口当たりのよい状態に調理することもポイントです。

口腔内や食べ物にしっかり水分を補う

　口腔内が乾燥すると不衛生になり、口内炎や食道炎を悪化させる原因になるので、水分をしっかり補うことが大切です。普段からこまめに水分をとるようにして口腔内を清潔に保ち、食事は汁物やあんかけ料理など、水分の多いなめらかなメニューを増やしましょう。水分が多いと口当たりやのどごしがよく、痛みがあってもラクに食べられます。
　そして、よくかみ唾液を出して食べることも大切です。少しずつ口に入れ、その都度かみ砕くようにしましょう。

2 口腔内、食べ物に水分を補う

口の中が乾燥していると食べにくく、のどに詰まりやすくもなります。乾燥を避けるために日中はこまめに水分補給して、食事は水分が多いものを選びましょう。

OK 水分の多い食べ物

食事では、ポタージュなどの汁物やあんかけといった、水分を多く含むメニューを心がけて。

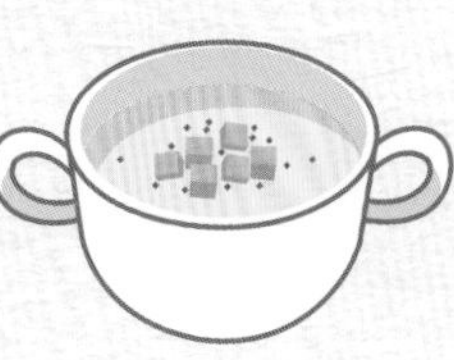

OK こまめに水分補給を

口の中が乾いたと思ったときは一口水を含むようにするなど、こまめに水分をとる習慣をつけましょう。

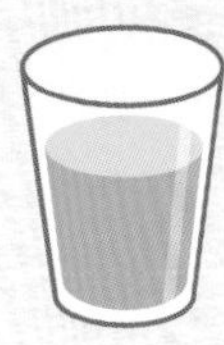

3 少量ずつよくかんで食べる

たくさんほおばると、口を大きく動かすことになり、かむときの痛みが強くなります。少しだけ口に入れて、その都度よくかんでから飲み込みましょう。

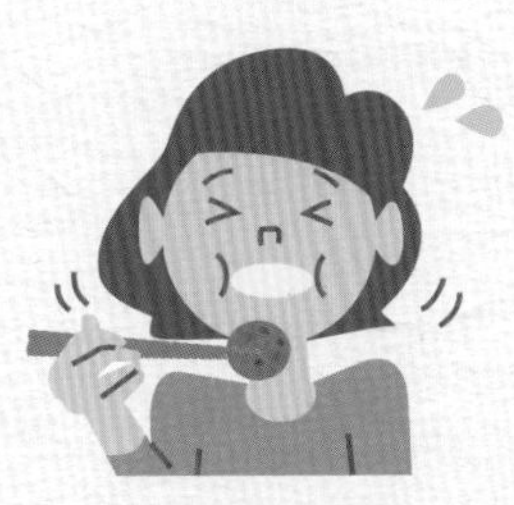

OK よくかみ砕き粘膜への当たりをやわらげる

よくかむことで、唾液の分泌が促されます。食べ物がドロドロの状態になるまで細かく砕かれれば、粘膜に触れても痛みや刺激を起こしにくくなるというメリットがあります。

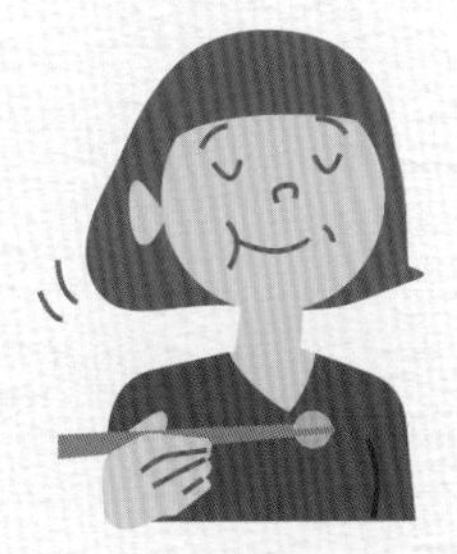

水分たっぷり＆薄めの味つけで、負担を軽減。
食べる際、ほどほどに冷まして。

口内炎・食道炎：おすすめ献立1
朝食
おかゆ
の献立

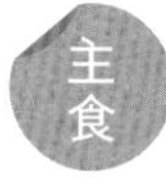
うまみのおかゆ ➡P.108

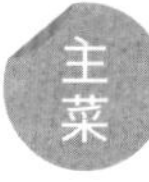
豆乳茶碗蒸し ➡P.128

column

コクとうまみで薄味をカバー

薄味でもおいしく食べられるようにするには、牛乳や豆乳、練りごまなどの濃厚なコクを加える、かつお節や昆布などのうまみをきかせる、などの工夫を。酸味のある料理や薬味などの刺激物は避けましょう。

1食分	
エネルギー 187kcal	
タンパク質 9.0g	塩分 1.4g

献立POINT

炎症部分を刺激しない

だしをきかせたうまみ引き立つおかゆと、のどごしよく豆乳のコクがある茶碗蒸し。炎症のある患部にやさしい献立です。

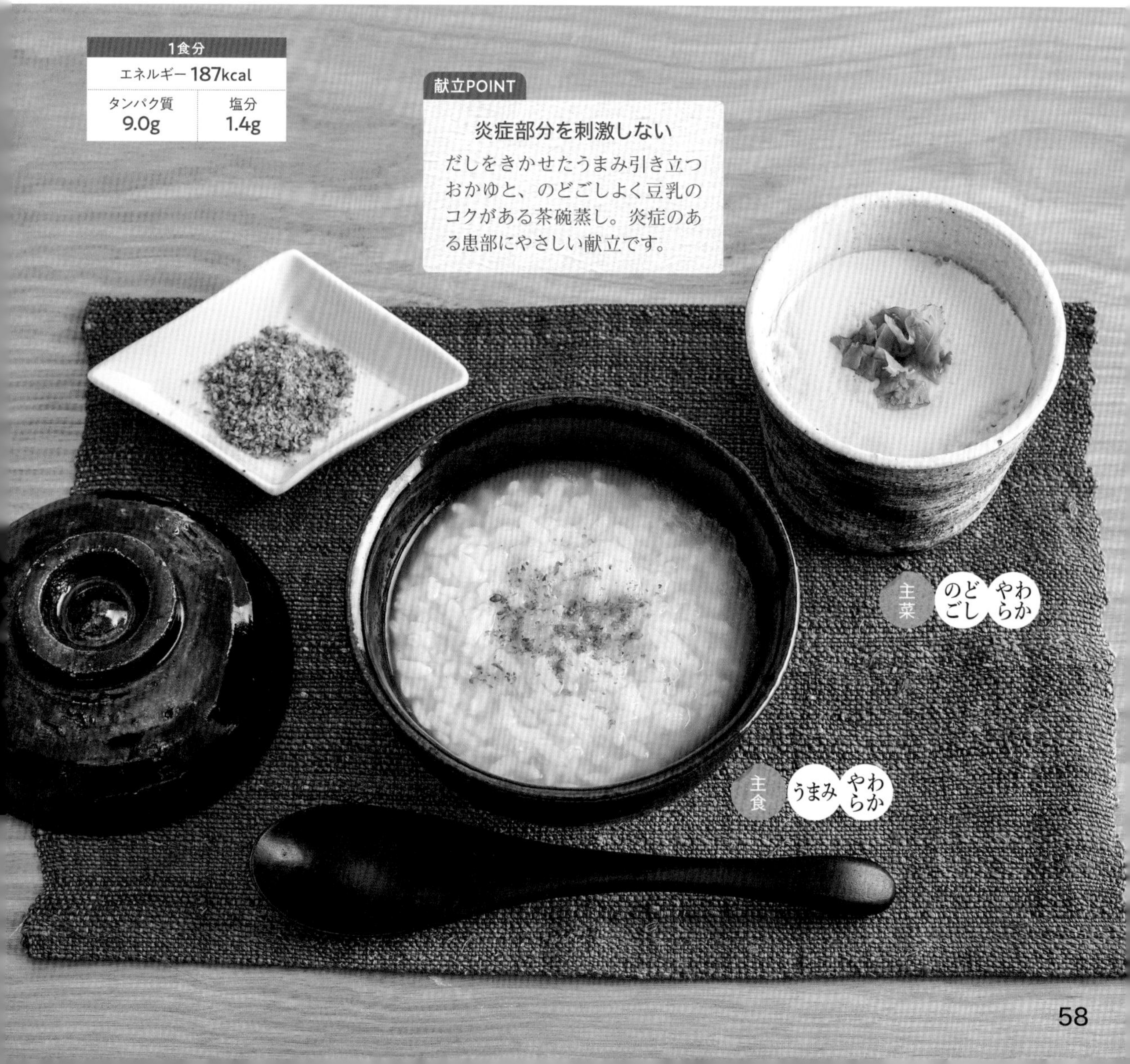

主菜 のどごし やわらか

主食 うまみ やわらか

主菜 さっぱり やわらか
副菜 うまみ とろみ
主食 とろみ のどごし

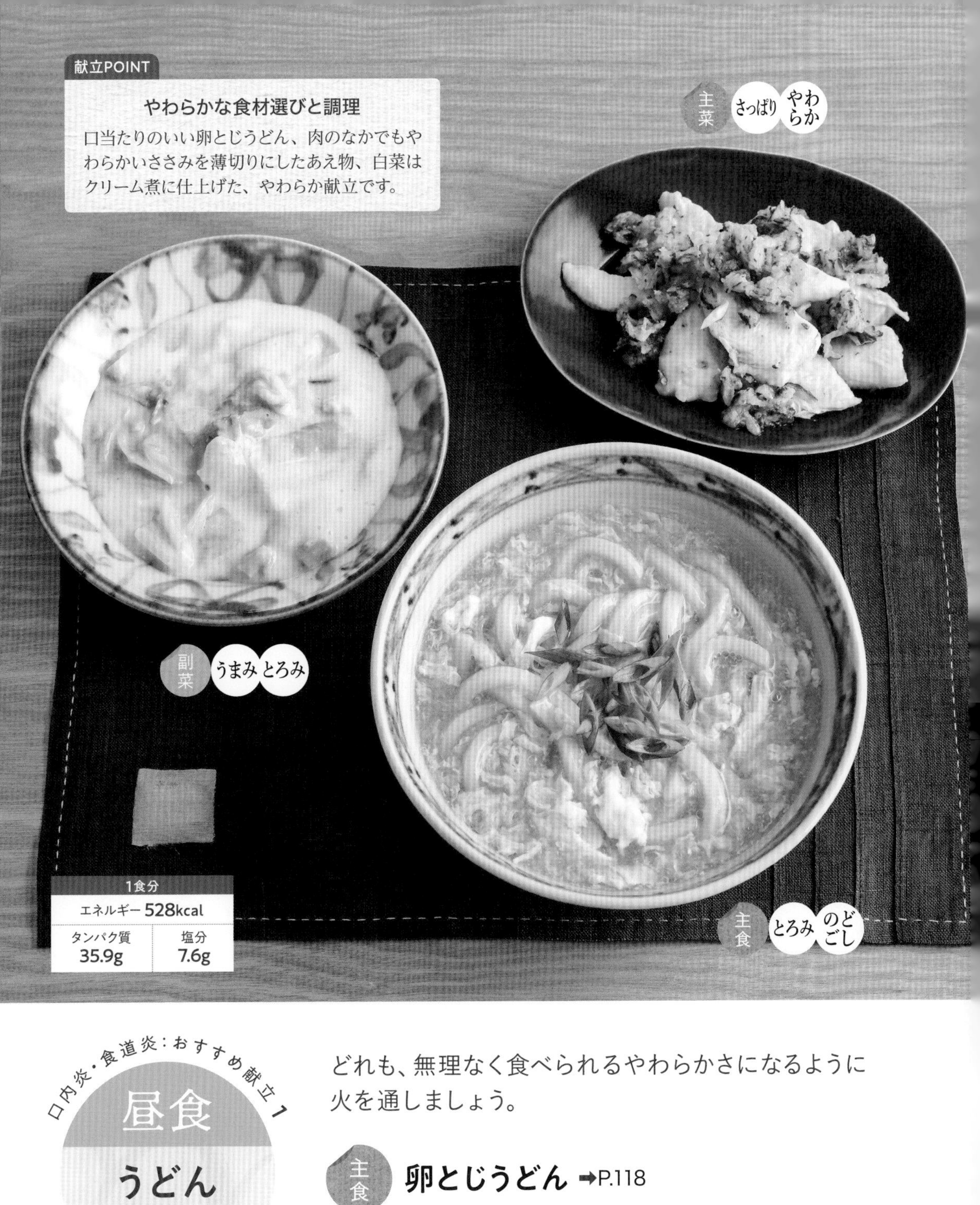

献立POINT

やわらかな食材選びと調理

口当たりのいい卵とじうどん、肉のなかでもやわらかいささみを薄切りにしたあえ物、白菜はクリーム煮に仕上げた、やわらか献立です。

1食分	
エネルギー 528kcal	
タンパク質 35.9g	塩分 7.6g

口内炎・食道炎：おすすめ献立1

昼食 うどんの献立

どれも、無理なく食べられるやわらかさになるように火を通しましょう。

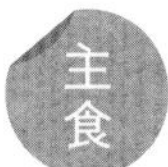

- 主食 **卵とじうどん** ➜P.118
- 主菜 **ささみのおろしあえ** ➜P.136
- 副菜 **白菜のクリーム煮** ➜P.146

column

薄めの味つけにするのも大切なこと

食事はやわらかく仕上げることが大事ですが、口内炎・食道炎がある場合には、塩味や酸味などが刺激になります。味つけは薄めにしましょう。

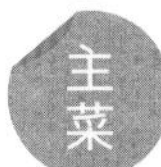

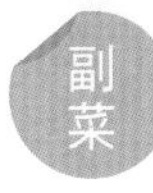

鍋の献立

1食分	
エネルギー 684kcal	
タンパク質 36.5g	塩分 13.3g

鍋を作ったら、その煮汁を
ごはんに利用する献立。栄養面では、
タンパク質をしっかり補給できます。

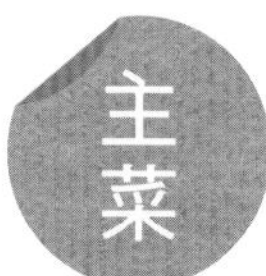

鶏つみれ鍋

はんぺん入りのふわふわつみれで食べやすい

エネルギー 351kcal　タンパク質 25.5g　塩分 12.5g

〈 材料：1人分 〉

Ⓐ
- 鶏ひき肉………60g
- はんぺん(刻む)………¼枚分
- 溶き卵………½個分
- 長ねぎ(みじん切り)………小さじ2
- しょうが(刻む)………小さじ⅓
- 砂糖………小さじ½

絹ごし豆腐………¼丁
白菜………¼枚
にんじん………20g

Ⓑ
- めんつゆ(3倍濃縮)………100mℓ
- 水………400mℓ

〈 作り方 〉

1. ボウルにⒶを入れ、よく混ぜ合わせる。
2. 豆腐は食べやすい大きさに切る。白菜はせん切りにする。にんじんは輪切りにし、花型で抜く。
3. 鍋にⒷを入れてひと煮たちさせ、2を加えて火を通す。
4. 1を一口大に丸めながら加え、煮込む。煮汁は「油揚げとごまのかやくごはん」に使う。

食事のコツと工夫

鍋の具材とたれは刺激少なめに

家族や仲間と鍋料理を楽しむときには、刺激の少ないやわらかい食材を選び、たれも酸味の少ないまろやかなごまだれなどにしましょう。

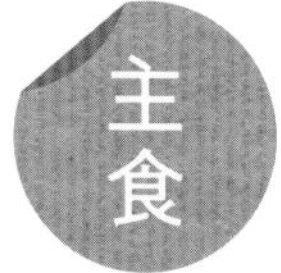

油揚げとごまのかやくごはん

鍋の煮汁を加えることで、うまみとしっとりさがアップ

エネルギー 196kcal　タンパク質 3.8g　塩分 0.6g

〈 材料：1人分 〉

ごはん………100g
「鶏つみれ鍋」の煮汁………大さじ1
いなり用味つき油揚げ(市販)………¼枚
白炒りごま………適量
青じそ(せん切り)………適宜

〈 作り方 〉

1. 油揚げはせん切りにする。
2. ボウルにアツアツのごはん、煮汁を入れ、しゃもじで切るようによく混ぜ合わせる。
3. 1、ごまを加え、さらによく混ぜる。
4. 器に盛り、青じそを添える。

食材MEMO

油揚げは細かく切って

油揚げは表面が豆腐よりざらついて、口内炎などに当たって刺激になることも。細切りなど、細かく切る工夫をするといいでしょう。

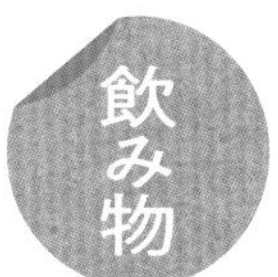

ホットミルクあずき

豆乳(無調整)で作ってもOK。こしあんの量はお好みで調整を

エネルギー 137kcal　タンパク質 7.2g　塩分 0.2g

〈 材料：1人分 〉

牛乳………150mℓ
こしあん………20g

〈 作り方 〉

鍋にこしあんを入れ、牛乳を少しずつ加えて混ぜながら温める。

調理POINT

牛乳を少しずつ加える

牛乳は鍋に一度に入れてしまわず、少しずつこしあんを溶かすように加えていきましょう。あんこの量で、甘みが変わります。

献立POINT

調理だけでなく食べ方も工夫

ふわふわの鶏つみれ鍋の汁を、かやくごはんに加えてうまみとしっとりさをアップさせ、食べ方もひと工夫。ホットミルクはあずきでコクとエネルギーをプラス。

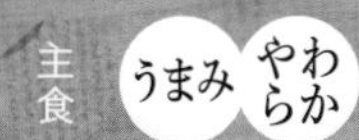

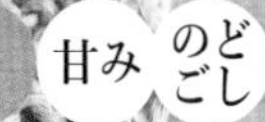

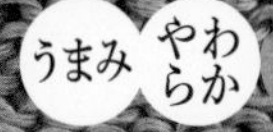

卵液をたっぷり吸ったパンと、やわらかくゆでた野菜なら、難なくかめて飲み込めます。

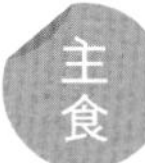

フレンチトースト ➡P.115

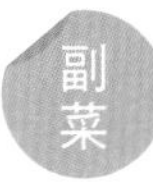

やわらかほうれん草とじゃがいものマヨサラダ ➡P.144

column

より食べやすい形状や味つけに

口内炎があるとき、食べ物が口中に長くとどまると患部に当たって痛むことも。野菜は適度に大きさを残して切るほうが食塊形成されやすく、早く飲み込めます。マヨネーズは酸味がまろやかで、刺激少なめ。

1食分	
エネルギー 396kcal	
タンパク質 12.0g	塩分 2.1g

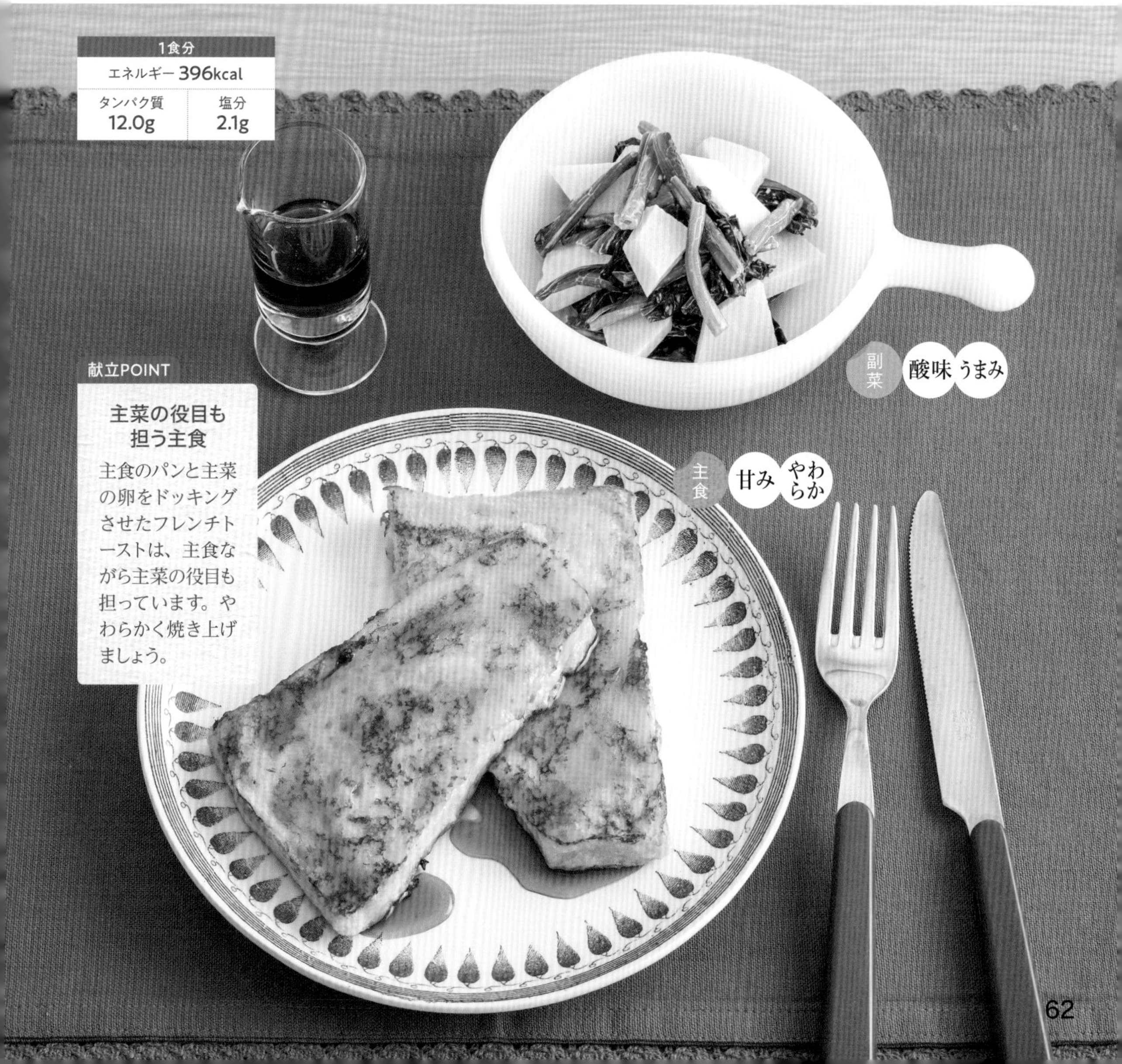

副菜　酸味　うまみ

主食　甘み　やわらか

献立POINT

主菜の役目も担う主食

主食のパンと主菜の卵をドッキングさせたフレンチトーストは、主食ながら主菜の役目も担っています。やわらかく焼き上げましょう。

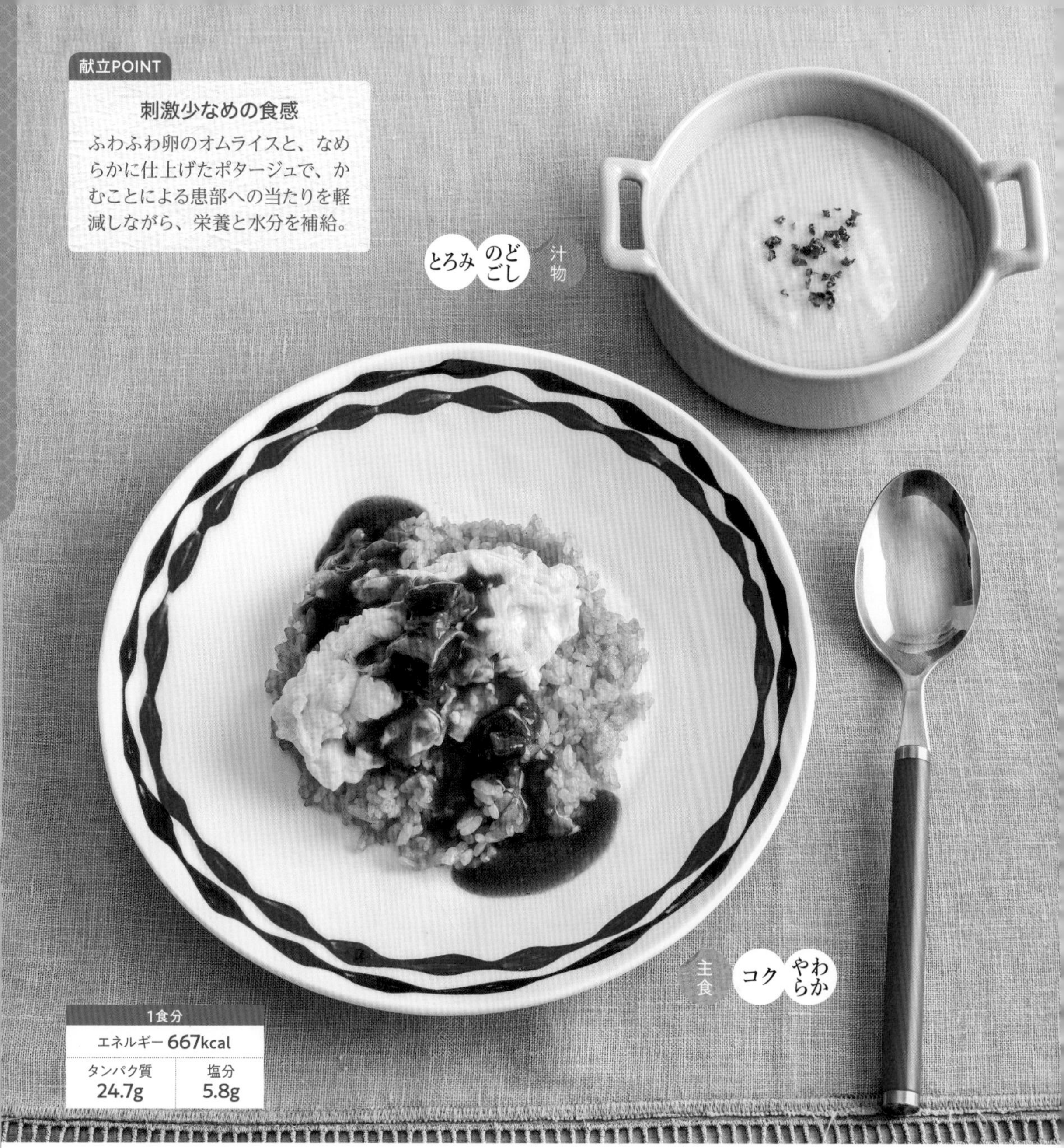

献立POINT

刺激少なめの食感

ふわふわ卵のオムライスと、なめらかに仕上げたポタージュで、かむことによる患部への当たりを軽減しながら、栄養と水分を補給。

とろみ のどごし 汁物

主食 コク やわらか

1食分	
エネルギー 667kcal	
タンパク質 24.7g	塩分 5.8g

口内炎・食道炎：おすすめ献立2

昼食 オムライスの献立

ふわふわ卵となめらかスープのおかげで、ごはんの食べやすさがぐっとアップします。

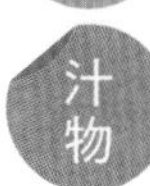

主食 **簡単オムライス** ➡P.113

汁物 **にんじんポタージュ** ➡P.151

column

食物繊維不足はポタージュで補って

食物繊維が多くてかたい野菜は、口内炎・食道炎がある方には食べにくいものです。そこで、ミキサーでなめらかなポタージュにすれば、負担なく食物繊維を補給でき、便秘対策にもなります。

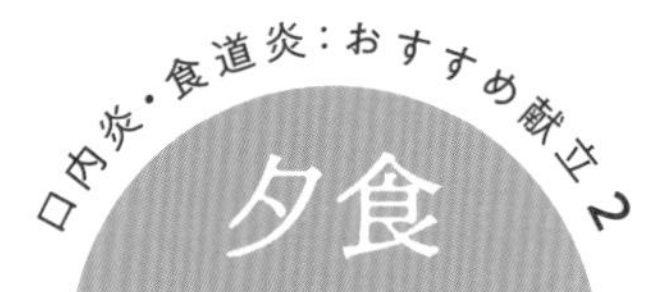

夕食 雑炊の献立

1食分	
エネルギー 508kcal	
タンパク質 17.6g	塩分 4.6g

薄味で、なめらかな口当たりに
仕上げた献立。これなら、
中華だっておいしく食べられます。

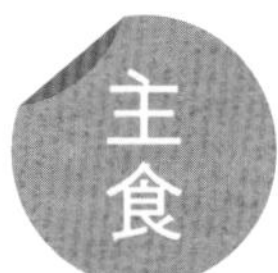

かにかまと卵の中華雑炊

先ににらじょうゆを作っておき、完成した雑炊にかけて

エネルギー 296kcal　タンパク質 13.2g　塩分 3.1g（にらじょうゆ小さじ2使用）

〈 材料：1人分 〉

ごはん………100g
Ⓐ［顆粒鶏がらスープの素………小さじ1
　 水………300mℓ
かに風味かまぼこ………30g
卵………1個

＊ **にらじょうゆ：**作りやすい分量

Ⓑ［にら（粗みじん切り）………½束分
　 しょうゆ………100mℓ
　 みりん（煮切る）………100mℓ

〈 作り方 〉

1. 保存容器にⒷを入れて混ぜ合わせ、冷蔵庫で寝かせる。
2. 鍋にⒶ、ごはんを入れ、コトコト煮込む。
3. かにかまをほぐして加え、さっと煮る。卵を溶いて回し入れ、ふんわり浮いてくるまで火を通す。
4. 器に盛り、1を添える。

食事のコツと工夫

薄味にはメリハリを

料理のすべてが薄味では、食欲が湧かないことも。刺激にならない程度に、にらじょうゆで香りづけするなど、香りを活用して薄味を補うとよいでしょう。

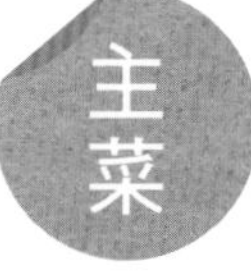

白菜としゅうまいのクリーム煮

食べやすいとろみ加減になるよう調整して

エネルギー 91kcal　タンパク質 3.9g　塩分 1.3g

〈 材料：1人分 〉

白菜………½枚
しゅうまい（市販）………1個
Ⓐ［牛乳………大さじ4
　 顆粒鶏がらスープの素
　 ………小さじ½
塩・こしょう………各少々
水溶き片栗粉………適量

〈 作り方 〉

1. 白菜は繊維を断ち切るように、せん切りにする。
2. 鍋にⒶ、1を入れ、ひと煮立ちさせる。
3. しゅうまいを半分に切って加え、白菜がやわらかくなるまで煮込み、水溶き片栗粉でとろみをつける。

食材MEMO

やわらかい市販品を利用

やわらかく調理することは、手間がかかるもの。しゅうまいの他、肉だんごや卵豆腐など、市販のやわらかい食品を上手に活用しましょう。

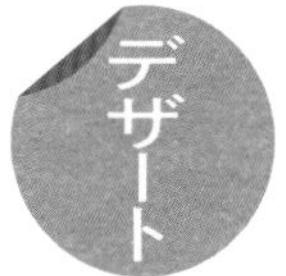

マンゴープリンのクリーム添え

ホイップクリームを添えて、よりまろやかに

エネルギー 121kcal　タンパク質 0.5g　塩分 0.2g

〈 材料：1人分 〉

マンゴープリン（市販）………80g
ホイップクリーム、ミント………各適量

〈 作り方 〉

1. マンゴープリンは食べやすい大きさに崩し、器に盛る。
2. ホイップクリーム、ミントを添える。

調理POINT

クリームでまろやかに

フルーツを使った料理は、酸味がある場合も多いです。そこで、ホイップクリームを添えることで酸味がやわらぎ、まろやかになります。

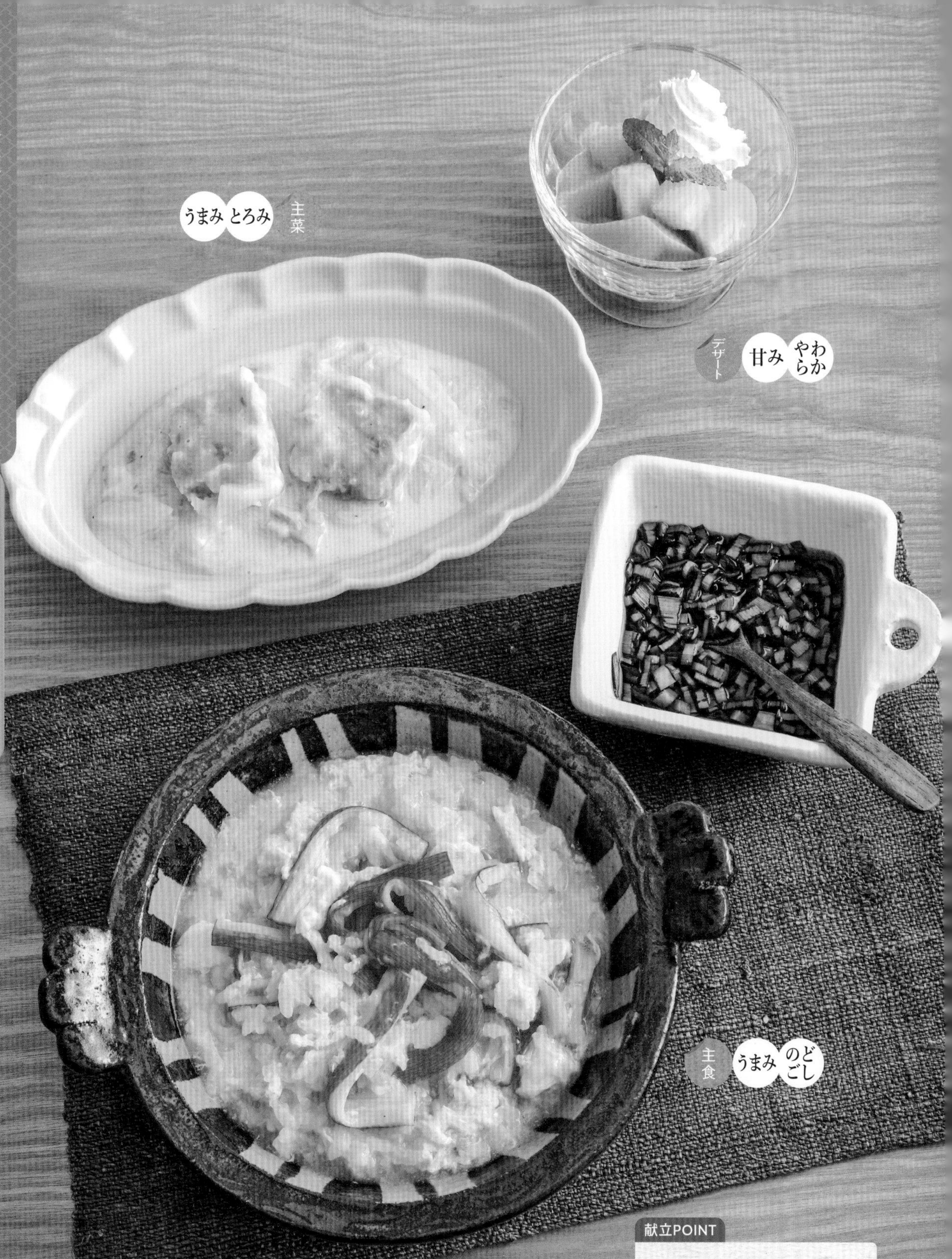

うまみ とろみ 主菜

デザート 甘み やわらか

主食 うまみ のどごし

献立POINT

市販品も組み合わせて

香りのいい雑炊をメインに、市販のしゅうまいを使って簡単に作れるクリーム煮と、市販のマンゴープリンで、中華の献立が完成です。

口内炎・食道炎があるとき

家族と一緒に取り分けメニュー

基本メニュー「キーマハヤシ」を、ごはん以外にもマカロニやうどんと組み合わせてアレンジします。

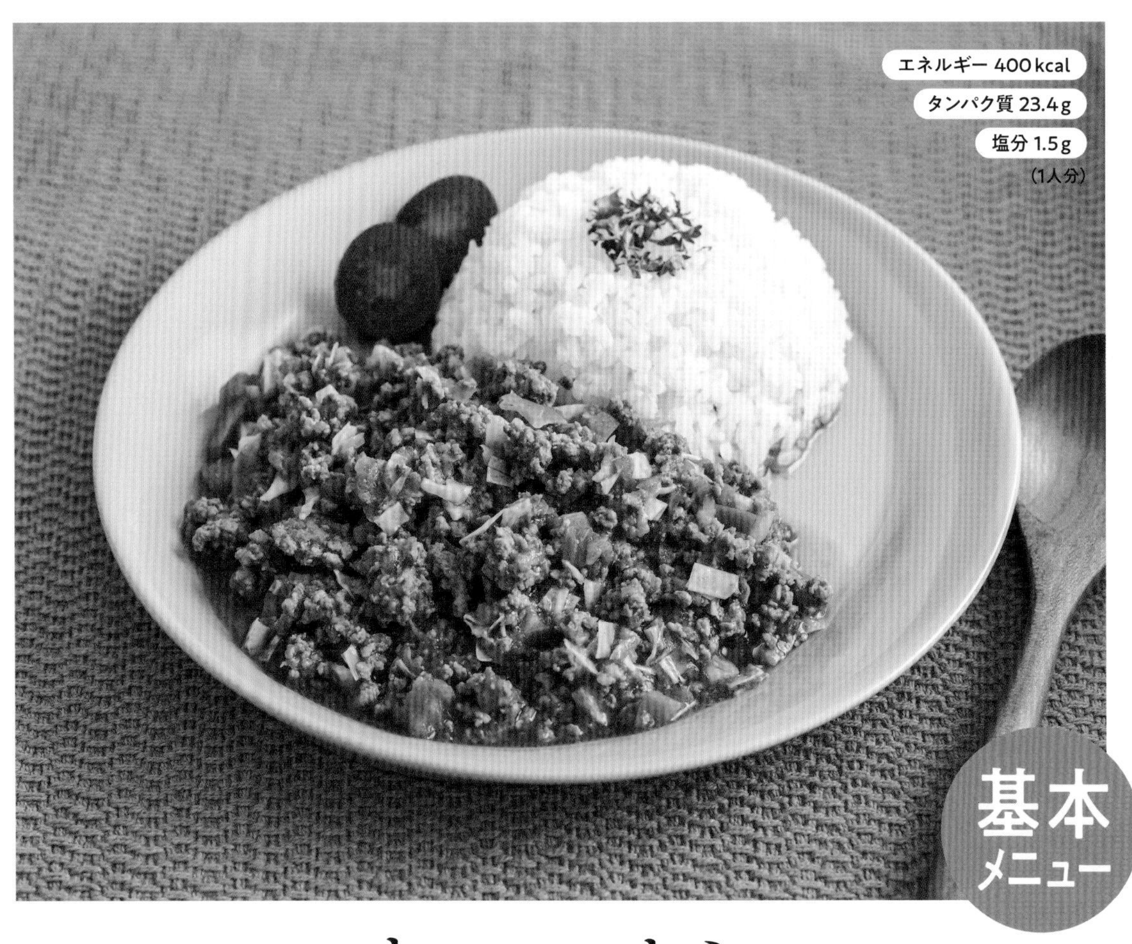

エネルギー 400kcal
タンパク質 23.4g
塩分 1.5g
(1人分)

基本メニュー

キーマハヤシ

ごはんと盛り合わせて、彩りにパセリとミニトマトをプラス

〈 材料：4人分 〉

合いびき肉………500g
キャベツ………2枚
玉ねぎ………1個
にんじん………½本
にんにく………½片
水………200㎖
Ⓐ［デミグラスソース(市販)………100g
　 顆粒コンソメスープの素………小さじ2
塩・こしょう………各適量
水溶き片栗粉………適量
オリーブオイル………大さじ1

〈 作り方 〉

1. キャベツ、玉ねぎ、にんじん、にんにくはみじん切りにする。
2. 鍋にオリーブオイルを熱し、1のにんにくを炒めて香りを引き出し、ひき肉、塩・こしょう各少々を加えて炒め合わせる。
3. 1のキャベツ、玉ねぎ、にんじんを加えて炒め合わせ、水を加えてコトコト煮込む。
4. Ⓐを加えてさらに煮込み、塩・こしょう各少々で味をととのえる。水溶き片栗粉を加え、お好みのとろみ加減にする。

アドバイス

かむ回数を減らし 飲み込みやすさにも工夫を

ひき肉は、塊肉と違いかむ回数を減らせる点がメリット。ただし口内炎・食道炎があるときは特に、飲み込みやすくするために、ホワイトソースや片栗粉、卵やチーズなどのとろみでまとまりをよくする工夫もしましょう。

とろ〜り マイルドキーマハヤシ

やわらかめのごはんと温泉卵によって、食べやすさがアップ

〈 **材料と作り方：** 1人分 〉

❶ 器にごはん（やわらかめ）100gを盛り、基本メニュー1カップをかける。

❷ 温泉卵（→P.124）1個を添える。

取り分け 1
コク
やわらか
エネルギー 468kcal
タンパク質 21.7g
塩分 1.0g

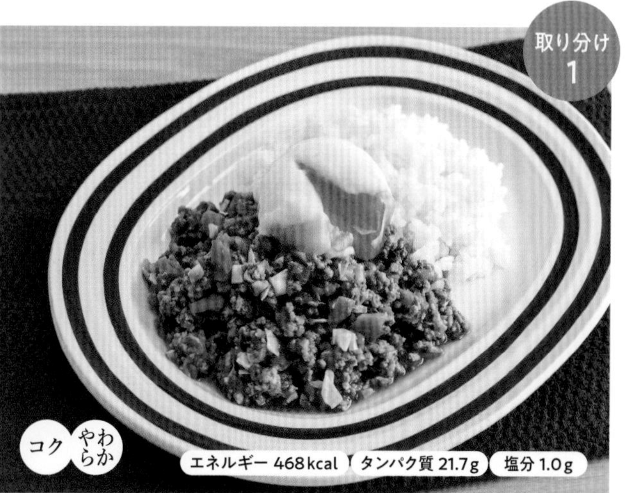

キーママカロニグラタン

チーズを加えることで、まろやかに

〈 **材料と作り方：** 1人分 〉

❶ マカロニ（乾燥）30gをゆで、ザルに上げる。

❷ ボウルに❶、オリーブオイル・トマトケチャップ各小さじ1、顆粒コンソメスープの素小さじ½、塩・こしょう各少々を入れ、混ぜ合わせる。

❸ 耐熱容器に入れ、基本メニュー½カップをかけ、ミックスチーズ大さじ2を散らし、オーブントースターやグリルでこんがり焼く。

取り分け 2
スパイス
コク
エネルギー 334kcal
タンパク質 14.9g
塩分 2.0g

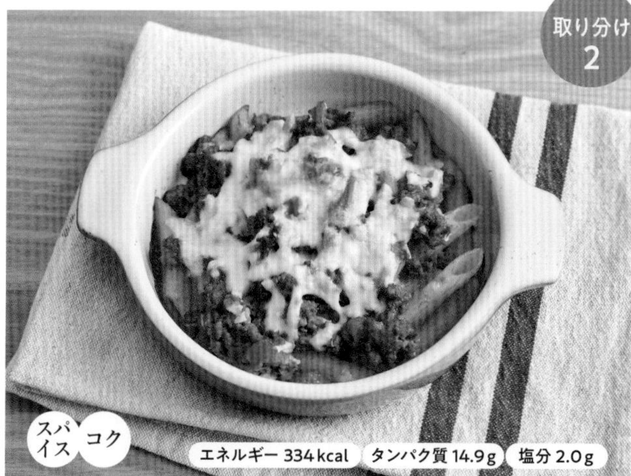

キーマハヤシうどん

うどんの煮汁でのばして、口当たりよく

〈 **材料と作り方：** 1人分 〉

❶ 鍋に水100㎖、めんつゆ（3倍濃縮）大さじ1を入れ、ひと煮立ちさせる。

❷ うどん（ゆでまたは冷凍）150gを加え、温める。

❸ 基本メニュー½カップ、長ねぎ（斜め薄切り）¼本分を加え、ほどよく煮込む。

取り分け 3
うまみ
やわらか
エネルギー 299kcal
タンパク質 11.7g
塩分 2.9g

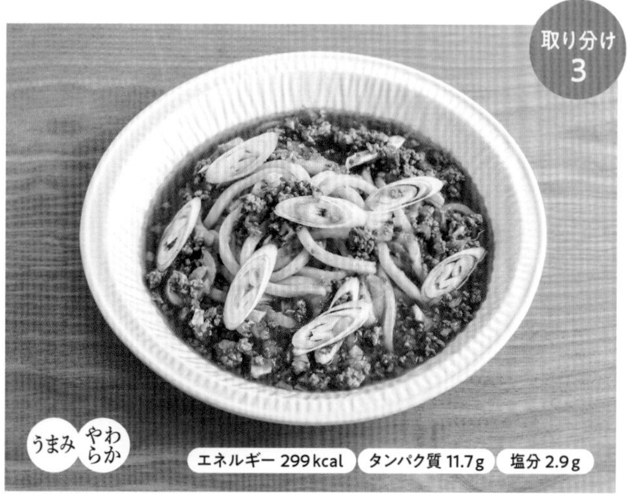

口内炎・食道炎があるとき

口当たりのよいとろみレシピ

献立の中に一品でもあれば、ごはんやパンの食べやすさがアップ！
ジュレも、おやつや食後のデザートとして重宝します。

豆腐とオクラのくず煮

オクラで適度なとろみがつけば、水溶き片栗粉は不要

やわらか　とろみ

〈 材料：1人分 〉

絹ごし豆腐………¼丁
オクラ………2本
Ⓐ［めんつゆ（3倍濃縮）………大さじ1
　　水………100㎖
水溶き片栗粉………適量
おろししょうが………適量

MEMO
おろししょうがが患部にしみる場合は、材料から外してもOKです。

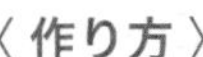

〈 作り方 〉

1. 豆腐は食べやすい大きさに切り、オクラは輪切りにする。
2. 鍋にⒶを入れてひと煮立ちさせ、1を加えてほどよく味を煮含め、水溶き片栗粉でとろみをつける。
3. 器に盛り、おろししょうがを添える。

エネルギー 78 kcal　タンパク質 5.0 g　塩分 2.1 g

あんかけかに玉

ふんわり卵に、あんをかけてさらに食べやすく

うまみ　とろみ

MEMO
片栗粉のあんかけは時間が経つとゆるくなるので、冷まして食べるなら、あんをかために仕上げて。

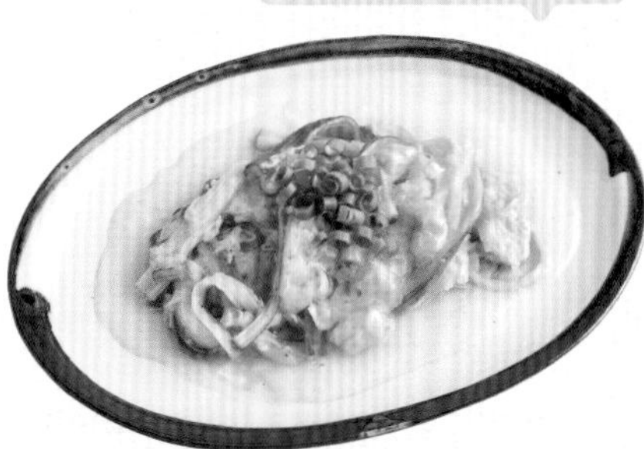

エネルギー 238 kcal　タンパク質 10.1 g　塩分 2.1 g

〈 材料：1人分 〉

卵………1個
かに風味かまぼこ（ほぐす）………30g
長ねぎ（みじん切り）………大さじ1
Ⓐ［酒………小さじ1
　　塩・こしょう………各少々
Ⓑ［顆粒鶏がらスープの素………小さじ½
　　酒………小さじ½
　　塩・こしょう………各少々
　　水溶き片栗粉………適量
　　水………50㎖
ごま油………大さじ1
青ねぎ（小口切り）………適量

〈 作り方 〉

1. ボウルに卵、Ⓐを入れてよく混ぜ、かにかま、長ねぎも加えて混ぜ合わせる。
2. フライパンにごま油を熱し、1を流し入れてふんわり焼き、器に盛る。
3. 鍋にⒷを入れて温め、2にかけ、青ねぎを散らす。

アドバイス

薄味、やわらか・なめらか、適温がポイント

口内炎・食道炎の症状がある場合、食事の工夫と口腔ケアが必要です。食事は薄味で、やわらかくなめらかに調理し、刺激物や口内に貼りつきやすいものは避けましょう。また、熱すぎる・冷たすぎるものは禁物です。

グリーンポタージュ

じゃがいもの代わりにかぼちゃを使ってもOK

〈材料：1人分〉

ほうれん草……2株
じゃがいも……½個
Ⓐ［牛乳……100mℓ
　 顆粒コンソメスープの素……小さじ1
塩・こしょう……各少々
クルトン……適宜

〈作り方〉

1. じゃがいもは薄切りに、ほうれん草はざく切りにし、それぞれゆでる。
2. 鍋にⒶ、1を入れて煮込み、塩、こしょうで味をととのえ、粗熱を取る。
3. ミキサーにかけ、器に盛り、クルトンを添える。

MEMO

じゃがいもの他、かぼちゃなどでんぷんを多く含む食材の使用量によって、とろみ具合が変化します。

うまみ　のどごし

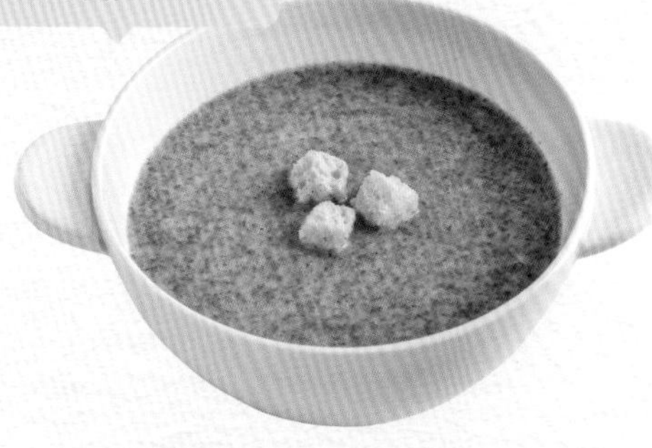

エネルギー 155kcal　タンパク質 6.3g　塩分 2.2g

りんごコンポートのジュレ

食べる際は、切り分けたり崩したりとお好みの形状で

酸味　のどごし

MEMO

洋梨や桃も◎。パイナップルやマンゴーを使うなら、よく加熱したあとにゼラチンを加えればうまく固まります。

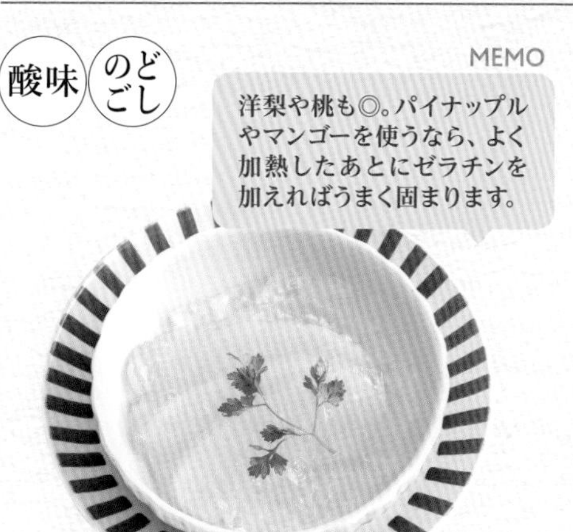

エネルギー 136kcal　タンパク質 1.9g　塩分 0.0g

〈材料：1人分〉

りんご……¼個
Ⓐ［グラニュー糖……大さじ½
　 白ワイン……大さじ½
Ⓑ［砂糖……大さじ1
　 水……80mℓ
粉ゼラチン……2g
チャービル……適宜

〈作り方〉

1. りんごは皮をむいてくし形切りにする。
2. 耐熱ボウルに1、Ⓐを入れ、ラップをかけて電子レンジで2分20秒加熱し、粗熱を取る。
3. 鍋にⒷを入れ、混ぜてひと煮立ちさせ、ゼラチンをふり入れ、よく混ぜて溶かす。
4. 2を煮汁ごと加えてよく混ぜ合わせ、保存容器などに入れ、冷蔵庫で冷やし固める。
5. 器に盛り、チャービルを添える。

下痢・便秘

下痢・便秘の症状に応じて、腸への負担が少ないものを食べましょう。食物繊維や乳酸菌など、腸活成分も積極的にとって。

便秘なら、食物繊維や乳酸菌・油分を補う

便秘や下痢などの胃腸症状は、運動不足や栄養バランスの偏りなど、ちょっとした理由で起こります。さらに、がん治療中は薬剤の影響や胃腸の機能低下によって、便秘や下痢がより起こりやすくなります。

便秘と下痢では、原因と対処法が異なるので、それぞれの症状に応じて食事に工夫を加えるようにしましょう。

便秘のときは、まず水分不足が

下痢 食べやすい食事のコツと工夫

1 水分の補給をこまめに

塩水やイオン飲料などを飲んで、水分と電解質を補いましょう。ただし、冷たいと腸への刺激になってしまうので、常温のものを。胃腸を温めるスープもおすすめです。

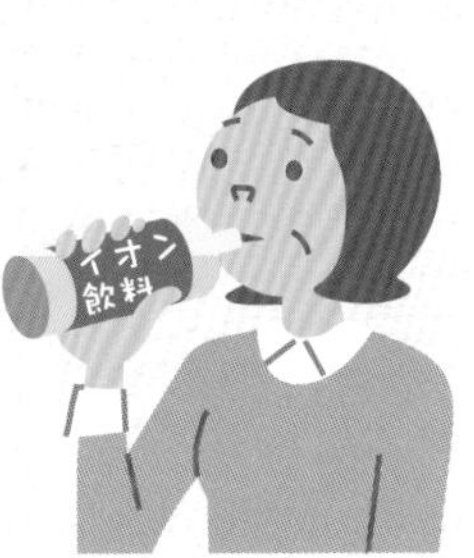

2 スープやゼリー、フルーツを少しずつ

しっかり栄養補給しましょう。スープやゼリー、フルーツなど、栄養価が高くて消化しやすいものを少しずつ食べて。いっぺんに食べると、腸を刺激してしまいます。

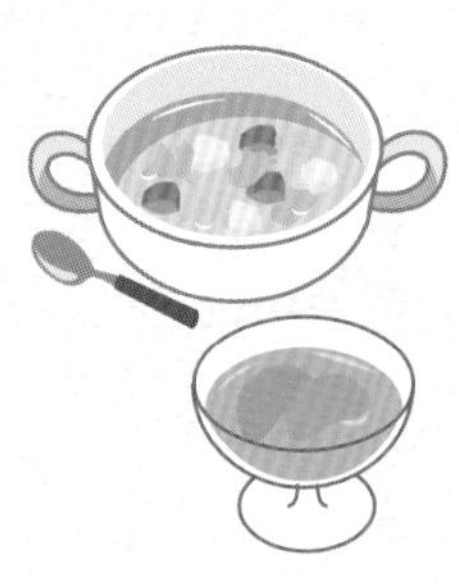

3 食事は温かく消化のよいものを少量から

普通の食事がとれそうなら、温かいものを中心に、少しずつ食べるように。腸の働きを整える食物繊維を含む食材は、よく煮込んでやわらかくして食べるといいでしょう。

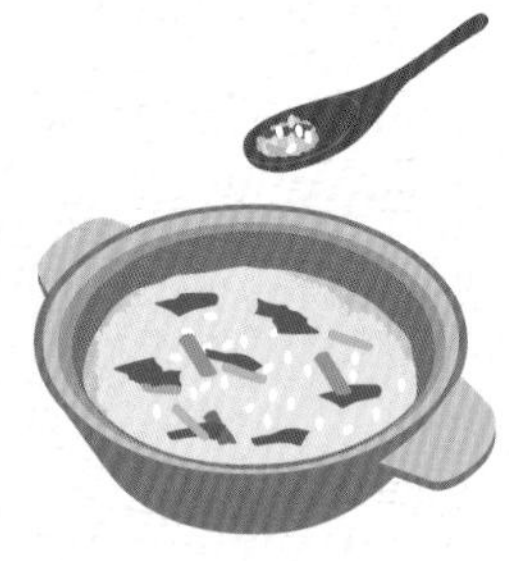

4 刺激の強い食品は避けること

下痢のときは、腸の粘膜が炎症を起こして敏感になっています。かたいものや脂っこいもの、牛乳や乳製品、香辛料、アルコール、カフェインなど、刺激物は食べないように。

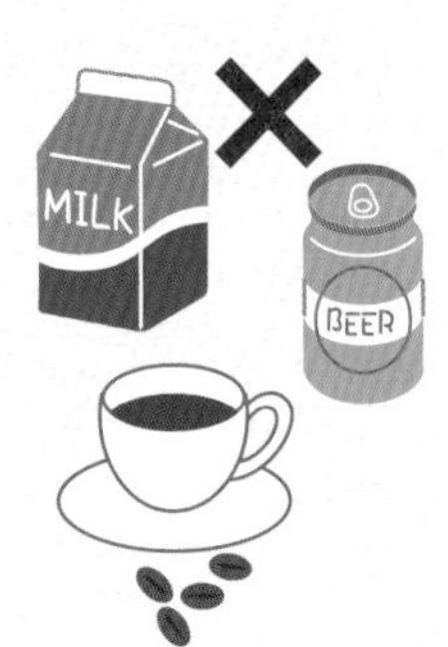

疑われます。水分をこまめに補給する習慣をつけましょう。

また、水溶性・不溶性両方の食物繊維や、乳酸菌など、腸の働きを整える成分を積極的にとることも大切です。

さらに、油分を適度に取り入れることで、腸壁がなめらかになり、便の出がよくなります。

下痢なら、刺激物を避け温かく消化にいいものを

下痢の場合は、胃腸の働きが弱っていたり、食事が胃腸粘膜の刺激となっていたりする場合があります。消化がよく、温かい食べ物を少量ずつとるようにしましょう。水溶性食物繊維や、乳酸菌の摂取もおすすめです。

下痢の症状が長く続くと、水分と電解質が失われてしまいます。イオン飲料などで補うようにしましょう。

便秘　食べやすい食事のコツと工夫

1　水分を積極的にとる

便秘のときは、水分不足で便がかたくなっています。こまめに水を飲む他、水分を多く含む食事を積極的にとりましょう。水分の多い野菜やフルーツもおすすめです。

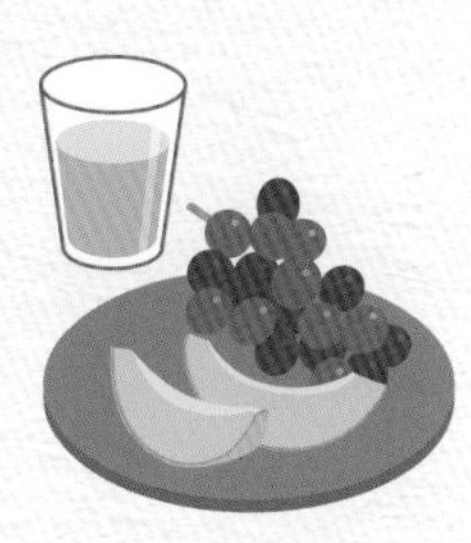

2　水溶性・不溶性両方の食物繊維を取り入れる

食物繊維には、腸壁を刺激したり、便のかさを増やしたりして、便を排出しやすくする働きがあります。根菜や葉野菜、きのこ、こんにゃくなどから取り入れましょう。

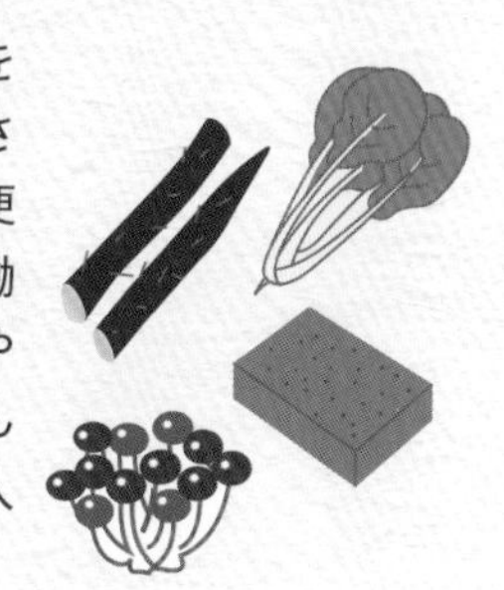

3　乳酸菌を含んでいる食品を利用する

乳酸菌には、腸のなかで善玉菌を増やして腸内環境を整える働きがあります。ヨーグルト、みそ、納豆などの発酵食品は積極的に食べるようにするのがおすすめです。

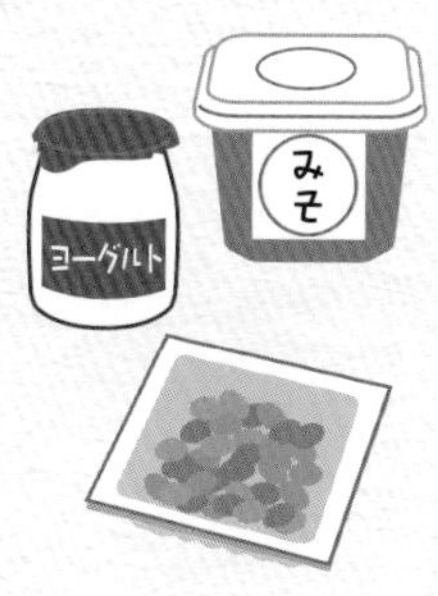

4　適度に油脂を取り入れる

適量の油脂は、腸を刺激して蠕動（ぜんどう）運動を活発にし、便秘を改善してくれます。良質な油脂が含まれる、ナッツ類やアボカドがおすすめです。揚げ物など、質の悪い油はNG。

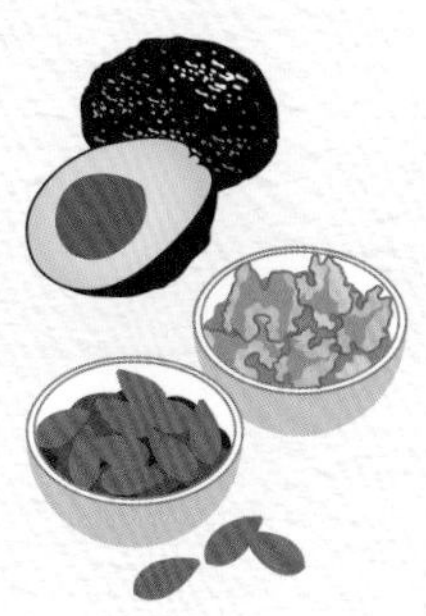

水分が多めの温かい献立。
脱水症状を防ぐ、胃腸を温めるといった効果があります。

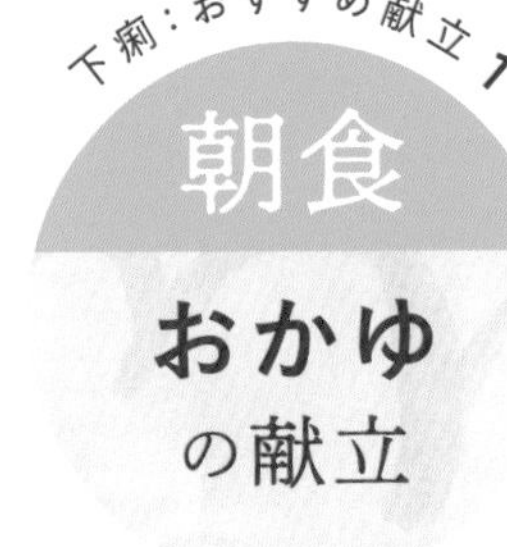

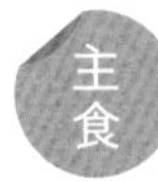

下痢：おすすめ献立1
朝食 おかゆの献立

- 主食 **刻みほうれん草のおかゆ** ➡P.108
- 汁物 **卵のみそ汁** ➡P.149
- 飲み物 **ほうじ茶ラテ** ➡P.153

献立POINT

タンパク質や水分の補給に

副菜の要素もあるほうれん草のおかゆと、主菜にもなる卵のみそ汁の献立。卵や牛乳で、良質なタンパク質を摂取できます。

1食分	
エネルギー 369kcal	
タンパク質 20.1g	塩分 3.1g

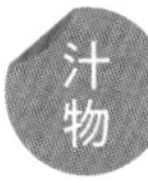

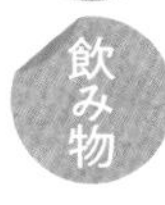

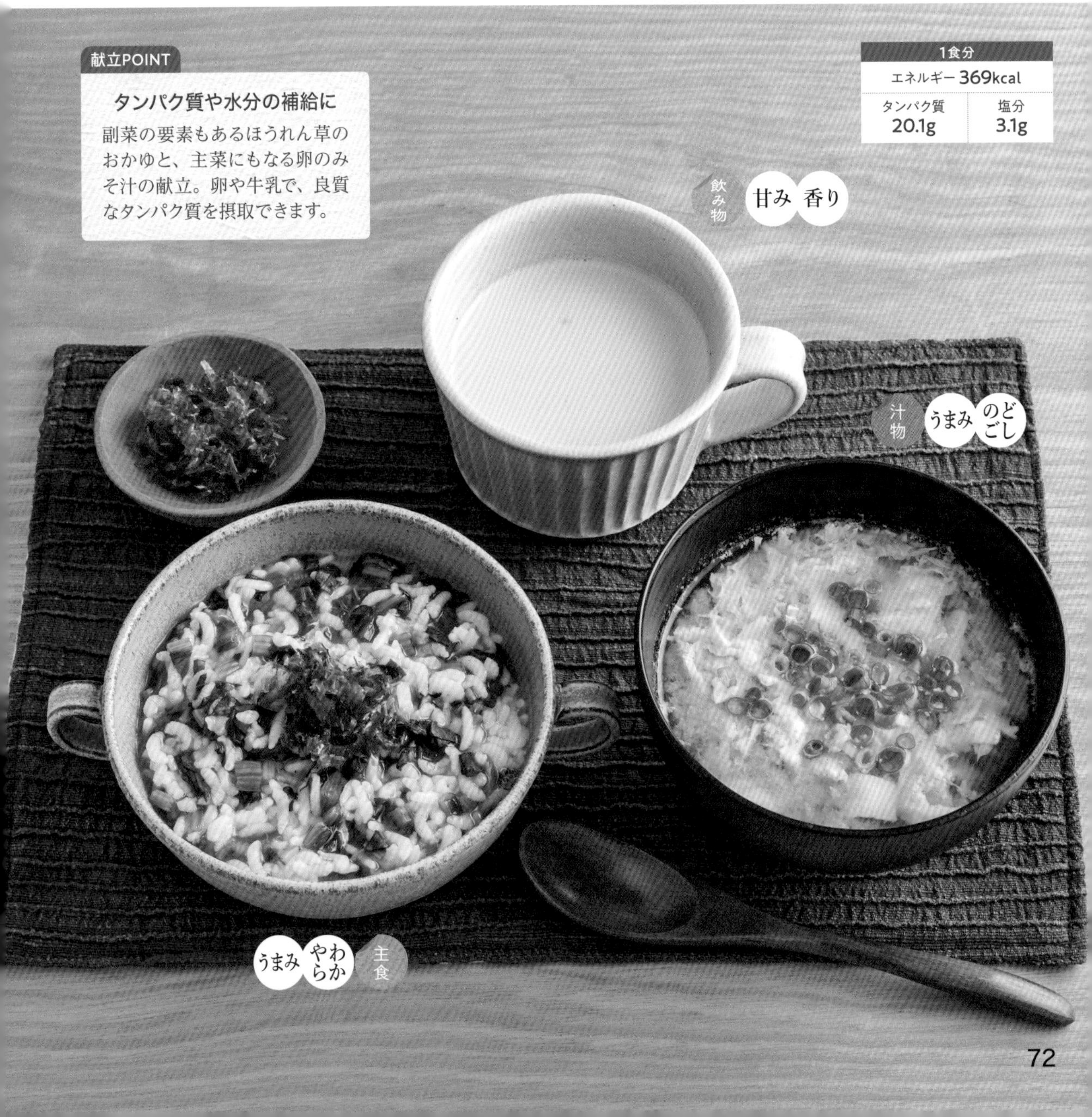

飲み物
甘み
香り
汁物
うまみ
のどごし
うまみ
やわらか
主食

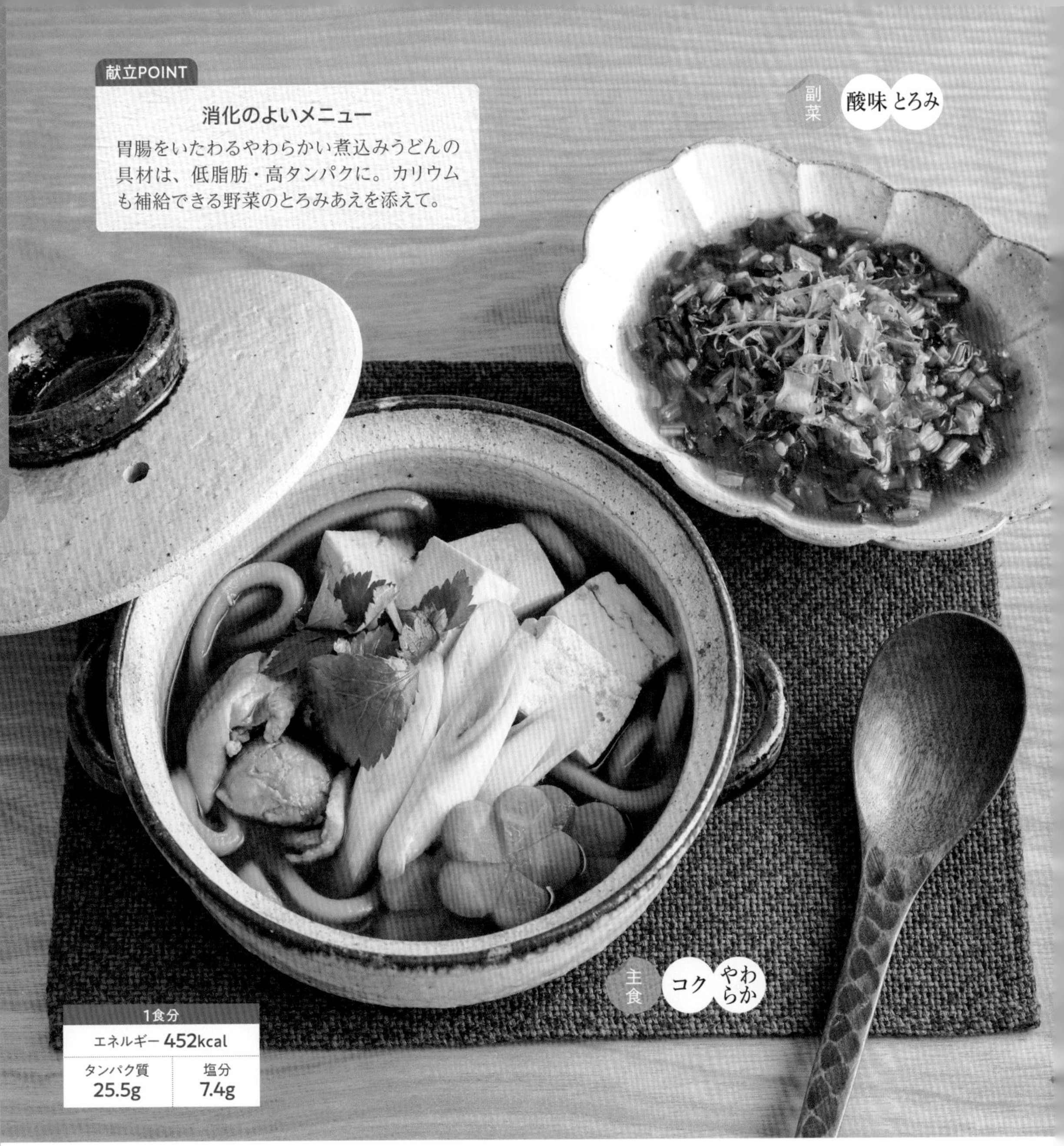

献立POINT

消化のよいメニュー

胃腸をいたわるやわらかい煮込みうどんの具材は、低脂肪・高タンパクに。カリウムも補給できる野菜のとろみあえを添えて。

副菜 酸味 とろみ

主食 コク やわらか

1食分	
エネルギー 452kcal	
タンパク質 25.5g	塩分 7.4g

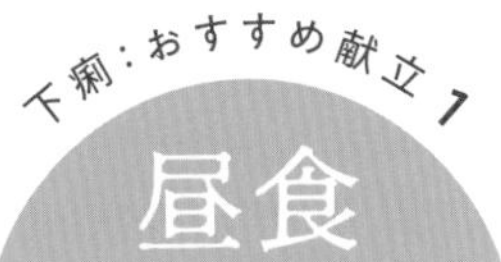

みその植物性乳酸菌、野菜の食物繊維などで、腸内環境を整えましょう。

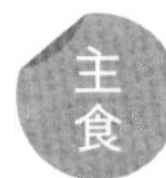

みそ煮込みうどん ➡P.119

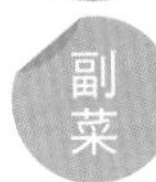

ほうれん草とトマトのとろみあえ ➡P.140

column

下痢で失った水分と電解質を補給

下痢をすると、水分だけでなくカリウムなどの電解質も失われます。カリウム補給にはフルーツや野菜を、消化器に負担のかからないように調理して取り入れましょう。

1食分	
エネルギー 324kcal	
タンパク質 9.1g	塩分 2.1g

水溶性食物繊維や乳酸菌が、
整腸に効果的。はんぺんの
タンパク質も大事な栄養です。

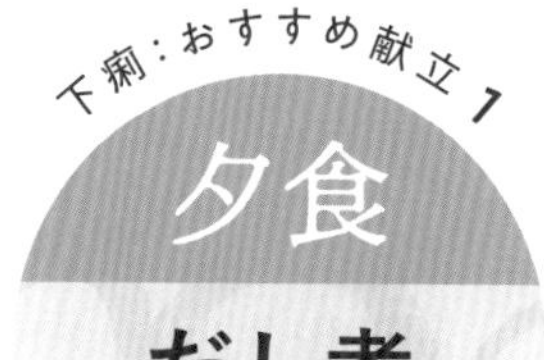

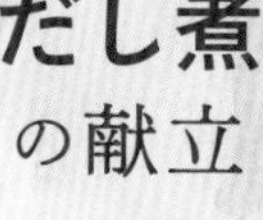

だし煮の献立

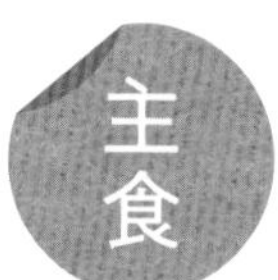

茶飯

だしとしょうゆで、ごはんにうまみをプラス

エネルギー 172kcal　タンパク質 2.9g　塩分 0.7g

〈 材料：1人分 〉

ごはん……100g

Ⓐ
- 顆粒和風だしの素……小さじ⅓
- しょうゆ……小さじ⅓

青ねぎ（小口切り）……適宜

〈 作り方 〉

1. ボウルにごはん、Ⓐを入れ、まんべんなくさっと混ぜ合わせる。
2. 器に盛り、青ねぎを散らす。

食事のコツと工夫

おかゆに限らずごはんでもOK

唾液に含まれるアミラーゼには、ごはんのでんぷんを消化する働きがあります。ごはんは、おかゆにしなくても、よくかむことで消化されやすくなります。

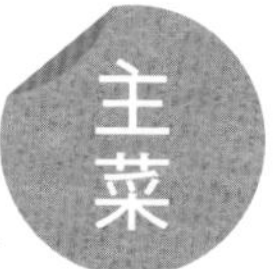

はんぺんと青菜のだし煮

やわらか食感で胃腸にやさしい

エネルギー 102kcal　タンパク質 4.7g　塩分 1.4g

〈 材料：1人分 〉

はんぺん（小）……½枚
ほうれん草……2株

Ⓐ
- だし汁……100mℓ
- 酒……大さじ1
- みりん……大さじ1
- しょうゆ……小さじ1

〈 作り方 〉

1. はんぺんは一口大に切る。ほうれん草はゆで、細かく刻む。
2. 鍋にⒶを入れてひと煮立ちさせ、1を加え、味を含めながら煮る。

食材MEMO

はんぺんの原料は魚と卵白

ふわふわした食感のはんぺんは、白身魚のすり身と卵白が主原料の加工品です。低脂肪・高タンパクで、栄養面からもおすすめの食材です。

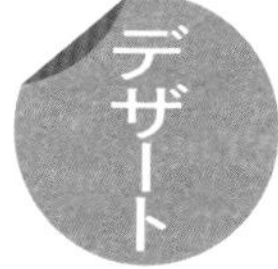

カルピスゼリー

乳酸菌のパワーで、お腹の調子を整えて

エネルギー 50kcal　タンパク質 1.5g　塩分 0.0g（1人分）

〈 材料：4人分 ※作りやすい分量 〉

Ⓐ
- カルピス（原液）……80mℓ
- 水……150mℓ

粉ゼラチン……5g
湯（80℃以上）……大さじ4

〈 作り方 〉

1. 耐熱ボウルに湯を入れ、ゼラチンをふり入れ、よく混ぜて溶かす。
2. 別のボウルにⒶを入れて混ぜ合わせ、1に加えてさらに混ぜ合わせる。
3. ¼量ずつ器に流し入れ、冷蔵庫で冷やし固める。

調理POINT

牛乳で、さらに濃厚な味わいに

症状があまりひどくなければ、材料の水を牛乳に変えて作ってもいいでしょう。より濃厚なゼリーができます。

献立POINT

おかゆからごはんへステップアップ

体調に合わせて、ごはんへステップアップ。
おかずは低脂肪・高タンパクにしましょう。
デザートの乳酸菌で整腸効果に期待。

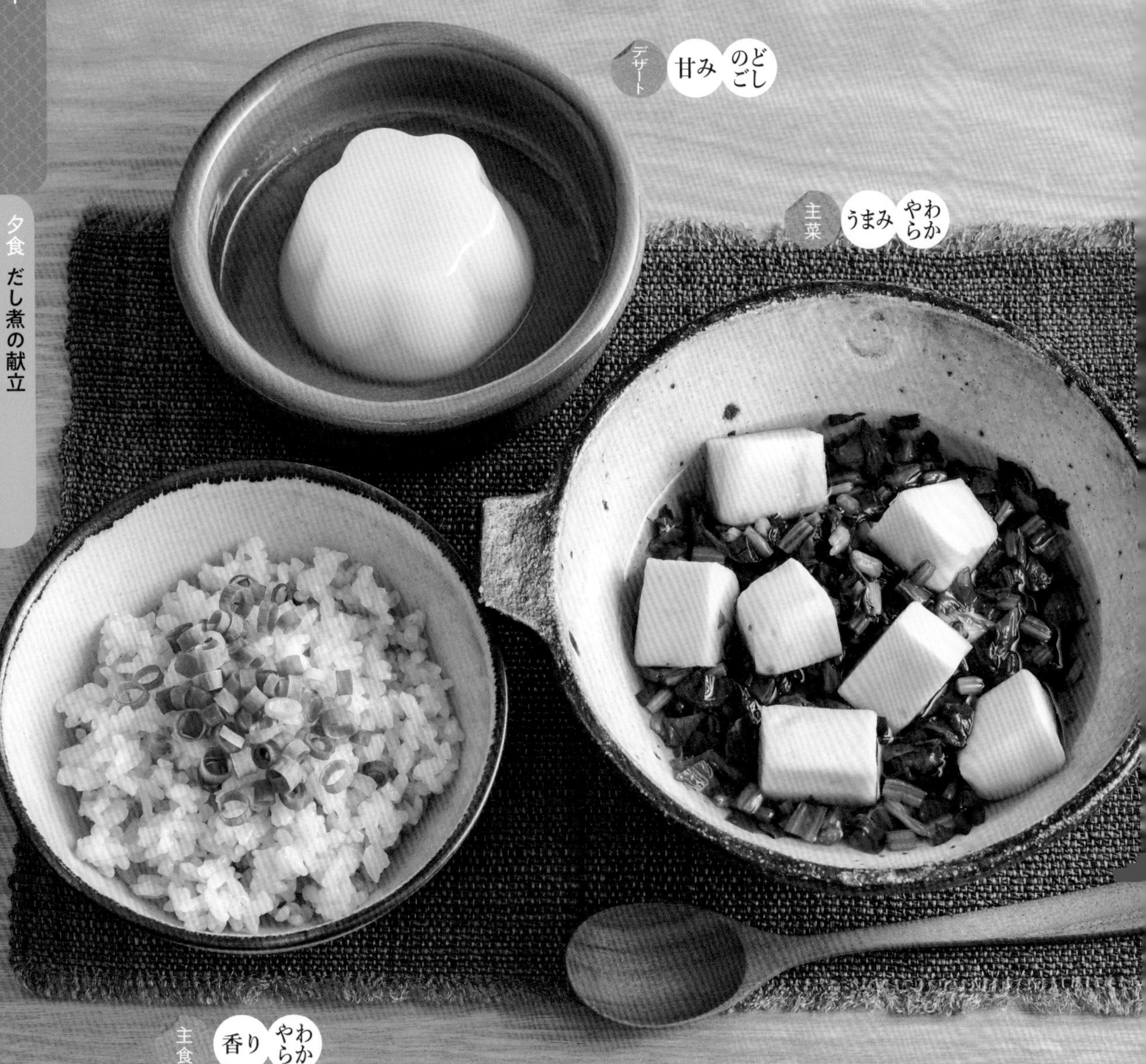

下痢：おすすめ献立2

朝食 パンがゆの献立

豆乳やヨーグルトで腸内環境を正常に。
トーストはスープによくひたし、無理なく食べて。

主食 **コーンポタージュのパンがゆ** ➡P.114

主菜 **豆乳スクランブルエッグ** ➡P.125

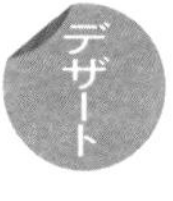

ハニーヨーグルト
：ヨーグルト（無糖）100gに、はちみつ適量をかける。

1食分	
エネルギー 503kcal	
タンパク質 19.1g	塩分 2.9g

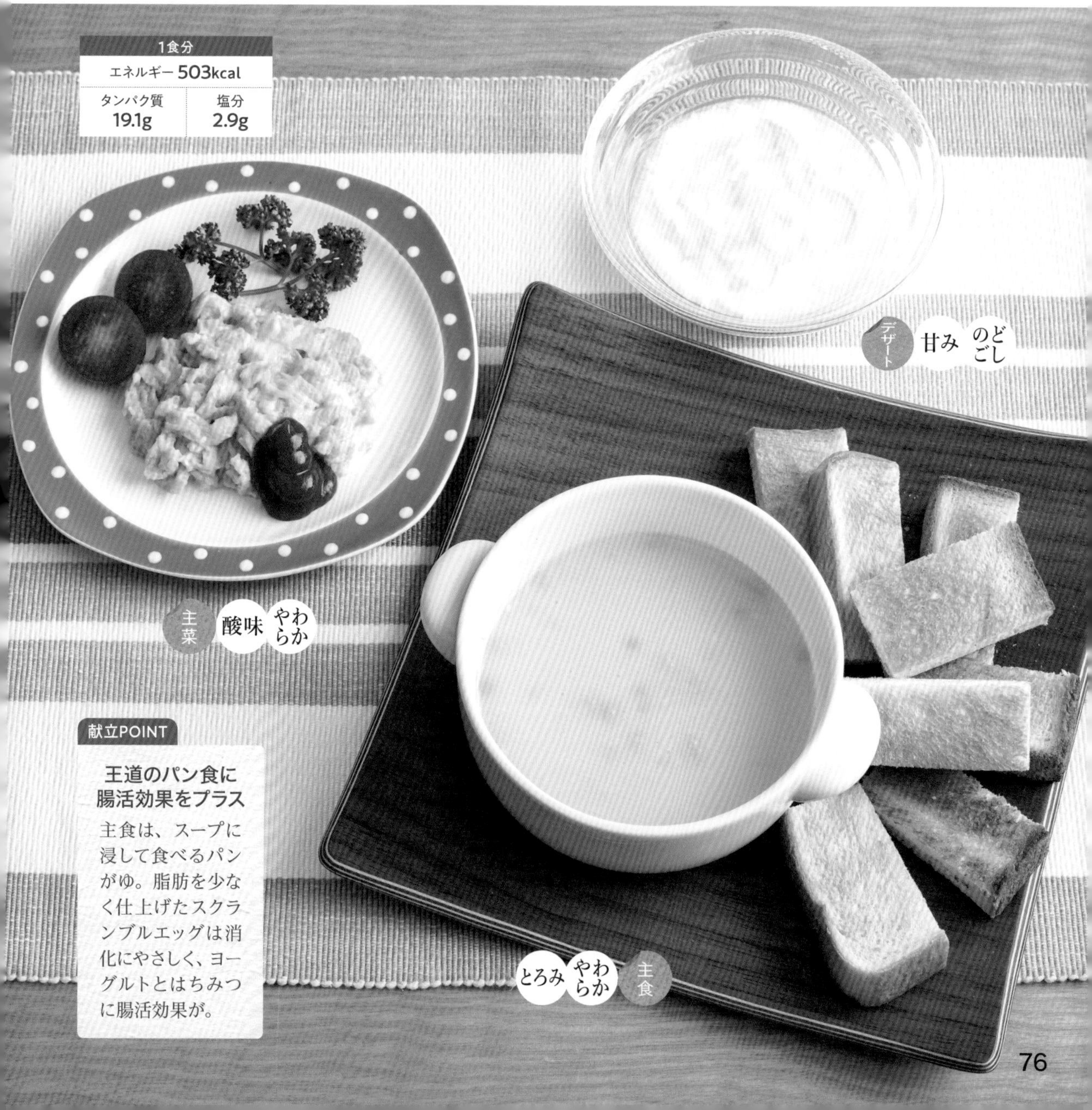

デザート　甘み　のどごし

主菜　酸味　やわらか

主食　とろみ　やわらか

献立POINT

王道のパン食に腸活効果をプラス

主食は、スープに浸して食べるパンがゆ。脂肪を少なく仕上げたスクランブルエッグは消化にやさしく、ヨーグルトとはちみつに腸活効果が。

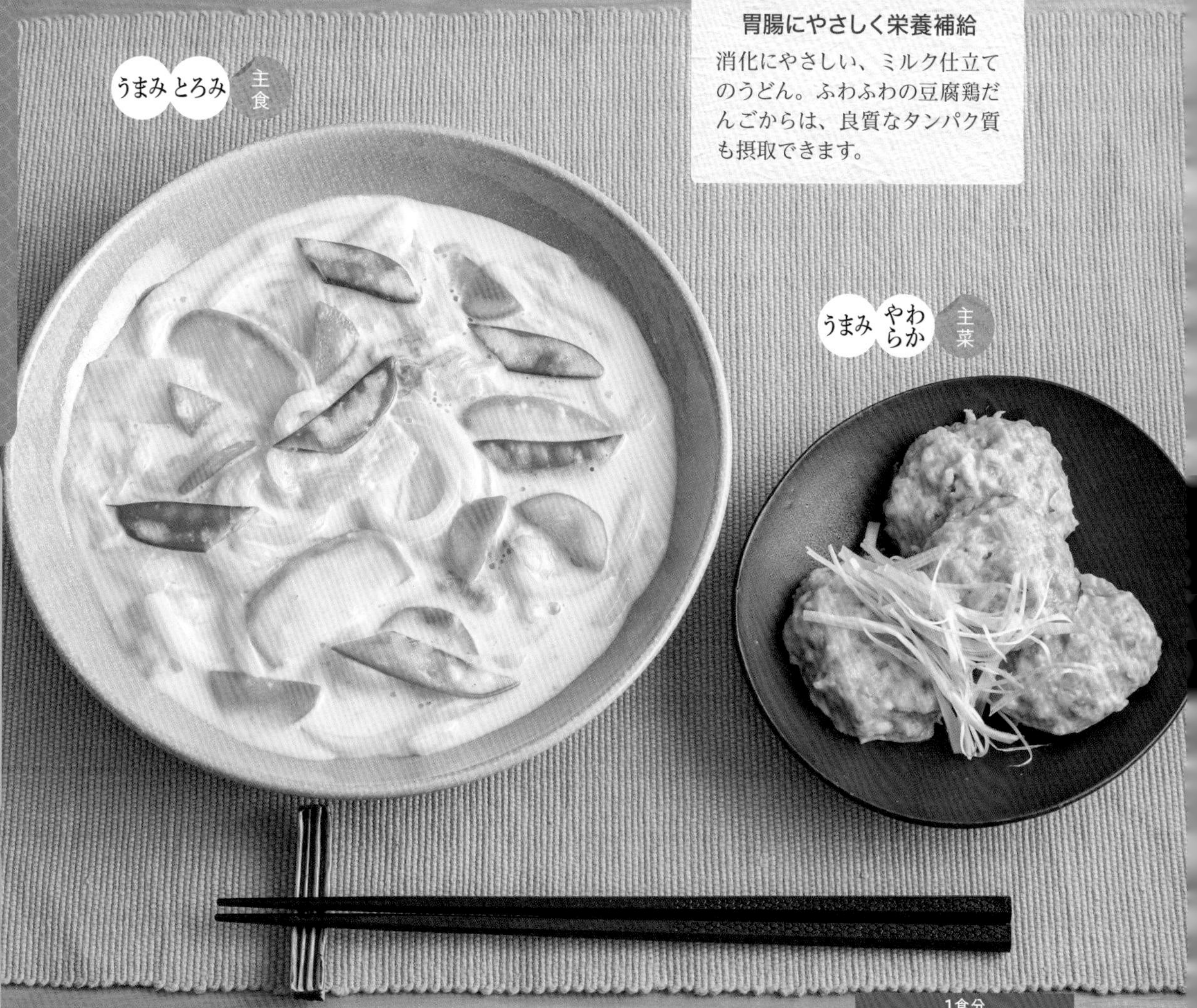

うまみ とろみ 主食

献立POINT

胃腸にやさしく栄養補給

消化にやさしい、ミルク仕立てのうどん。ふわふわの豆腐鶏だんごからは、良質なタンパク質も摂取できます。

うまみ やわらか 主菜

1食分	
エネルギー 644kcal	
タンパク質 34.6g	塩分 5.8g

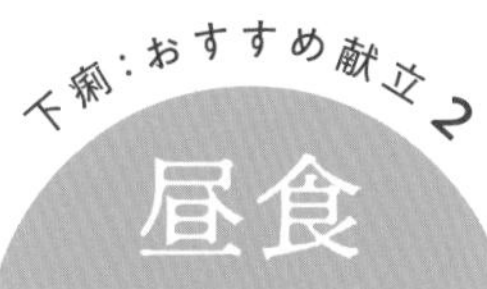

下痢：おすすめ献立2

昼食 うどんの献立

牛乳、鶏肉、豆腐など良質なタンパク質がたっぷり。しっかり栄養補給しましょう。

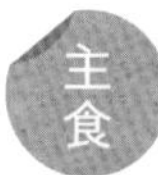

主食 **ミルクうどん** ➡P.119

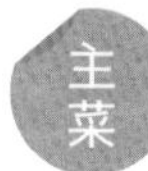

主菜 **豆腐鶏だんご** ➡P.136

column

乳糖不耐症なら代替品を活用して

もともと乳糖不耐症の方は、牛乳を飲むとお腹がゴロゴロする・下痢をするという症状が。また、胃の手術の後に後天性乳糖不耐症になることも。その場合は豆乳や、乳糖を分解したミルクで代用しましょう。

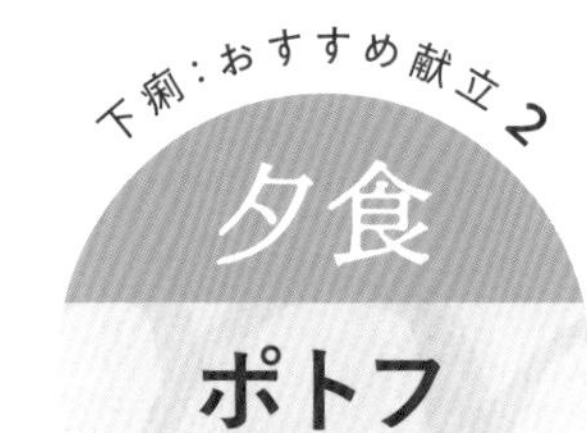

1食分	
エネルギー 417kcal	
タンパク質 26.8g	塩分 6.9g

繊維のやわらかい野菜を
たくさん使い、水分も多めなので
消化のいい献立です。

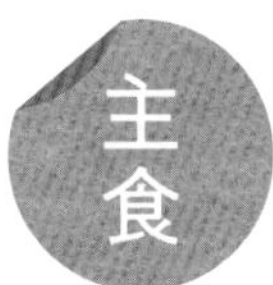

ミネストローネ雑炊

水分補給のためにも役立つごはん物！

エネルギー 188kcal　タンパク質 5.9g　塩分 3.2g

〈 材料：1人分 〉

ミネストローネ缶………150g
ごはん………50g
塩・こしょう………各少々
粉チーズ・パセリ(みじん切り)
………各適宜

〈 作り方 〉

1. 鍋に、適宜水で希釈したミネストローネ、ごはんを入れ、ごはんがやわらかくなるまで煮る。塩、こしょうで味をととのえる。
2. 器に盛り、粉チーズをふり、パセリを散らす。

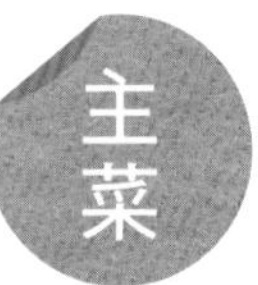

鮭とかぶ、にんじんのポトフ

お腹にやさしい魚と根菜がたっぷり

エネルギー 162kcal　タンパク質 19.2g　塩分 2.5g

〈 材料：1人分 〉

生鮭(切り身)………1切れ(80g)
Ⓐ［酒………小さじ1
　 塩・こしょう………各少々
かぶ(小)………1個
にんじん………1/3本
玉ねぎ………1/4個
Ⓑ［顆粒コンソメスープの素
　 ………小さじ1
　 水………400mℓ
塩・こしょう………各少々
チャービル(またはお好みのハーブ)
………適宜

〈 作り方 〉

1. 鮭は一口大のそぎ切りにして耐熱皿にのせ、Ⓐをふってラップをかけ、電子レンジで1分10秒加熱する。
2. かぶは皮をむき、縦4等分に切る。にんじんは乱切りに、玉ねぎはくし形切りにする。
3. 鍋にⒷ、2を入れ、野菜がやわらかくなるまでコトコト煮込む。
4. 1の汁けをきって加え、さらに煮込み、塩、こしょうで味をととのえる。
5. 器に盛り、チャービルを添える。

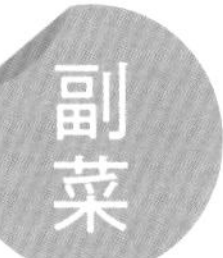

やわらかマッシュポテト

牛乳でのばすから、なめらかで食べやすい

エネルギー 67kcal　タンパク質 1.7g　塩分 1.2g

〈 材料：1人分 〉

じゃがいも………1/2個
Ⓐ［牛乳………大さじ1
　 顆粒コンソメスープの素
　 ………小さじ1/2
塩・こしょう………各少々
パセリ(みじん切り)………少々

〈 作り方 〉

1. じゃがいもはよく洗い、ラップで包んで数カ所に穴をあけ、電子レンジで1分50秒加熱し、熱いうちに皮をむく。
2. ボウル1を入れて粗くつぶし、Ⓐを加えてよく混ぜ合わせ、塩、こしょうで味をととのえる。
3. 器に盛り、パセリを散らす。

調理POINT

ミネストローネ缶の代わりに…

トマト水煮缶50g、顆粒コンソメ小さじ1、水200mℓ、にんじん・玉ねぎ(各角切り)・ひよこ豆各適量を煮込み、塩、こしょうで味をととのえたものを使ってもOKです。

食材MEMO

サーモンは脂肪が多い

「鮭」と呼ばれる多くは「シロサケ」のこと。キングサーモンやトラウトサーモンなどは輸入品で脂肪も多いため、いわゆる「鮭」が、下痢のときにはおすすめです。

食材MEMO

加熱に比較的強いビタミンCも

ビタミンCは加熱によって損失しやすいことが知られていますが、いも類に含まれるものは比較的損失しにくいので、加熱してもビタミンCをとりやすいです。

やわらか のどごし 副菜

献立POINT

市販品も使って時短調理

下痢に対応した煮込み料理も、市販品やレンジ調理で調理時間を短縮できます。消化にいい鮭をメインにした、水分多めの献立です。

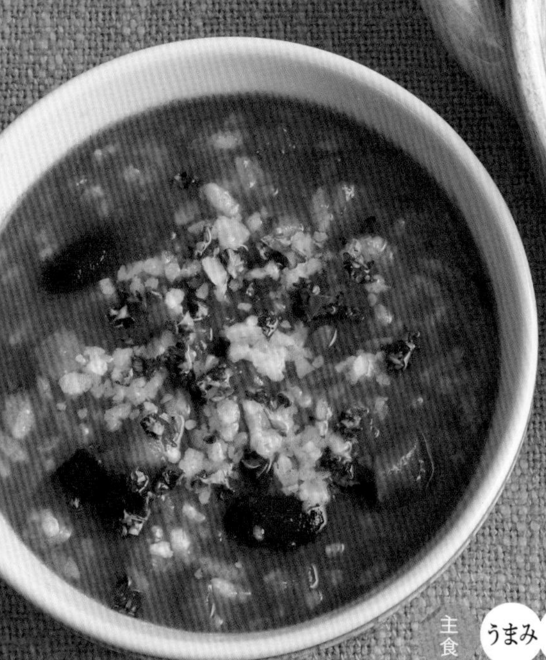

主菜 うまみ さっぱり

主食 うまみ やわらか

便秘：おすすめ献立1

朝食 トーストの献立

全粒粉パンや白菜などで食物繊維を、
ヨーグルトで乳酸菌をしっかり摂取しましょう。

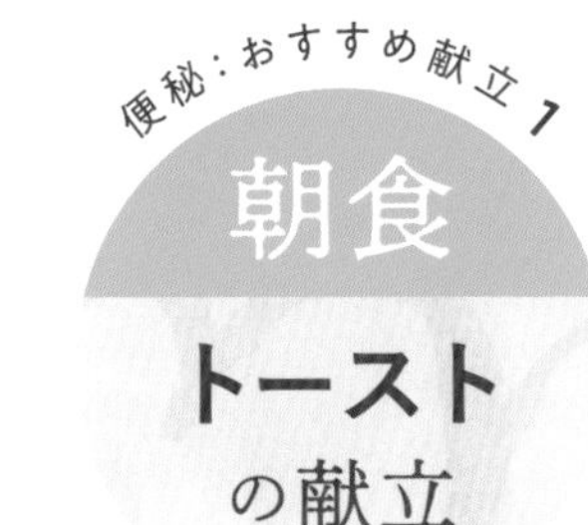

主食
全粒粉トースト
：全粒粉パン1枚をオーブントースターでお好みの加減に焼き、バター・はちみつ各適量を塗る。

副菜
サラダチキンと白菜のサラダ ➡P.145

汁物
玉ねぎスープ ➡P.150

デザート
バナナヨーグルト ➡P.154

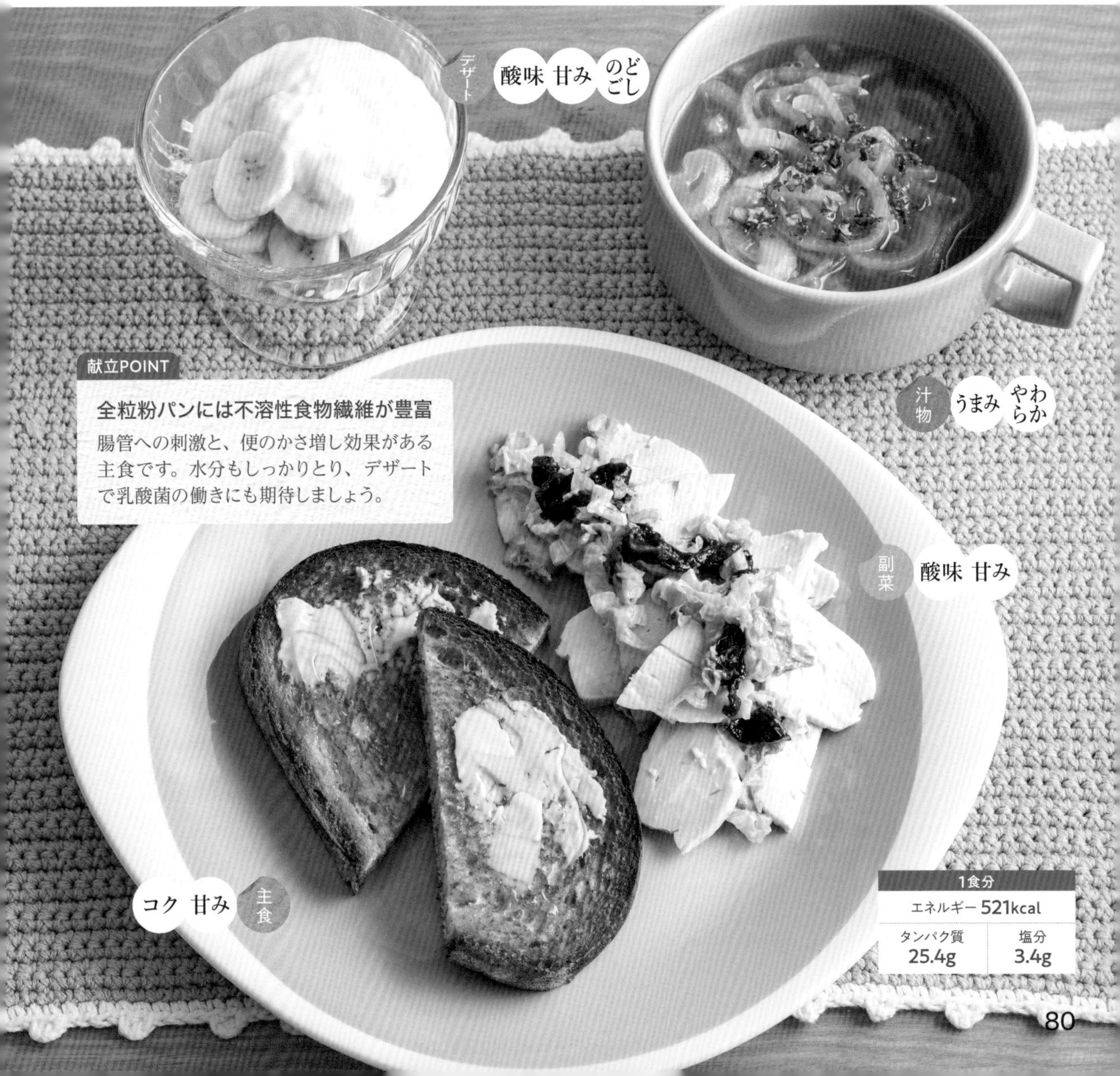

デザート 酸味 甘み のどごし
汁物 うまみ やわらか
副菜 酸味 甘み
コク 甘み 主食

献立POINT

全粒粉パンには不溶性食物繊維が豊富

腸管への刺激と、便のかさ増し効果がある主食です。水分もしっかりとり、デザートで乳酸菌の働きにも期待しましょう。

1食分	
エネルギー 521kcal	
タンパク質 25.4g	塩分 3.4g

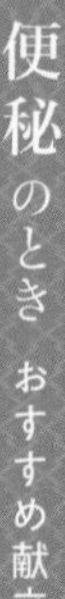

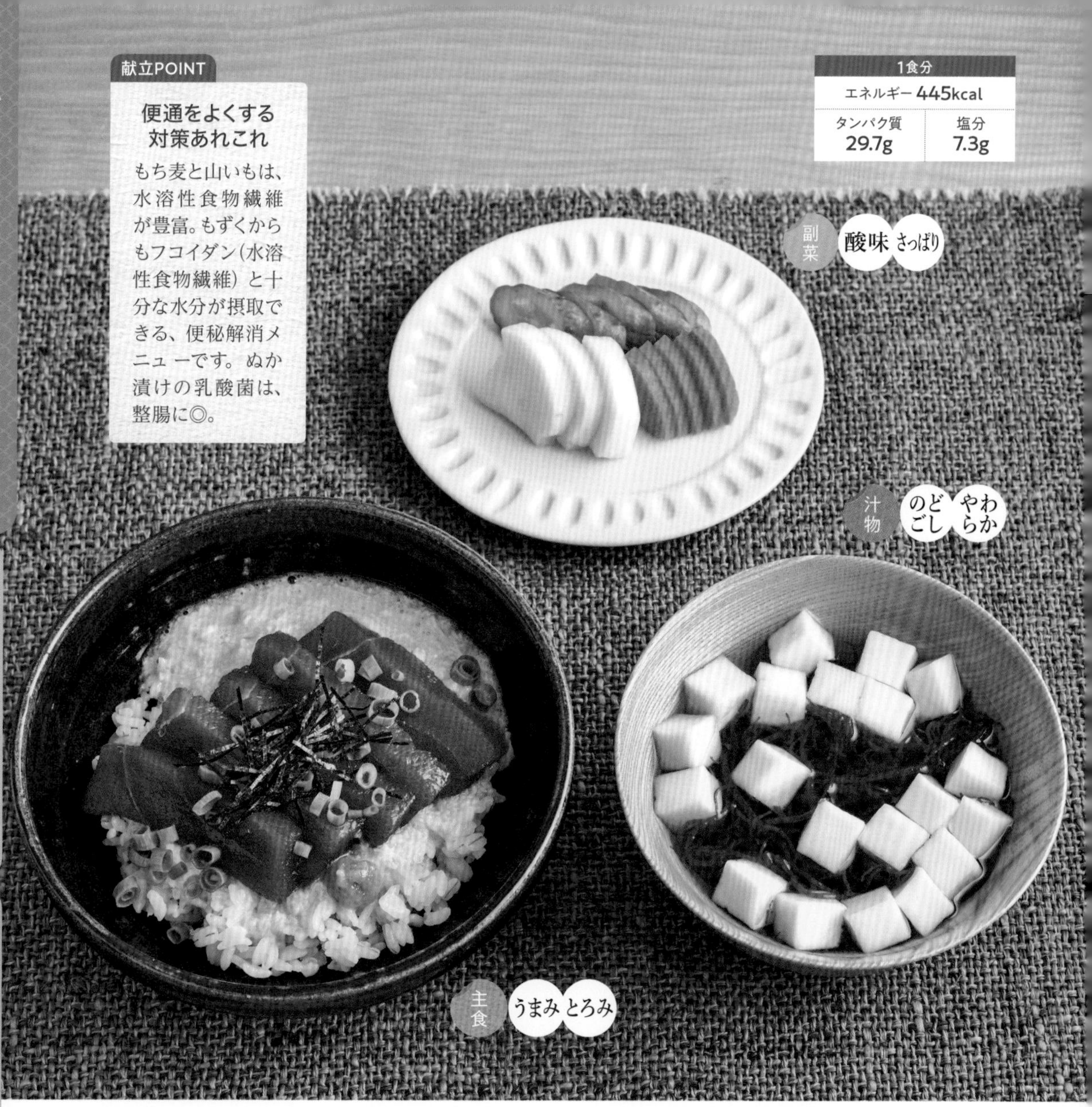

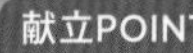

献立POINT
便通をよくする対策あれこれ
もち麦と山いもは、水溶性食物繊維が豊富。もずくからもフコイダン（水溶性食物繊維）と十分な水分が摂取できる、便秘解消メニューです。ぬか漬けの乳酸菌は、整腸に◎。
1食分
エネルギー 445kcal
タンパク質 29.7g
塩分 7.3g
副菜 酸味 さっぱり
汁物 のどごし やわらか
主食 うまみ とろみ

便秘：おすすめ献立1

昼食 丼の献立

食物繊維、ムチン、乳酸菌など、
腸にとってうれしい栄養を豊富に含んでいます。

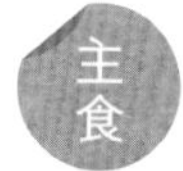

- 主食 **漬けまぐろの山かけもち麦丼** ➡P.111
- 副菜 **ぬか漬け盛り合わせ** ➡P.145
- 汁物 **はんぺんの吸い物** ➡P.148

column

プロバイオティクスとプレバイオティクス

前者は、それ自体が作用して腸内環境を改善する菌のこと。後者は、腸内環境を整える有用菌のエサになるオリゴ糖や食物繊維のこと。この両方を摂取することを、シンバイオティクスといいます。

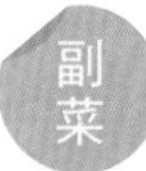

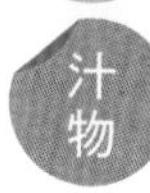

1食分	
エネルギー 533kcal	
タンパク質 24.2g	塩分 4.3g

ごぼう、ひじき、しいたけなど、
食物繊維がたっぷりの献立です。
フルーツは水分補給にも◎。

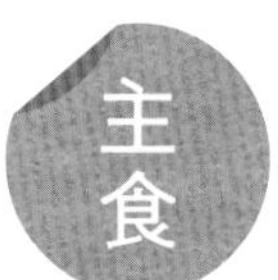

ツナと油揚げの炊き込みごはん

1人分は100gを目安に器に盛って

エネルギー 245kcal　タンパク質 7.0g　塩分 2.0g（100gあたり）

〈 材料：作りやすい分量 〉

米………2合（300g）
ツナ水煮缶………70g
油揚げ………½枚
しょうが………1片
ごぼう………10㎝
ひじき（乾燥）………4g
Ⓐ
- めんつゆ（3倍濃縮）………大さじ4
- 酒………大さじ2
- 塩………小さじ⅓
- 水………300㎖

〈 作り方 〉

1. 米はとぎ、ザルに上げる。ひじきは洗って水で戻し、水けをきる。
2. 油揚げは短冊切りに、しょうがはみじん切りに、ごぼうはささがきにする。ツナは汁けをきる。
3. 炊飯釜に1、2、Ⓐを入れ、さっと混ぜ合わせ、普通に炊飯する。
4. 炊き上がったら、水分を飛ばすようにさっと混ぜ合わせる。

調理POINT

いろいろな栄養とうまみを詰め込む

炊き込みごはんには、タンパク質の食材と野菜などを入れましょう。これで栄養豊富な一品になり、想像以上に野菜も食べられます。

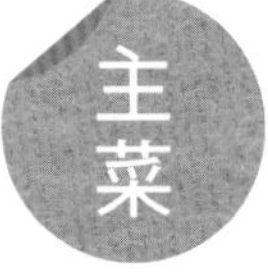

親子煮

タンパク質の補給にぴったり！

エネルギー 217kcal　タンパク質 16.4g　塩分 2.3g

〈 材料：1人分 〉

鶏もも肉………50g
玉ねぎ………¼個
しいたけ………1個
卵………1個
Ⓐ
- めんつゆ（3倍濃縮）………大さじ1
- 水………100㎖

三つ葉（ざく切り）………適量

〈 作り方 〉

1. 鶏肉は食べやすい大きさに切る。玉ねぎは薄切りに、しいたけは石づきを切り落として薄切りにする。
2. 鍋にⒶ、1を入れ、具材にほどよく火を通す。
3. 卵を溶いて回し入れ、ふんわり固まるまで火を通す。
4. 器に盛り、三つ葉を添える。

食材MEMO

しいたけは食物繊維が豊富

しいたけは、不溶性食物繊維量は他のきのこ類と同程度ですが、群を抜いて多く含まれるのが、β-グルカンという多糖類で水溶性食物繊維の仲間。免疫力アップも期待されます。

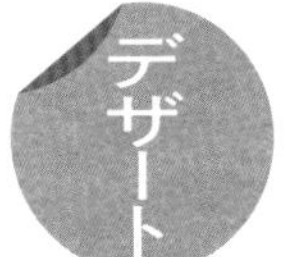

フルーツ

旬やお好みのものを盛り合わせて

エネルギー 71kcal　タンパク質 0.8g　塩分 0.0g

〈 材料：1人分 〉

巨峰………8粒（100g）
メロン………50g

〈 作り方 〉

巨峰は房から外し、メロンは食べやすい大きさに切る。

調理POINT

フルーツには2種の食物繊維が

フルーツには、セルロースなどの不溶性食物繊維と、ペクチンなどの水溶性食物繊維がバランスよく含まれ、スムーズな排便に役立ちます。

夕食　親子煮の献立

デザート

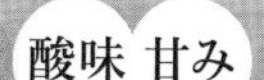

主菜　うまみ　やわらか

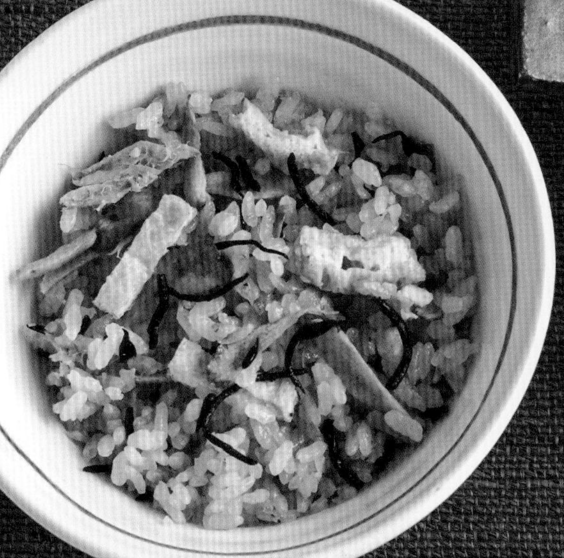

主食　うまみ　香り

献立POINT

食物繊維とタンパク質が豊富

たっぷりの海藻と根菜を入れた炊き込みごはんは、副菜も兼ねた一品。良質なタンパク質のとれる親子煮と、ジューシーなフルーツを組み合わせた和風献立です。

品数たっぷりで、バランスのいい和定食。
便通を助ける栄養をきちんと摂取できます。

便秘：おすすめ献立2

朝食 焼き魚の献立

- 主食 **香りごはん** ➡P.111
- 主菜 **焼き魚** ➡P.132
- 副菜 **オクラのだしびたしと温泉卵** ➡P.146
- 汁物 **かんぴょうのみそ汁** ➡P.149
- デザート **フルーツ** :りんご60gを食べやすい大きさに切る。

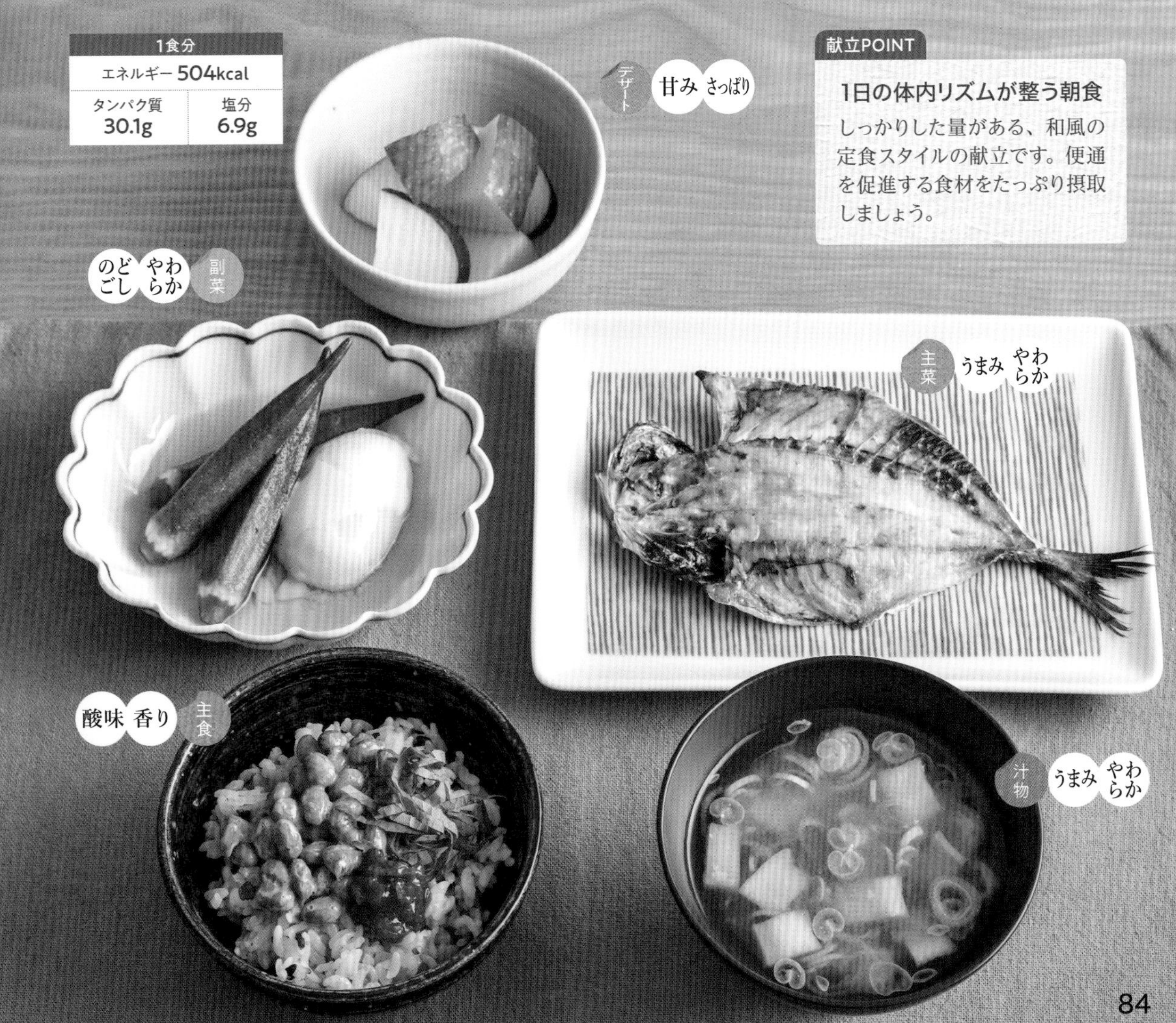

1食分	
エネルギー 504kcal	
タンパク質 30.1g	塩分 6.9g

献立POINT

1日の体内リズムが整う朝食

しっかりした量がある、和風の定食スタイルの献立です。便通を促進する食材をたっぷり摂取しましょう。

朝食 焼き魚の献立
昼食 グラタンの献立

献立POINT

市販品も上手に使い便秘解消

ミックスビーンズを使えば、それぞれの豆がもつ栄養をまとめてとれます。食物繊維と、豆のオリゴ糖で便通を改善。ペクチンと水分がしっかりとれるジュースをプラスして。

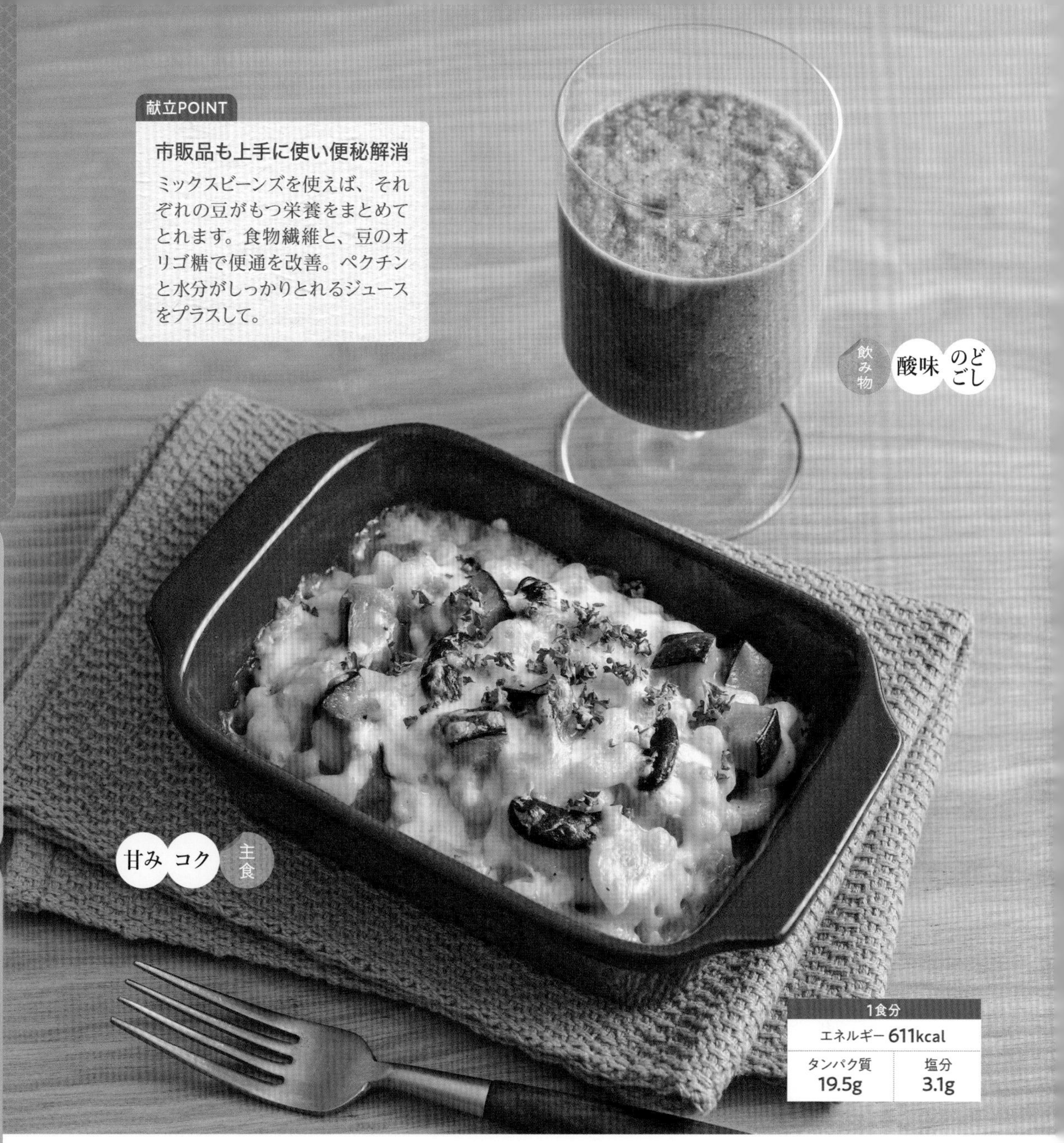

飲み物 酸味 のどごし

甘み コク 主食

1食分	
エネルギー 611kcal	
タンパク質 19.5g	塩分 3.1g

二品ながら、しっかり栄養摂取できる献立。
あれこれ食べる気がしないときにも◎。

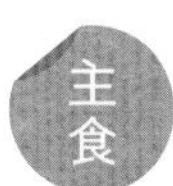

かぼちゃと豆のグラタン ➡P.120

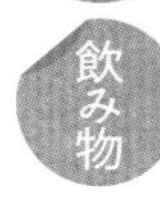

小松菜とりんごのジュース ➡P.152

column

2種類の食物繊維のバランス

水溶性食物繊維と不溶性食物繊維は、バランスよく摂取することが大切です。理想的な割合は、不溶性 2：水溶性 1。厳密な割合で摂取することは難しいですが、両方の摂取を心がけましょう。

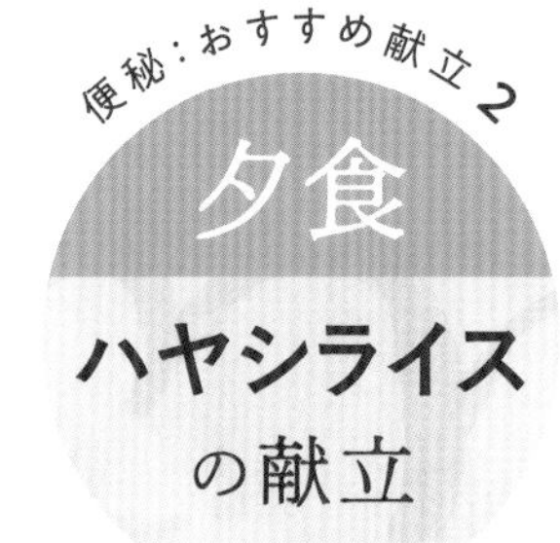

1食分	
エネルギー 876kcal	
タンパク質 26.0g	塩分 4.5g

きのこ、里いも、牛乳、
きなこを使った、
便秘解消に効果的な献立です。

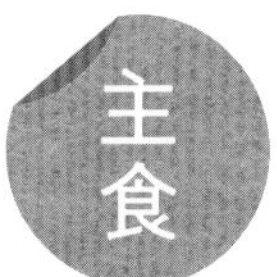

きのこたっぷりハヤシライス

3種類のきのこで、食物繊維もうまみもたっぷり

エネルギー 576kcal　タンパク質 14.4g　塩分 3.3g

〈 材料：1人分 〉

ごはん……100g
牛ロースこま切れ肉……50g
しめじ(小)……¼パック
しいたけ……1個
エリンギ(小)……½本
玉ねぎ……⅛個
ハヤシライスルウ(市販)……30g
水……200㎖
オリーブオイル……小さじ2

〈 作り方 〉

1. 玉ねぎは薄切りにする。しめじは石づきを取り、小房に分ける。しいたけは石づきを取り、縦4等分に切る。エリンギは食べやすい大きさに切る。
2. 鍋にオリーブオイルを熱し、牛肉、1を入れて炒め、全体にオイルをなじませる。
3. 水、ルウを加え、とろみがでるまでコトコト煮込む。
4. 器にごはんを盛り、4をかける。

食事のコツと工夫

不溶性食物繊維の食材はよくかんで

きのこなど不溶性食物繊維が豊富な食材は、便の材料となる一方、消化器に負担をかけます。しっかりよくかんで食べるようにしましょう。

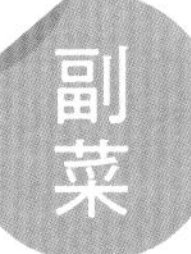

里いものデリ風サラダ

里いものぬめり成分も、整腸にいい食物繊維の一種

エネルギー 166kcal　タンパク質 4.6g　塩分 1.0g

〈 材料：1人分 〉

里いも……1個
スライスハム……1枚
ゆずの皮(せん切り)……少々
塩・こしょう……各少々
マヨネーズ……大さじ1
パセリ(みじん切り)……適宜

〈 作り方 〉

1. 里いもは皮をむいて1㎝厚さの輪切りにし、耐熱ボウルに入れてラップをかけ、電子レンジで1分加熱する。
2. ハムは短冊切りにする。
3. ボウルに1、2、ゆずの皮を入れ、塩、こしょう、マヨネーズを加え、あえる。
4. 器に盛り、パセリを散らす。

食材MEMO

里いものぬめりは水溶性食物繊維

里いものぬめり成分は、ガラクタンという水溶性食物繊維です。ガラクタンには、消化を促進し、腸内環境を整える働きがあります。

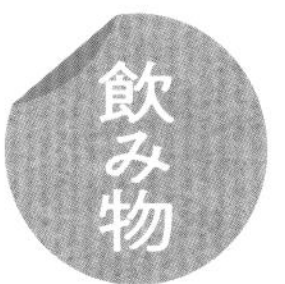

ホットきなこミルク

きなこを加えて、便通を助けるパワーをアップ!

エネルギー 134kcal　タンパク質 7.0g　塩分 0.2g

〈 材料：1人分 〉

牛乳……150㎖
きなこ……大さじ1
和三盆(またはお好みの甘味料)……適量

〈 作り方 〉

鍋にすべての材料を入れ、温める。

食材MEMO

きなこは大豆が原料

納豆と豆腐以外で、大豆をとる機会は少ないものです。牛乳やヨーグルトに、習慣的にきなこを入れると、良質なタンパク質がとれます。

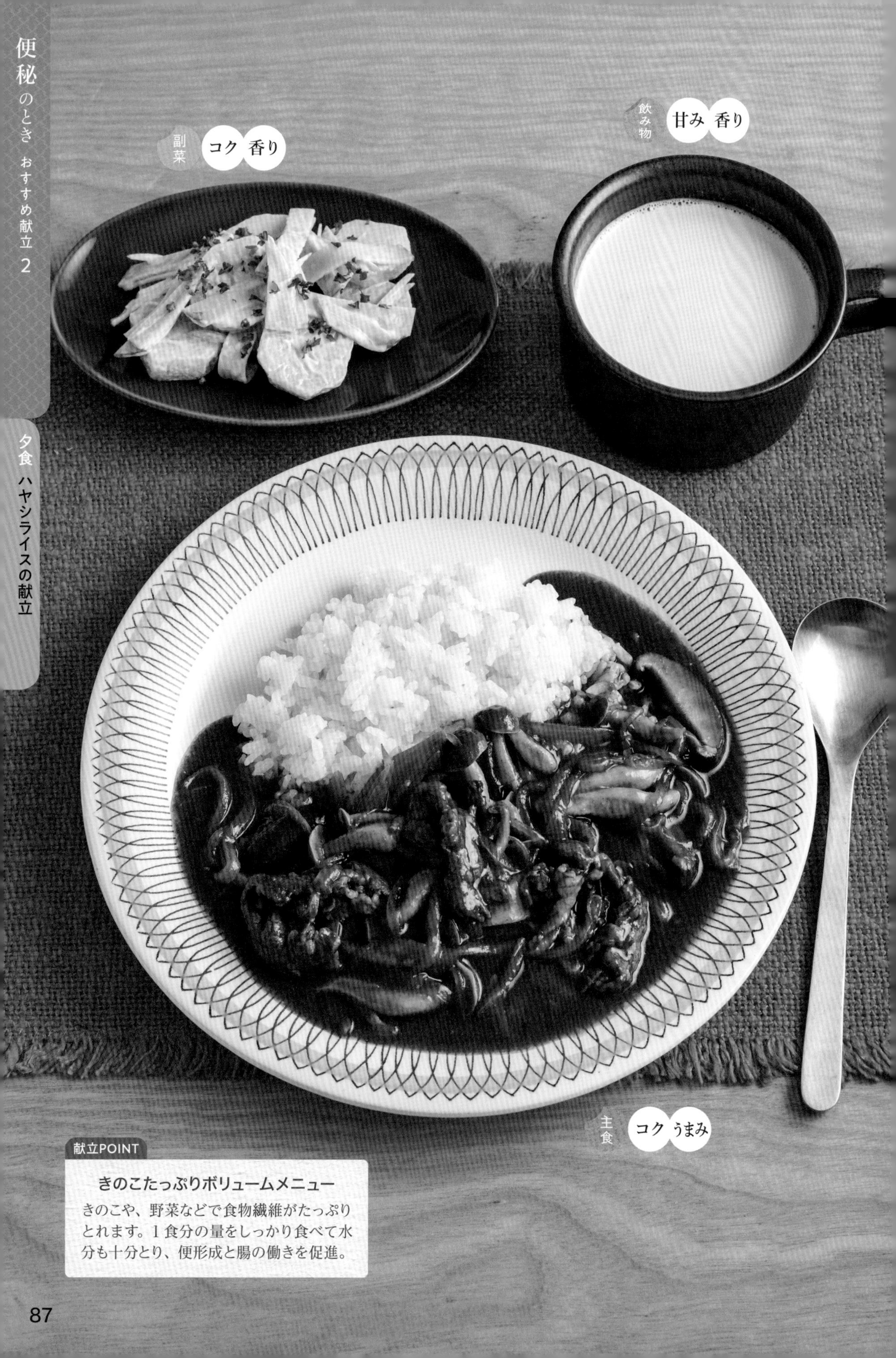

副菜 コク 香り

飲み物 甘み 香り

主食 コク うまみ

献立POINT

きのこたっぷりボリュームメニュー

きのこや、野菜などで食物繊維がたっぷりとれます。１食分の量をしっかり食べて水分も十分とり、便形成と腸の働きを促進。

下痢のとき

家族と一緒に取り分けメニュー

炊き上がった基本メニュー「パエリア」のアレンジでは、
具材の魚介類は取り除き、ごはんはやわらか仕上げに。

パエリア

あさり200gのところを
シーフードミックス200gで作ってみても

〈 材料：4人分 〉

米……3合(450g)
鶏もも肉……200g
トマト(湯むき)……1個
玉ねぎ……½個
あさり(殻つき／砂抜き済み)……200g
にんにく……1片
ターメリック(またはサフラン)……小さじ½
オリーブオイル……大さじ2
塩・こしょう……各少々
Ⓐ 白ワイン……大さじ2
　 顆粒コンソメスープの素……小さじ2
　 塩・こしょう……各少々
　 水……500㎖
パセリ(みじん切り)……適宜

〈 作り方 〉

1. 米はとぎ、ザルに上げる。
2. 鶏肉は1㎝角に切る。
3. トマトはざく切りにする。
4. 玉ねぎ、にんにくはみじん切りにする。
5. 鍋にオリーブオイルを温め、4を炒める。
6. 2を加えてさっと炒め合わせ、1も加えて炒め合わせる。
7. 炊飯釜に入れ、3、あさり、Ⓐを加え、普通に炊飯する。
8. 器に盛り、パセリを散らす。

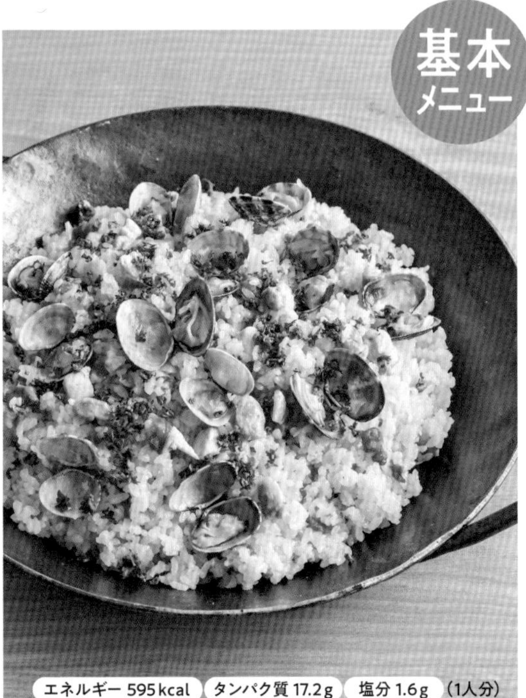

エネルギー 595kcal　タンパク質 17.2g　塩分 1.6g　(1人分)

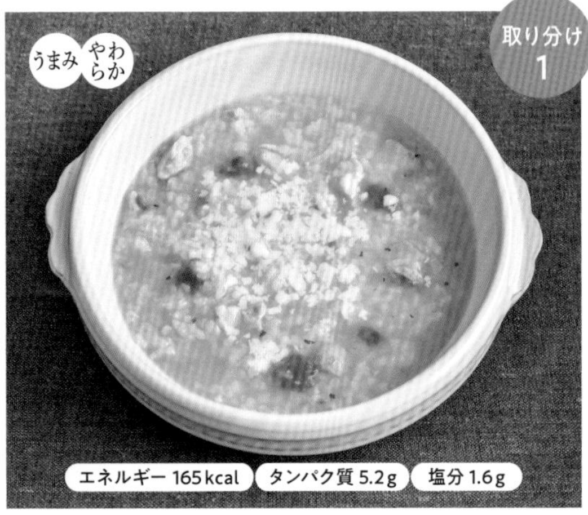

エネルギー 165kcal　タンパク質 5.2g　塩分 1.6g

パエリアリゾット

スープで煮込むから水分摂取でき、食べやすさもアップ

〈 材料と作り方：1人分 〉

❶ 鍋に基本メニュー100g、顆粒コンソメスープの素小さじ½、水200㎖を入れ、ごはんがやわらかくなるまでコトコト煮込み、塩・こしょう各少々で味をととのえる。

❷ 器に盛り、粉チーズ適量をふる。

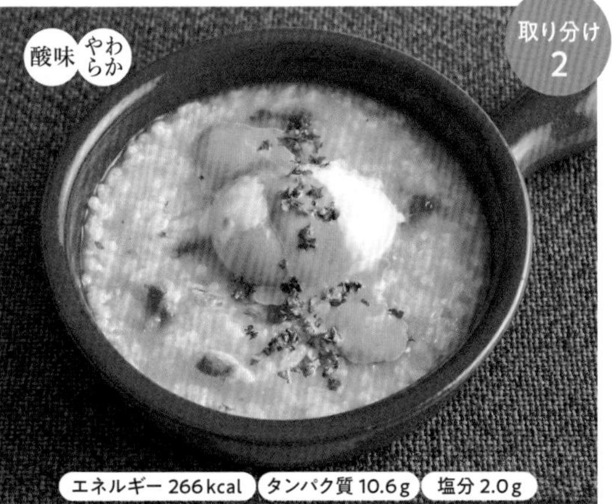

エネルギー 266kcal　タンパク質 10.6g　塩分 2.0g

パエリアココット

温泉卵、ケチャップ+マヨネーズのオーロラソースでマイルドに

〈 材料と作り方：1人分 〉

❶ 「パエリアリゾット」の1を器に盛り、温泉卵(→P.124)1個をのせる。

❷ ボウルにトマトケチャップ・マヨネーズ各小さじ1を入れて混ぜ合わせ、❶にかけ、パセリ(みじん切り)適量を散らす。

便秘のとき

家族と一緒に**取り分け**メニュー

アレンジでは、基本メニュー「ほうれん草と豚肉の常夜鍋」から
食べやすい具材を取り分けて使いましょう。

ほうれん草と豚肉の常夜鍋

ポン酢しょうゆ、七味唐辛子、
ゆずこしょう、すりごまなどを添えて

〈 材料：4人分 〉

豚ロース薄切り肉……300g
ほうれん草……½束
木綿豆腐（水きり済み）……1丁
長ねぎ……1本
Ⓐ めんつゆ（3倍濃縮）……200㎖
　 水……800㎖

〈 作り方 〉

1. ほうれん草は3～4㎝長さに切り、さっとゆでてザルに上げる。
2. 豆腐は食べやすい大きさに切る。長ねぎは斜めぶつ切りにする。
3. 鍋にⒶを入れて温め、1、豚肉、2を加え、ほどよく煮込む。

基本メニュー
エネルギー 324kcal
タンパク質 23.1g
塩分 6.2g
(1人分)

取り分け 1
コク
やわらか
エネルギー 610kcal
タンパク質 29.3g
塩分 8.8g

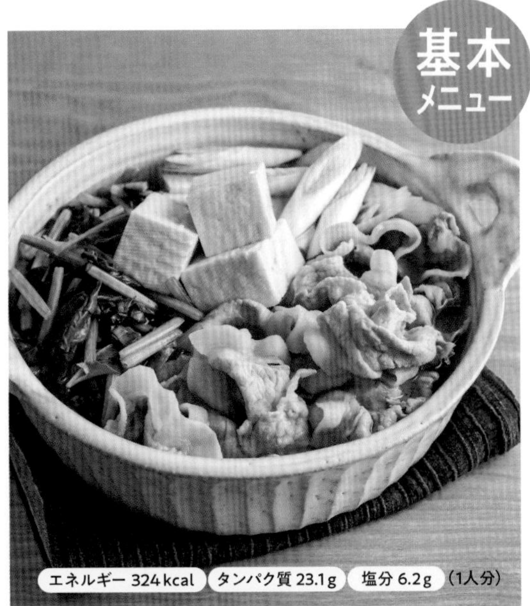

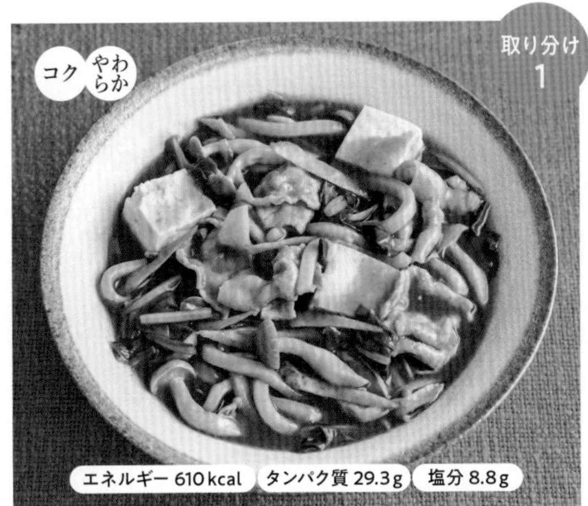

きのことごぼうのカレーうどん

食物繊維がたっぷり。とろみには温かさが持続する効果も

〈 材料と作り方：1人分 〉

1. ごぼう6㎝をささがきにし、しめじ¼パックの石づきを取って小房に分ける。
2. 鍋に基本メニューの具材1人分＋煮汁200㎖、カレールウ20g、めんつゆ（3倍濃縮）大さじ1、水300㎖を入れて温める。
3. ❶を加え、ごぼうがやわらかくなるまで煮込む。
4. うどん（ゆでまたは冷凍）150gを加えてほどよく煮込み、水溶き片栗粉適量でとろみをつける。

取り分け 2
うまみ
やわらか
エネルギー 655kcal
タンパク質 39.9g
塩分 5.5g

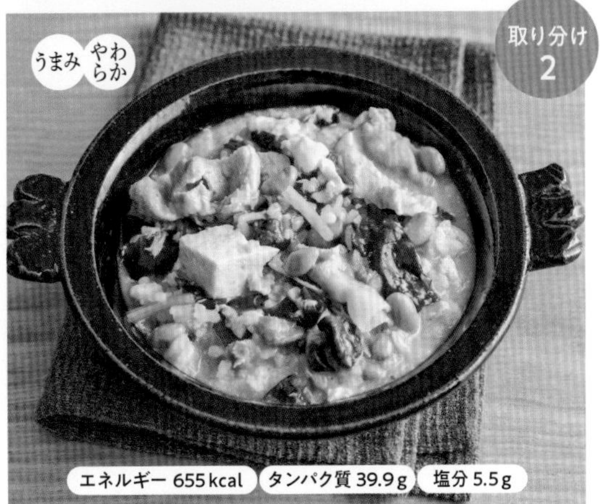

納豆わかめ雑炊

腸内環境改善に、乳酸菌と食物繊維のパワーを

〈 材料と作り方：1人分 〉

1. わかめ（塩蔵）20gは水で戻し、食べやすい大きさに刻む。
2. 鍋に基本メニューの具材1人分＋煮汁200㎖、納豆添付のたれ1袋、ごはん100gを入れ、温める。
3. 納豆1パック、❶を加え、煮込む。味が薄ければ、めんつゆ適量を加える。
4. 溶き卵1個分を回し入れ、お好みのかたさに火を通す。

下痢のとき

お腹にやさしいスープ&ジュースレシピ

脱水症に陥らないために、こまめな水分補給が大切。
その際、栄養も一緒に摂取できるとベストです。

豆腐とサラダチキン入りコーンポタージュ

タンパク質がたっぷり。温かいスープでお腹を温めて

薄味 やわらか

〈 材料:1人分 〉

コーンポタージュ(市販/粒なし)………200mℓ
絹ごし豆腐………70g
サラダチキン(プレーン)………30g
チャービル………適宜

〈 作り方 〉

1. 豆腐、サラダチキンは角切りにする。
2. 鍋にコーンポタージュを入れて温め、1を加えて煮込む。
3. 器に盛り、チャービルを添える。

MEMO

とうもろこしの粒の皮に含まれる成分は消化によくないので、コーンポタージュは粒なしのものを使用しましょう。

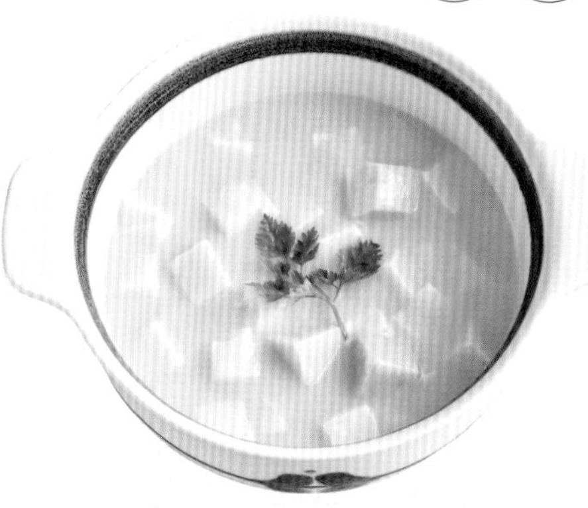

エネルギー 241kcal　タンパク質 13.9g　塩分 1.8g

カラフルイオンジュース

胃腸に負担をかけず、ミネラルなどを簡単に補える

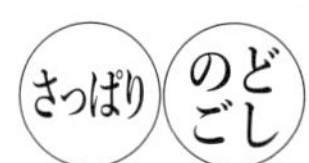

〈 材料:1人分 〉

イオン飲料………150mℓ
ゼリー(栄養補助食品/フルーツ味)………50g

〈 作り方 〉

1. 器にゼリーを入れ、フォークなどで粗く砕く。
2. イオン飲料を加える。

MEMO

下痢のときには、水分とともに電解質も失われます。そのため、イオン飲料を備えておくといいでしょう。粉末タイプが、保存に便利です。

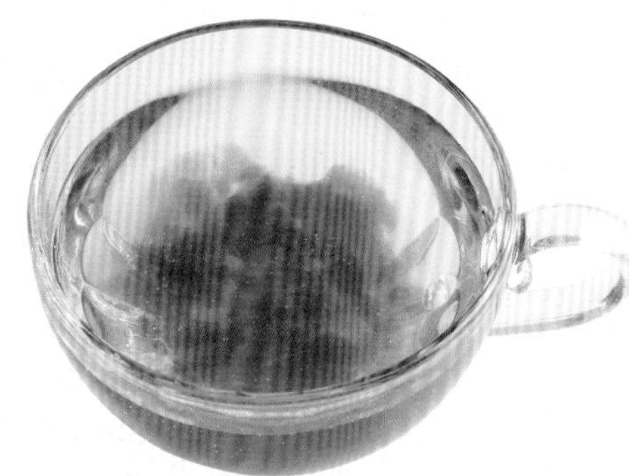

エネルギー 100kcal　タンパク質 2.6g　塩分 0.2g

便秘のとき

食物繊維たっぷりレシピ

腸内環境を整える水溶性と、便通をよくする不溶性、
両方の食物繊維をバランスよく摂取しましょう。

糸寒天と海藻ミックスの中華風豆腐

海藻類には、アルギン酸など特有の水溶性食物繊維が

酸味　さっぱり　のどごし

〈 材料：1人分 〉

絹ごし豆腐………½丁
糸寒天(乾燥)………2g
海藻ミックス(乾燥)………3g
中華ドレッシング………適量

〈 作り方 〉

1. 糸寒天はぬるま湯で、海藻ミックスは水で、それぞれ戻す。
2. 1、豆腐を食べやすい大きさに切る。
3. 器に2を盛り合わせ、ドレッシングをかける。

MEMO
糸寒天は、ぬるま湯で戻した場合と水で戻した場合とで、仕上がりの食感が違ってきます。ぬるま湯で戻すほうが、やわらかくなります。

エネルギー 119 kcal　タンパク質 8.4 g　塩分 0.6 g

たけのことにんじんの簡単酢豚風

たけのこのセルロースなど、不溶性食物繊維が豊富

コク　酸味

MEMO
消化器への負担を軽くするために、たけのこは小さめに切ってかみやすくしましょう。

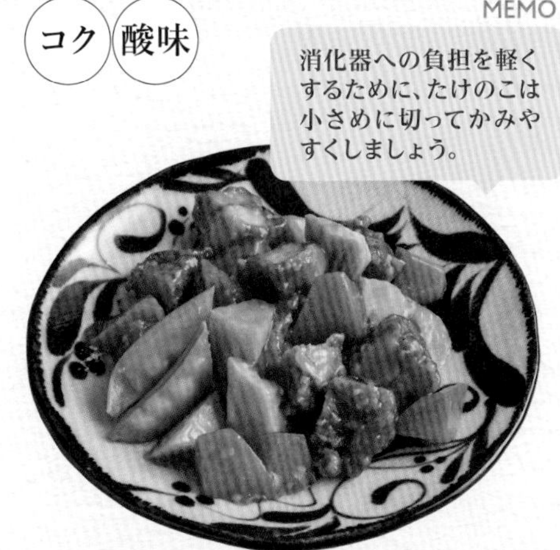

エネルギー 308 kcal　タンパク質 21.1 g　塩分 4.1 g

〈 材料：1人分 〉

鶏のから揚げ(市販)………2個
たけのこ(水煮)………30g
にんじん………20g
Ⓐ 水………大さじ2
　トマトケチャップ………小さじ2
　酢………小さじ1
　顆粒鶏がらスープの素………小さじ1
　砂糖………小さじ1
　しょうゆ………小さじ⅓
水溶き片栗粉………適量
絹さや(塩ゆで／半分に切る)………1枚分

〈 作り方 〉

1. たけのこ、にんじんは小さめの乱切りにする。から揚げは小さめの一口大に切る。
2. フライパンにごま油を熱し、1を炒め合わせる。
3. よく混ぜ合わせたⒶを加えて炒め合わせ、水溶き片栗粉でとろみをつける。
4. 器に盛り、絹さやを添える。

消化器術後

初めのうちは、消化にいいものを少量食べるのが基本です。その後、食べる量や食品の種類を、少しずつ増やしていきましょう。

術後3カ月くらいまでは消化のよいものを少しずつ

消化器の手術の後は、消化吸収能力が低下している他、腸管が癒着する可能性があります。また、手術の部位や術法によって、胸やけ、もたれ、下痢や便秘など、さまざまな消化器の症状が出ることもあります。

そのため、術後3カ月くらいまでは胃腸をいたわるようにしましょう。刺激の強すぎる食品は避け、消化がよいものを少しずつ食べることを心がけて。

食べやすい食事のコツと工夫

1 よくかんでゆっくり食べる

よくかむと、食べ物がかみ砕かれて消化液と混ざり合い、消化しやすくなります。また、食べたものがゆっくり消化器に送られるので、粘膜を刺激する可能性も低くなります。

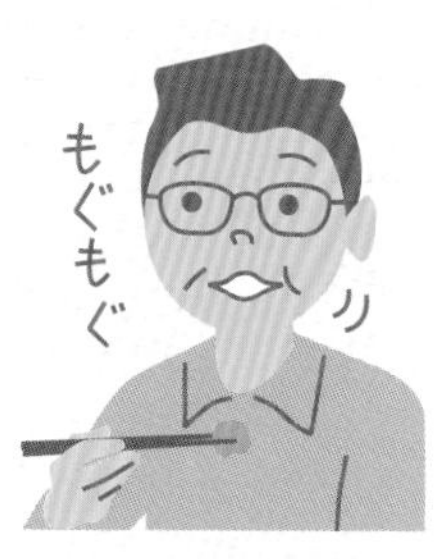

2 ボリュームに注意して少量ずつ食べる

術後は消化機能が弱った状態なので、様子を見ながら少量ずつ食べて。一度に食べられない分、間食でも栄養を補いましょう。栄養補助食品の利用などもおすすめです。

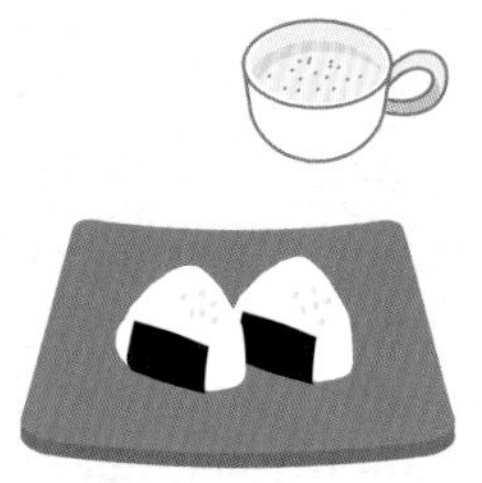

3 消化のよいものを中心にとり、過度の刺激は控える

消化がよく、栄養価の高い食品を中心に食べましょう。加工品や脂肪の多いもの、繊維質のものなどは控えめに。強い味つけや、香辛料などの刺激物もNGです。

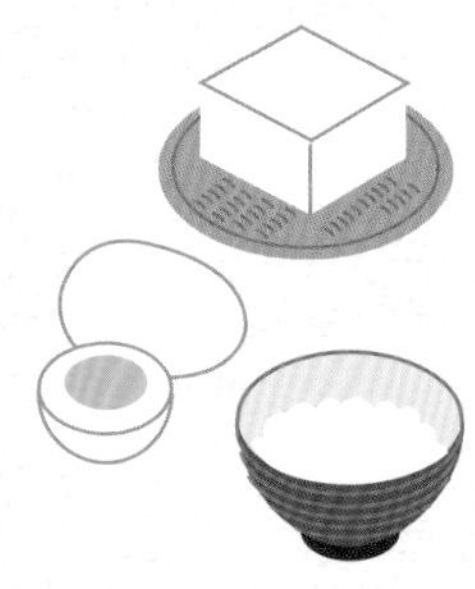

4 食後はゆったりと過ごすこと

食後30分程度は、運動などを避けて胃腸を落ち着かせましょう。ただし、横になると胸やけや吐き気の原因になるので、ゆったりと腰掛けて過ごすといいでしょう。

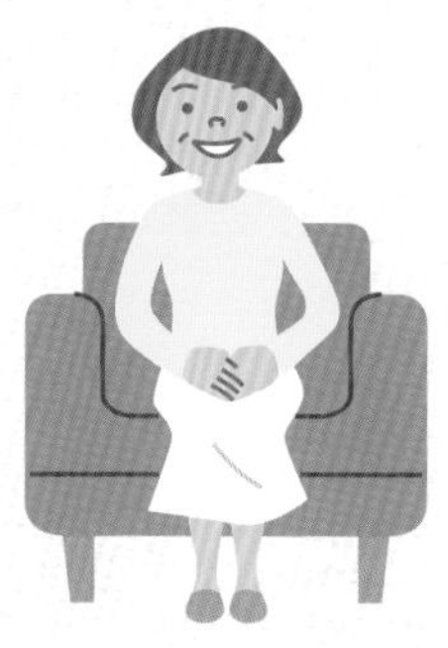

1食で十分な量を食べられない場合は、フルーツやゼリー、プリンなど、消化によく栄養価が高いものを間食にしましょう。大人になると、生活習慣病予防の観点から間食はよくないと思いがちですが、栄養不足をカバーする目的であれば、間食も必要です。

徐々に食品や調理法などのバリエーションを広げて

特に胃や食道を切除すると、術後すぐは食べられる量が限られます。体調に応じて、ティースプーン1杯程度の量を増やしたり減らしたりして調節しながら、無理のない食事をすることが大切です。

量を増やした、食品のバリエーションを広げたという日から数日間は、体調をチェック。具合が悪い場合は、また食事量を減らすなどを繰り返し、少しずつ通常の食事に戻していきましょう。

食事にトラブルがあったとき

見直してみましょう

- □ 少量ずつ、よくかみながら食べていたか
- □ ゆっくりと時間をかけて食事をしていたか
- □ 量を一度に増やさず、少量ずつ段階的にアップしていたか
- □ 1食の量が少ないときは間食も利用していたか
- □ 消化のいい食べ物を選び、徐々に選択肢を増やしていたか

手術後の消化器は、非常にデリケートです。ちょっとしたことが痛みや胸やけ、便秘や下痢など、体調の悪化につながります。調子が悪いときは、食事の量や内容を加減しましょう。

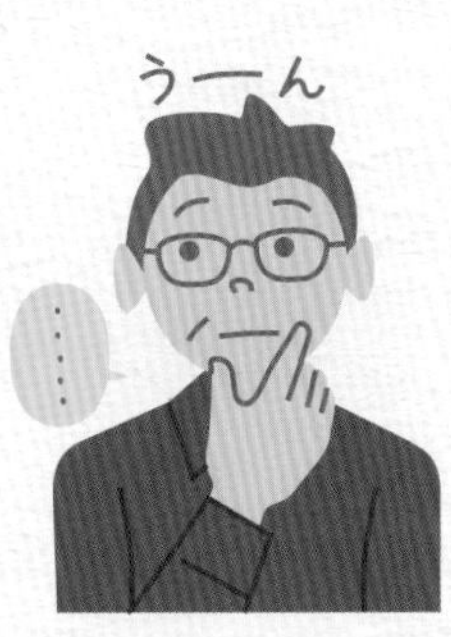

食事量をアップするとき

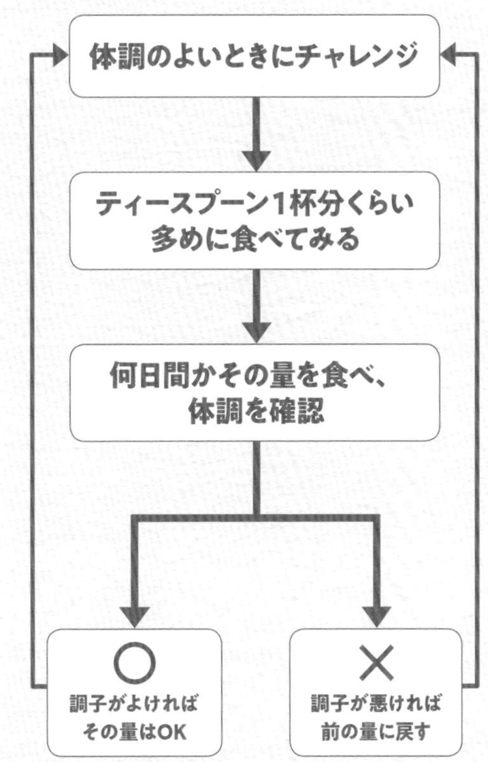

体調がよいときにティースプーン1杯程度の量を増やし、数日間体調をチェック。調子が悪いなら前の量に戻し、調子がいいならまた少しずつ量を増やします。これを繰り返しながら、焦らず食事量を増やしていきましょう。

消化器術後：おすすめ献立1

朝食

おにぎりの献立

軟飯やさば缶といった、
調理が手軽で消化にやさしい材料を使っています。

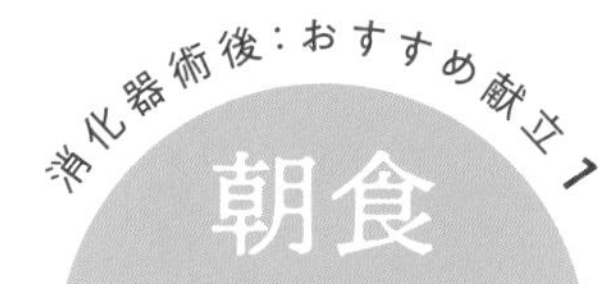

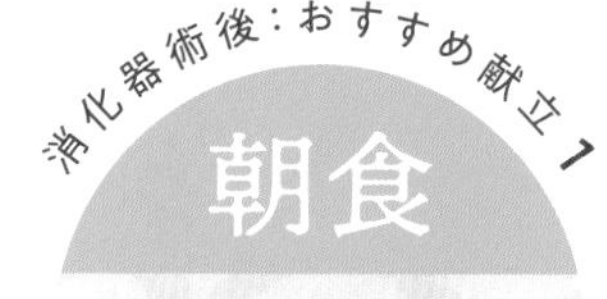

- 主食 **やわらか一口おにぎり** ➡P.110
- 主菜 **さばのとろみ煮** ➡P.132
- 汁物 **里いものみそ汁** ➡P.149

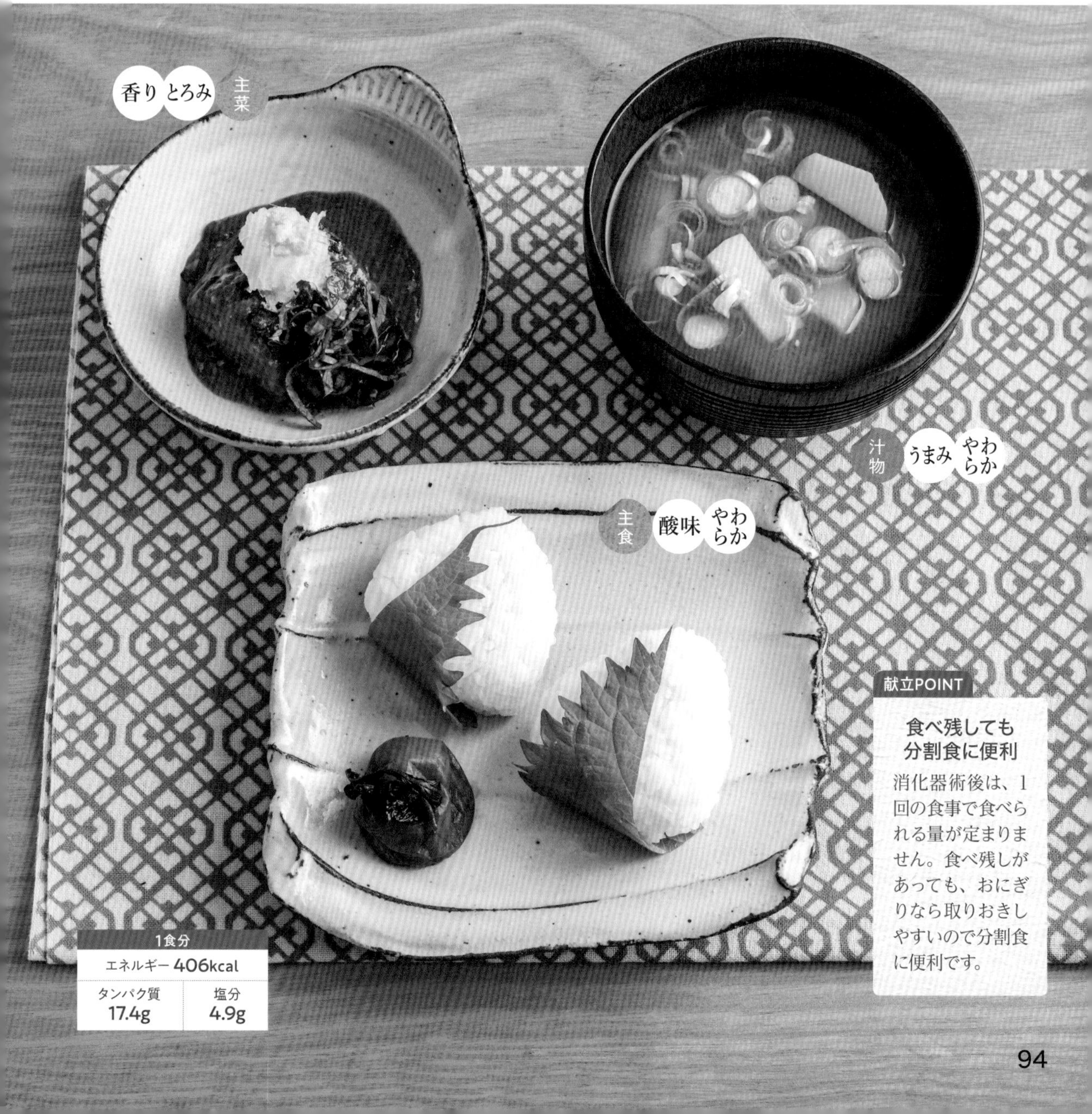

香り
とろみ
主菜
汁物
うまみ
やわらか
主食
酸味
やわらか

1食分	
エネルギー 406kcal	
タンパク質 17.4g	塩分 4.9g

献立POINT

食べ残しても分割食に便利

消化器術後は、1回の食事で食べられる量が定まりません。食べ残しがあっても、おにぎりなら取りおきしやすいので分割食に便利です。

デザート
さっぱり
のどごし
主食
とろみ
やわらか

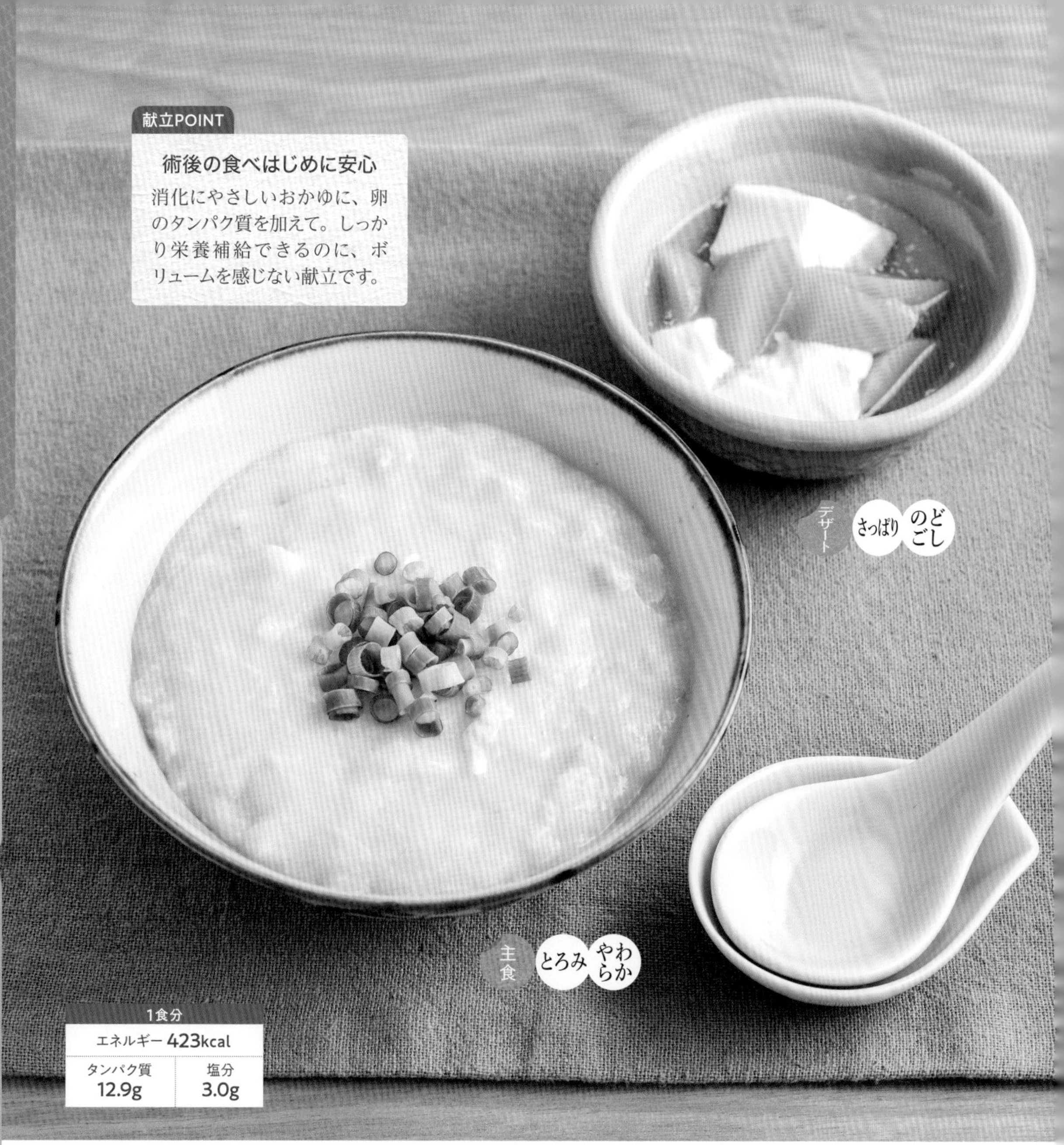

献立POINT

術後の食べはじめに安心

消化にやさしいおかゆに、卵のタンパク質を加えて。しっかり栄養補給できるのに、ボリュームを感じない献立です。

1食分	
エネルギー 423kcal	
タンパク質 12.9g	塩分 3.0g

消化器術後：おすすめ献立1

昼食 おかゆの献立

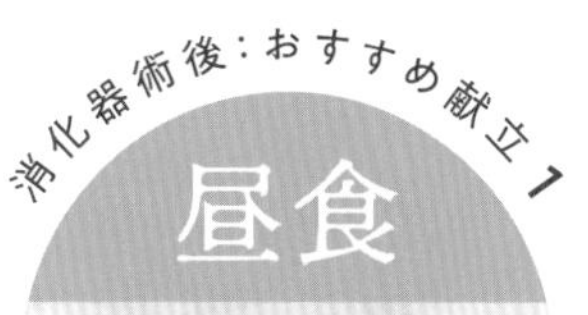

パッと明るい黄色が目を引く献立。
一口一口、ゆっくり食べるように気をつけましょう。

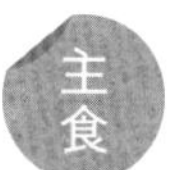

主食 **中華風コーンスープがゆ** ➡P.109

デザート **杏仁豆腐のフルーツ添え** ➡P.155

column

口も大事な消化器官

消化器術後は、何を食べてよく、何を食べてはいけないか、にこだわりがちですが、食事をよくかむことも大切です。ごはんやパンのでんぷん質は、口の中で唾液のアミラーゼによって分解されます。

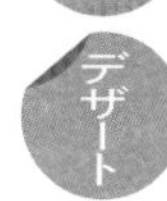

1食分	
エネルギー 540kcal	
タンパク質 19.9g	塩分 8.0g

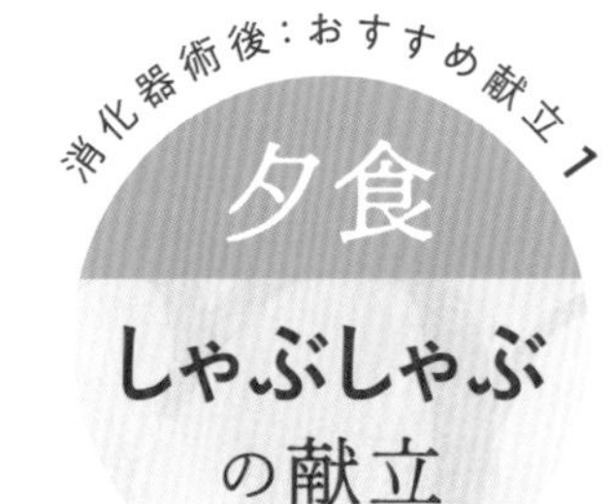

消化にいい食材を、
やわらかくゆでるなどして
より食べやすく仕上げましょう。

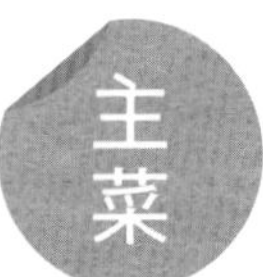

牛しゃぶ

ゆでることで脂肪が減り、消化の負担減に

エネルギー 180kcal ｜ タンパク質 10.3g ｜ 塩分 1.1g

〈 材料：1人分 〉

牛ロース薄切り肉………50g
だし汁………400mℓ
大根………50g
レタス………1枚
ポン酢しょうゆ………適量

〈 作り方 〉

1. 大根はせん切りにし、レタスは食べやすい大きさにちぎる。
2. 鍋にだし汁を入れて温め、牛肉、レタスはさっとゆで、大根はやわらかくなるまでゆでる。残ったゆで汁は「しゃぶうどん」に使う。
3. 器に盛り、2の具材を盛り、ポン酢をかける。

調理POINT

脂肪が多い肉はゆでこぼす

肉は脂肪が多いほどやわらかい一方、排泄までの時間が長くなります。ゆでこぼして脂肪を落とす工夫も、消化器術後の食事では効果的です。

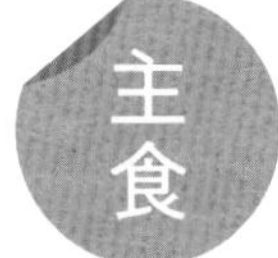

しゃぶうどん

牛しゃぶのゆで汁でうまみを。うっかり早食いしないように！

エネルギー 143kcal ｜ タンパク質 5.9g ｜ 塩分 6.8g

〈 材料：1人分 〉

うどん(ゆでまたは冷凍)………70g
Ⓐ「牛しゃぶ」の煮汁………400mℓ
Ⓐめんつゆ(3倍濃縮)………大さじ3
青ねぎ(小口切り)………適量

〈 作り方 〉

1. 鍋にⒶを入れて温め、うどんを加えてやわやわになるまでじっくり煮込む。
2. 器に盛り、青ねぎを添える。

食事のコツと工夫

うどんなどはすすらないこと

うどんのようなひも状の麺は、すすって食べると一緒に空気を吸い込んでしまい、腹部膨満感の原因になります。短く切る・ゆっくり食べるなど工夫が必要です。

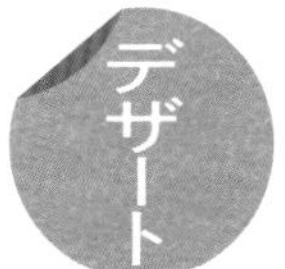

カステラのアイス添え

バニラアイスを添えることで、カステラののどごしがよくなる

エネルギー 217kcal ｜ タンパク質 3.7g ｜ 塩分 0.1g

〈 材料：1人分 〉

カステラ………1切れ
バニラアイス………適量

〈 作り方 〉

器にカステラを盛り、バニラアイスを添える。

食事のコツと工夫

夕食後の分割食は20時までに

1回の食事量が少ないときは、回数で補う必要があるので、通常の3食の間に分割食を入れます。1日の最後の分割食は20時頃までに済ませて、就寝時の逆流を防止しましょう。

主食 うまみ やわらか

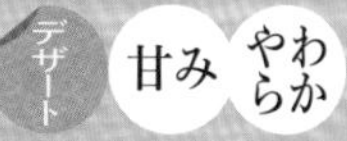

うまみ 酸味 主菜

献立POINT

ゆでる＋煮込むで、消化を補助

歯ごたえのある肉料理は心配ですが、薄切り肉を使って、よくかむ練習ができるメニューにしましょう。デザートは、20時までに食べたい分割食という位置づけです。

やわらかく、なめらかな食感の献立。
野菜やフルーツは、繊維の少ないものを使います。

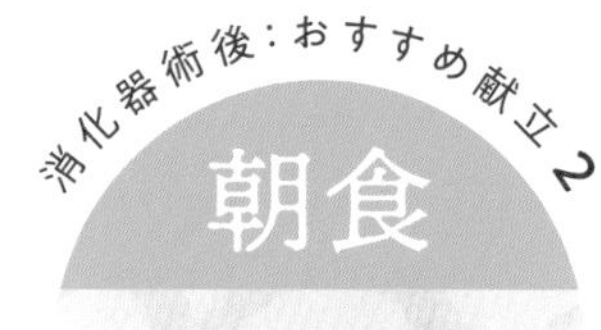

消化器術後：おすすめ献立2
朝食
サンドイッチ
の献立

主食 **とろとろスクランブルエッグのサンドイッチ** ➡P.116

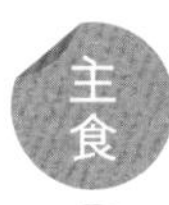

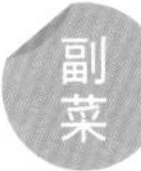

副菜 **コールスロー** ➡P.145

飲み物 **バナナスムージー** ➡P.152

飲み物
甘み
のどごし
主食
コク
やわらか
副菜
酸味
やわらか

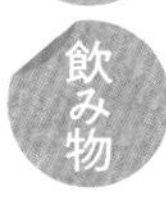

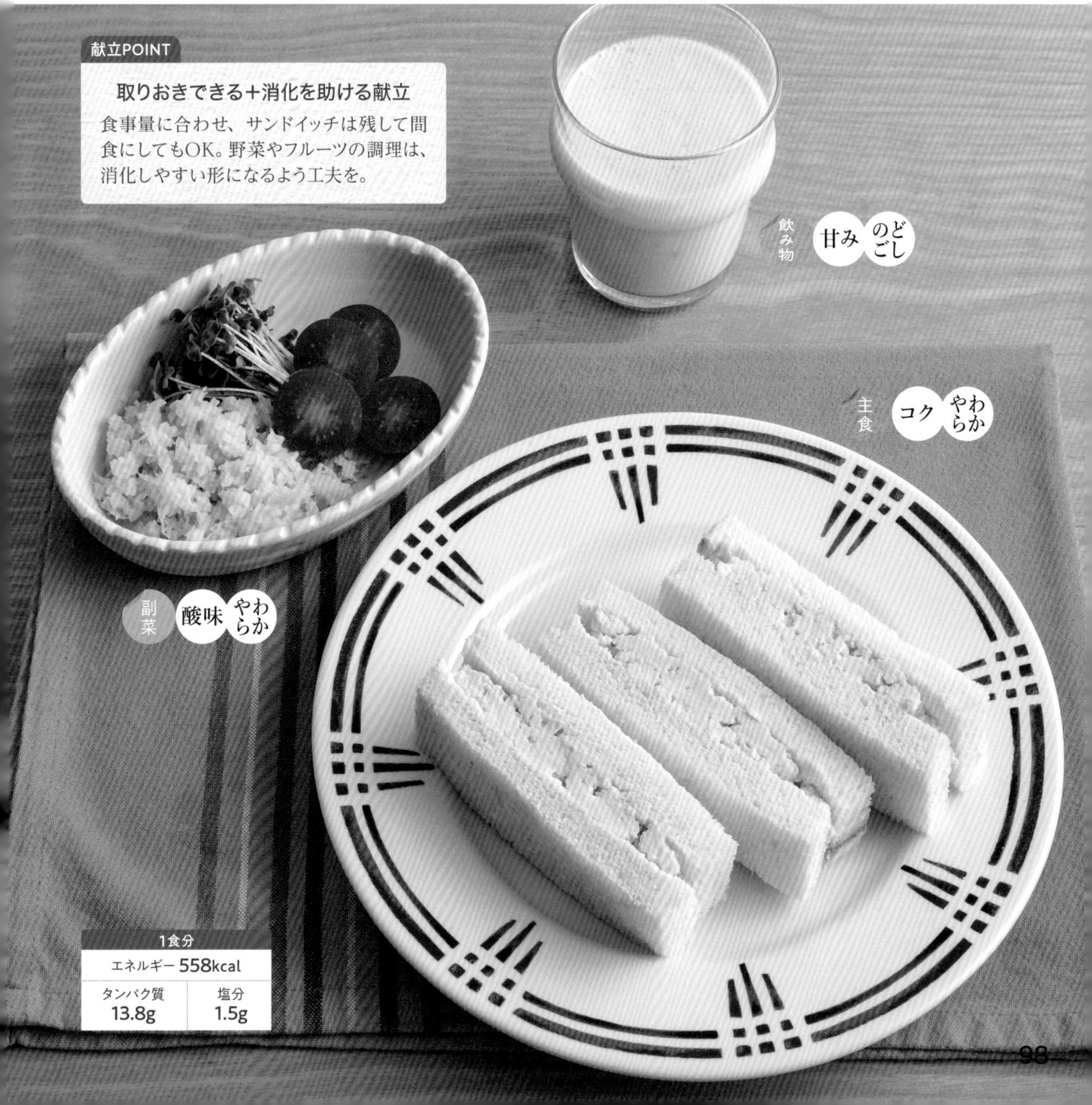

献立POINT

取りおきできる＋消化を助ける献立

食事量に合わせ、サンドイッチは残して間食にしてもOK。野菜やフルーツの調理は、消化しやすい形になるよう工夫を。

1食分	
エネルギー 558kcal	
タンパク質 13.8g	塩分 1.5g

主食 とろみ のどごし

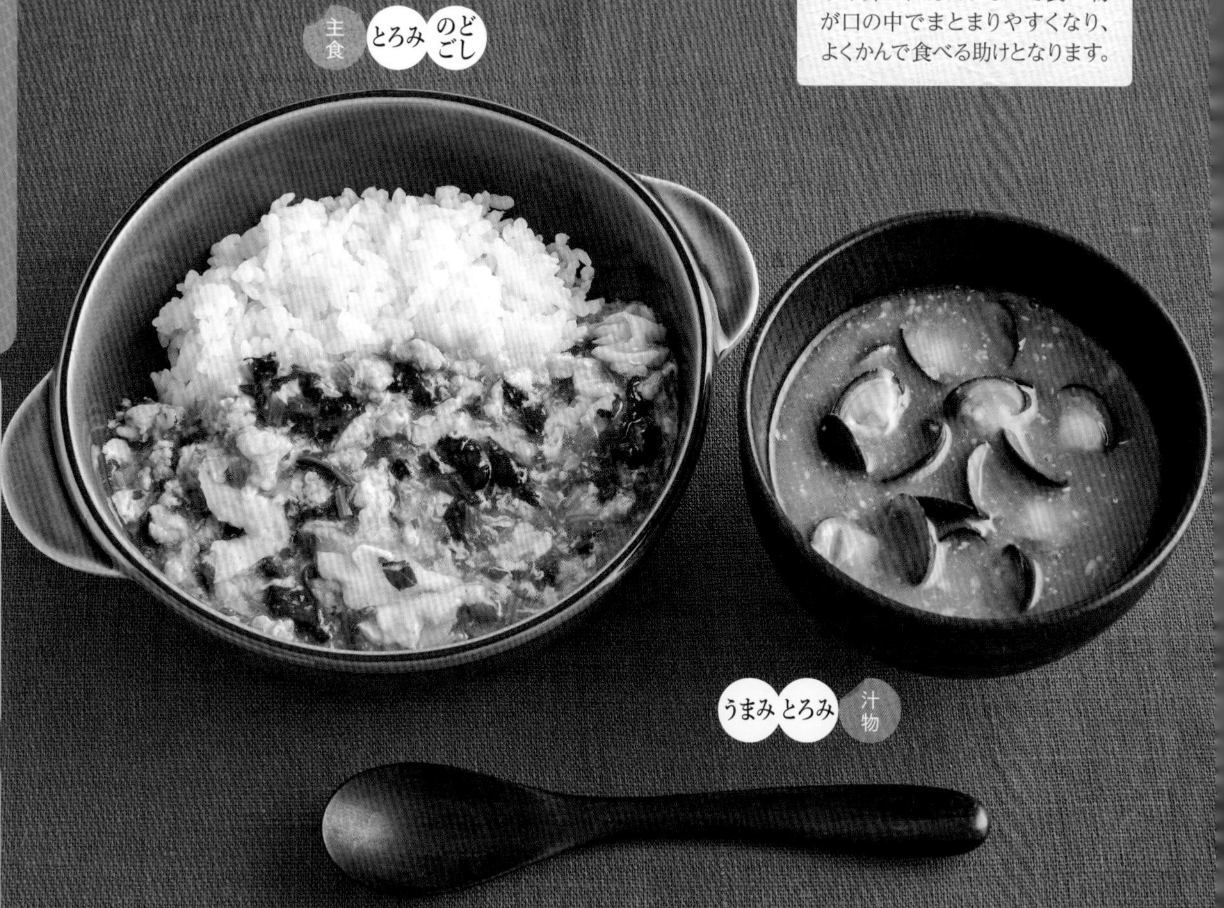

献立POINT

あんのとろみで食べやすい

具材をやわらかく煮込んだあんかけ丼は、あんによって食べ物が口の中でまとまりやすくなり、よくかんで食べる助けとなります。

うまみ とろみ 汁物

1食分	
エネルギー 419kcal	
タンパク質 21.6g	塩分 5.7g

栄養たっぷりのそぼろあんで、
ごはんが食べやすくなります。汁物もとろみでなめらかに。

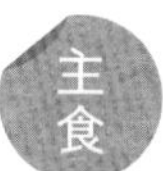

しっとりそぼろあんかけ丼 ➜P.112

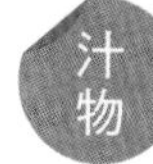

しじみのとろみ汁 ➜P.148

column

食べるスピードを食具で調節

食具とは、スプーンや箸などのこと。これらの選び方次第で、食べるスピードに影響を及ぼします。早食い防止のためには、小さめのスプーンを使いましょう。

1食分	
エネルギー 854kcal	
タンパク質 40.6g	塩分 8.4g

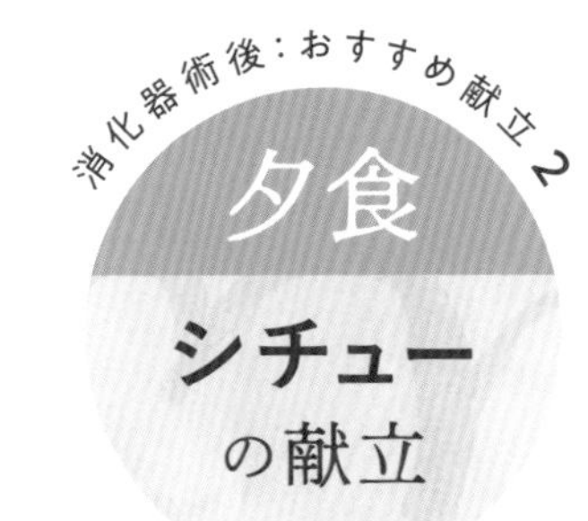

鮭は便利な水煮缶を使い、
コロッケは成形と揚げる手間なし。
これが消化にもうれしいポイントです。

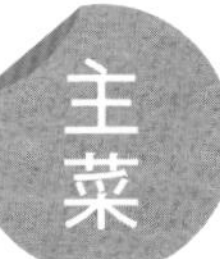

鮭と豆乳のホワイトシチュー

タンパク質がたっぷり。鮭は、切り身よりも水煮缶が栄養豊富

エネルギー 437kcal　タンパク質 28.9g　塩分 6.5g

〈 材料：1人分 〉

鮭水煮缶（汁けをきる）………45g
木綿豆腐………¼丁
玉ねぎ………⅙個
Ⓐ
- 豆乳（無調整）………300㎖
- 顆粒コンソメスープの素………小さじ1
- 塩・こしょう………各少々

ホワイトシチュールウ………35g

〈 作り方 〉

1. 豆腐は一口大に切る。玉ねぎは薄切りにする。
2. 鍋にⒶ、鮭、1を入れ、玉ねぎがやわらかくなるまでコトコト煮込む。
3. ルウを加えて煮込み、塩・こしょう各適量で味をととのえる。

食事のコツと工夫

さっぱり味だけでなく濃厚なものも

手術直後はさっぱりした料理ばかりになりがちですが、それではエネルギー確保が困難に。少しづつ、ホワイトソースやマヨネーズなどで濃厚な味も取り入れましょう。

副菜

ノンフライ里いもコロッケ

揚げていないから消化がスムーズ。スプーンですくって食べて

エネルギー 185kcal　タンパク質 7.4g　塩分 1.4g

〈 材料：1人分 〉

里いも………2個
スライスハム………1枚
塩・こしょう………各少々
パスタ用クリームソース（市販）………50g
パン粉・粉チーズ・パセリ（みじん切り）………各適量

〈 作り方 〉

1. 里いもはよく洗って皮にくるりと切り目を入れ、耐熱ボウルに入れてラップをかけ、電子レンジで6分加熱し、熱いうちに皮をむく。
2. ハムは角切りにしてボウルに入れ、1、塩、こしょうを加えて混ぜ、クリームソースを加えてよく練り合わせる。
3. 耐熱容器に2を入れ、パン粉、粉チーズをふり、オーブントースターやグリルでこんがり焼く。
4. パセリを散らす。

主食

ロールパン 〈 1人分 〉1個（40g）

エネルギー 126kcal　タンパク質 4.0g　塩分 0.5g

デザート

洋梨のコンポート

酸味を抑えて、フルーツを食べやすく

エネルギー 106kcal　タンパク質 0.3g　塩分 0.0g

〈 材料：1人分 〉

洋梨………½個
Ⓐ
- 白ワイン………100㎖
- グラニュー糖………大さじ1

ミント………適量

〈 作り方 〉

1. 洋梨は皮をむいて薄めのくし形切りにし、耐熱容器に入れる。
2. Ⓐを加え、ラップをかけて電子レンジで4分50秒加熱し、粗熱を取って冷蔵庫で冷やす。
3. 器に盛り、ミントを添える。

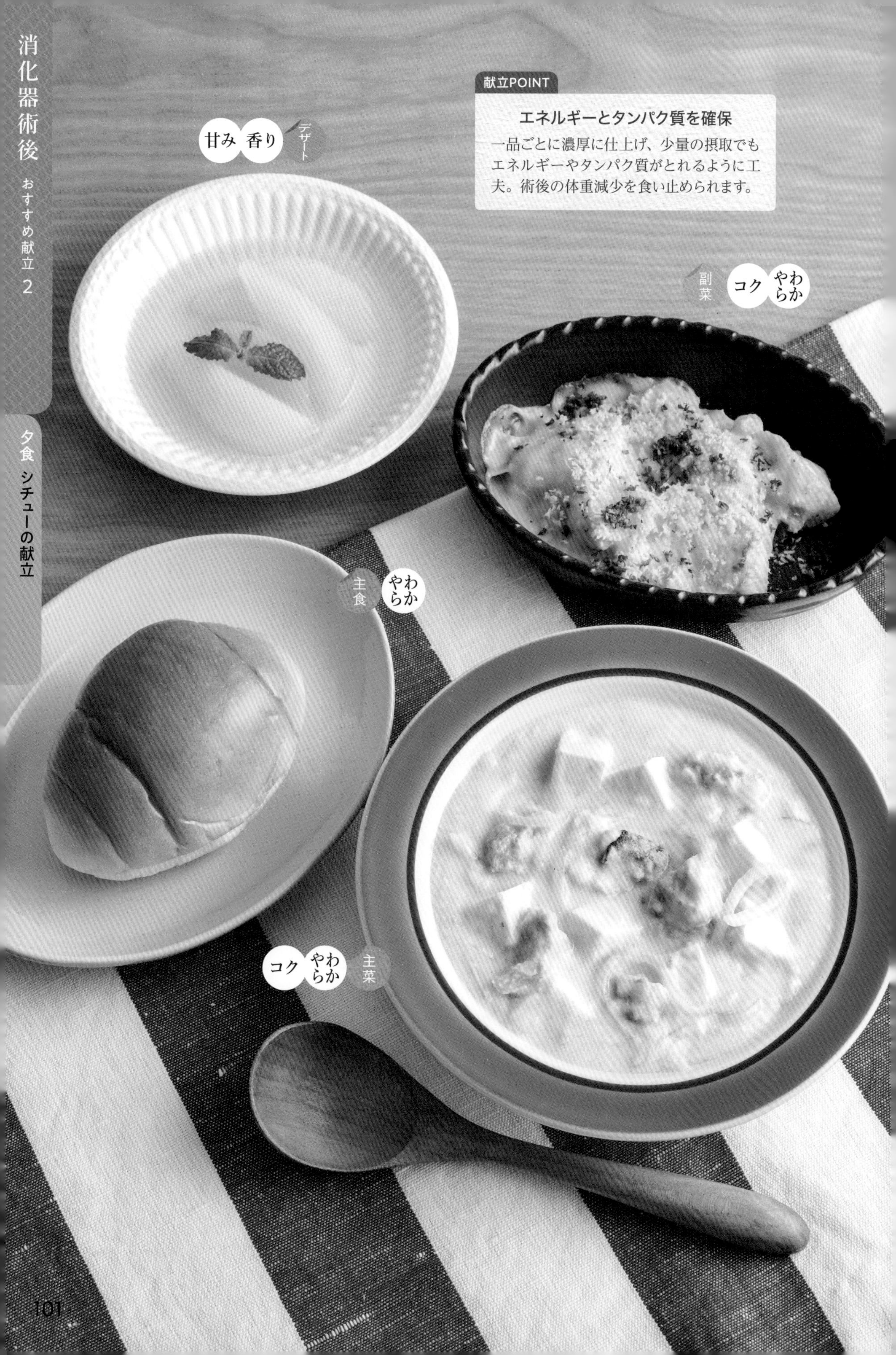

献立POINT

エネルギーとタンパク質を確保

一品ごとに濃厚に仕上げ、少量の摂取でもエネルギーやタンパク質がとれるように工夫。術後の体重減少を食い止められます。

甘み 香り デザート

副菜 コク やわらか

主食 やわらか

コク やわらか 主菜

消化器術後

家族と一緒に**取り分け**メニュー

基本メニュー「鶏だんごのごろっと野菜ポトフ」の取り分けは、お玉1杯、肉50g程度を。

エネルギー 230kcal
タンパク質 15.4g
塩分 1.1g
(1人分)
基本メニュー

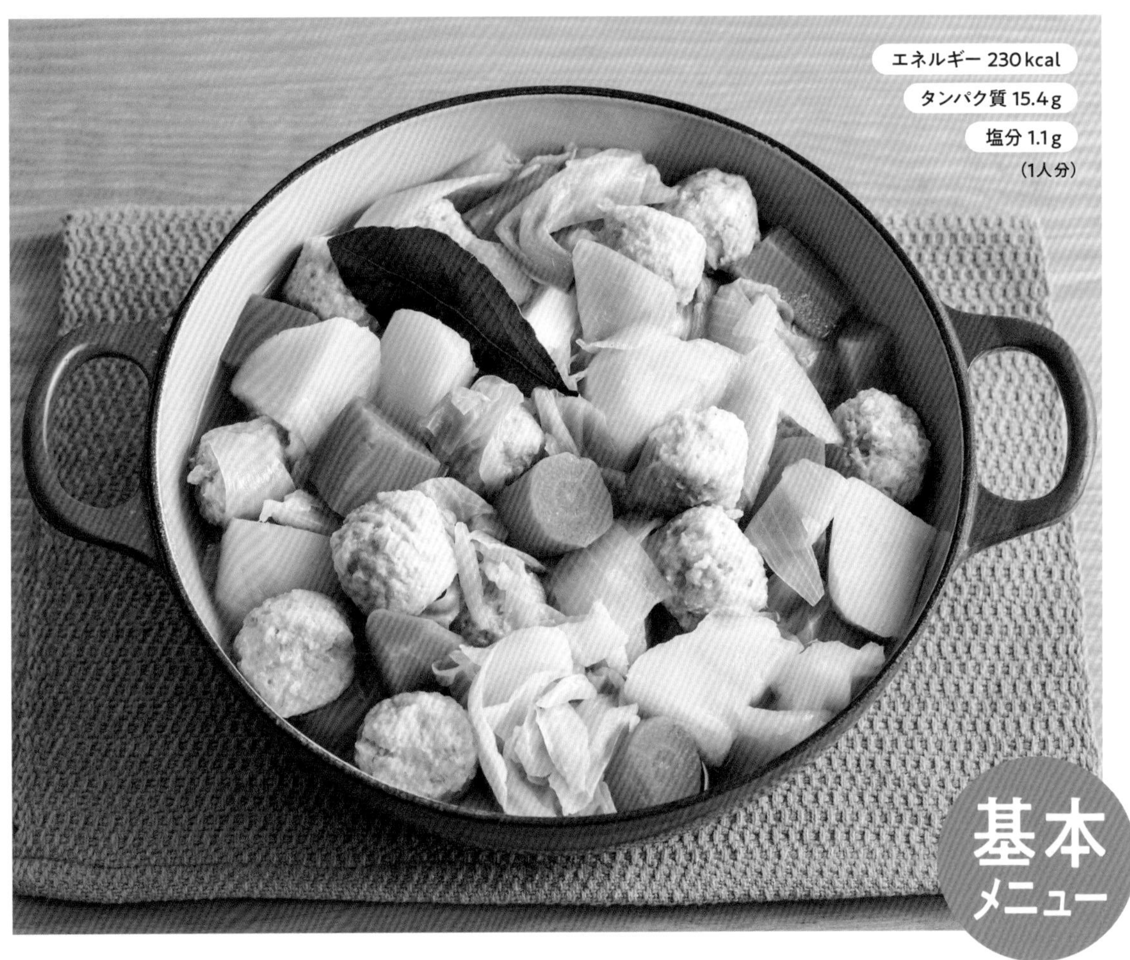

鶏だんごのごろっと野菜ポトフ

市販の肉だねを使って、手軽に作れる！

〈 **材料**：4人分 〉

鶏だんご用ひき肉(市販)………300～350g
玉ねぎ………1個
にんじん………1本
じゃがいも………2個
キャベツ………1/8玉
ローリエ………1枚
Ⓐ 水………1200mℓ
Ⓐ 顆粒コンソメスープの素………大さじ1½
塩・こしょう………各適量

〈 **作り方** 〉

1. 玉ねぎはくし形切りにし、にんじん、じゃがいもは大きめの一口大に切る。
2. キャベツは芯を残したまま、大きめのざく切りにする。
3. 鍋にⒶ、**1**、ローリエを入れ、やわらかくなるまで煮る。
4. ひき肉を一口大に丸めながら加え、中心まで火を通す。
5. **2**を加え、やわらかくなったら、塩、こしょうで味をととのえる。

アドバイス

煮込み料理は たくさん作ってアレンジを

まずはベースの味がシンプルで薄味の煮込み料理を作り、それをいろいろアレンジしてみて。消化器術後で少量しか食べられないときは、ミルク仕立てや温泉卵のトッピングなどで、リッチに仕上げてみてもいいでしょう。

とろみポトフ＆スティックトースト

トーストをポトフにひたして、やわらかくしながら食べて

〈 **材料と作り方**：1人分 〉

❶ 基本メニュー1人分の具材を細かく刻む。
❷ 鍋に❶を入れて温め、水溶き片栗粉適量を加えてとろみをつける。
❸ 食パン（お好みの厚さ）1枚をオーブントースターでお好みの加減に焼き、食べやすい大きさに切る。
❹ 器に❷、❸をそれぞれ盛る。

取り分け 1
うまみ とろみ
エネルギー 371 kcal
タンパク質 20.0 g
塩分 1.7 g

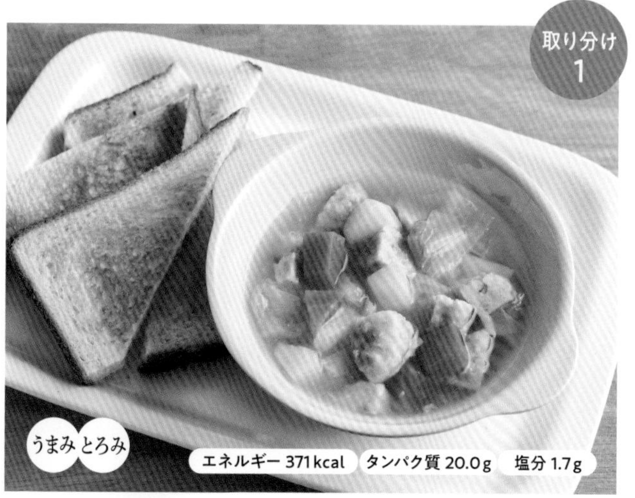

ポトフのトマト煮

トマトでうまみアップ。温泉卵でまろやかに

〈 **材料と作り方**：1人分 〉

❶ 基本メニュー1人分の具材を細かく刻む。
❷ 鍋に❶、トマト水煮缶50gを入れて温め、塩・こしょう各少々で味をととのえる。
❸ 器に❷を盛り、温泉卵（→P.124）1個を添え、粉チーズ・パセリ（みじん切り）各適量をふる。

取り分け 2
酸味 やわらか
エネルギー 325 kcal
タンパク質 22.9 g
塩分 1.6 g

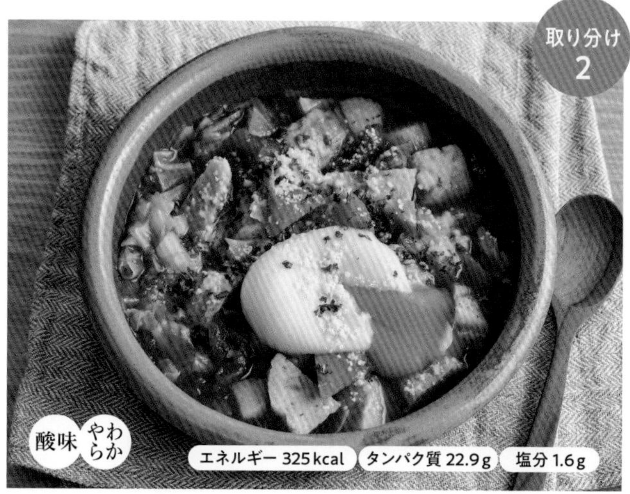

ポトフベースのカルボナーラ風

ショートパスタは、マカロニなどお好みのものを

〈 **材料と作り方**：1人分 〉

❶ 基本メニュー1人分の具材を細かく刻む。
❷ ショートパスタ（乾燥）50gをゆでてザルに上げ、オリーブオイル小さじ½、塩・こしょう各少々をまぶす。
❸ 鍋に❶、牛乳（または豆乳）200㎖、粉チーズ大さじ1、顆粒コンソメスープの素小さじ1を加えて煮込む。
❹ 塩、こしょうで味をととのえ、水溶き片栗粉適量を加えてとろみをつけ、❷を加え、さっと混ぜ合わせる。
❺ 器に盛り、パセリ（みじん切り）適宜を散らす。

取り分け 3
コク やわらか
エネルギー 627 kcal
タンパク質 31.4 g
塩分 3.8 g

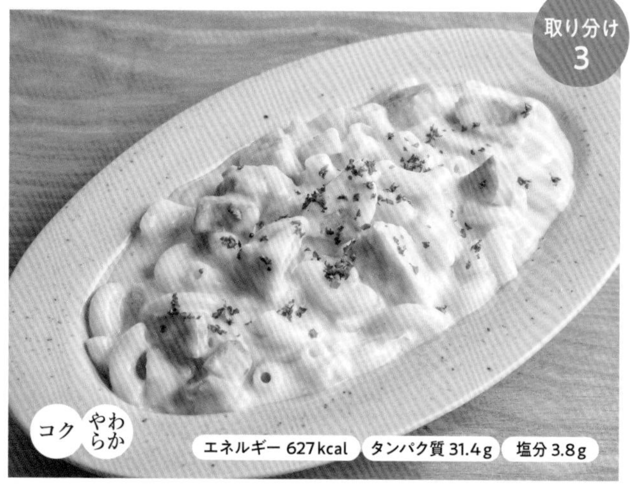

消化器術後

ミキサー&フードプロセッサーを使った**作りおき**レシピ

作りおきがあると、その日に無理なく食べられる量だけさっと使えて便利。
肉だねに使うひき肉は、脂肪が少なめのものを選びましょう。

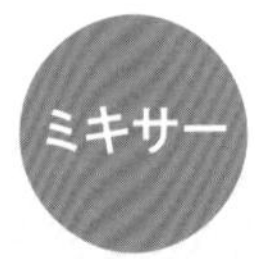

小松菜とグレープフルーツのジンジャージュース

保存期間:冷凍3日
※酸素に触れないよう、なるべく早く飲みきる。

酸味 さっぱり

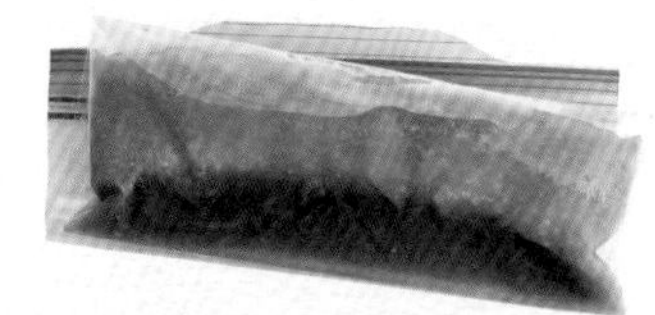

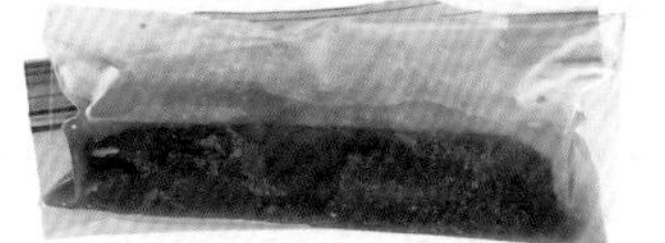

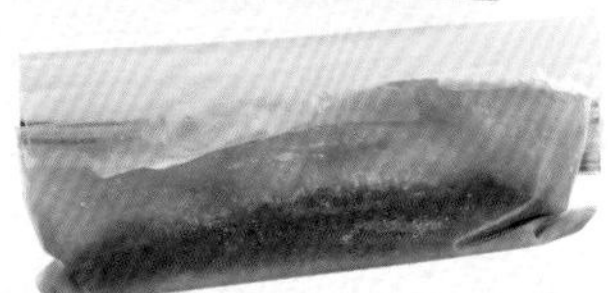

〈 **材料と作り方**:作りやすい分量 〉

1. 小松菜(ざく切り)2株分、グレープフルーツ(薄皮をむく)½個分、しょうが(薄切り)2枚をミキサーにかける。
2. 1回量ずつ小分けにして保存袋に入れ、空気を抜いて密閉する。

エネルギー 20kcal タンパク質 0.8g 塩分 0.0g
(⅓量分)

ミキサー

にんじんジュース

保存期間:冷凍3日間
※栄養価のことを考えて、なるべく早めに飲みきる。

甘み さっぱり

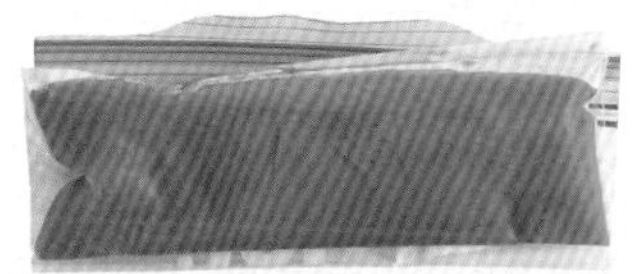

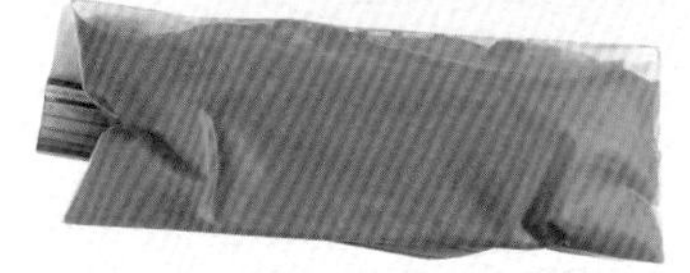

〈 **材料と作り方**:作りやすい分量 〉

1. にんじん(薄切り)大3本分、水200〜300㎖をミキサーにかける。
2. 1回量ずつ小分けにして保存袋に入れ、空気を抜いて密閉する。

エネルギー 74kcal タンパク質 1.3g 塩分 0.1g
(⅓量分)

アドバイス

保存する際には作成日や保存期限日を一包ずつに必ず記入して

ジュースや肉だねも、まとめて作ってホームフリージングしておくと便利です。ただ、市販の冷凍食品に比べてその品質は保証されません。ラップで包む・保存袋に入れるなどの作業は、極力衛生的に行うこと。その際、なるべく空気を抜くようにすると、食品の劣化を防げます。最後に、作成日や保存期限日を書いて保存しましょう。

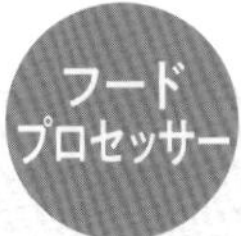

ハンバーグだね

保存期間：冷凍2週間

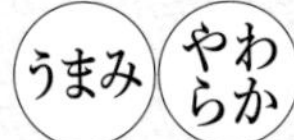

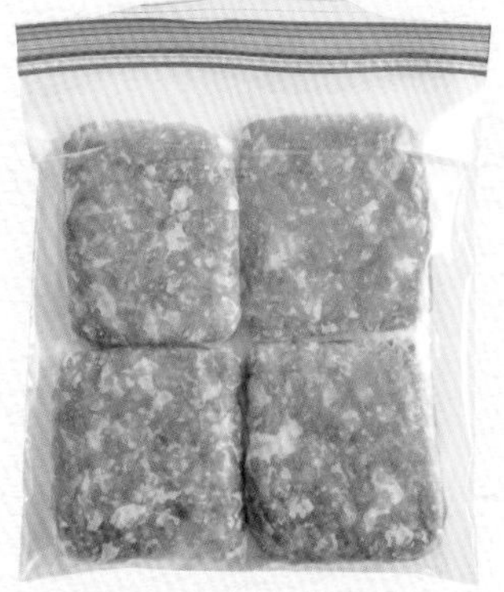

〈 **材料と作り方：**作りやすい分量 〉

1. 合いびき肉500g、玉ねぎ（ざく切り）1個分、卵1個、ナツメグ小さじ½、パン粉½カップ、牛乳100㎖、塩・こしょう・砂糖各少々をフードプロセッサーにかける。
2. 食べやすい大きさに分けてラップで包み、保存袋に入れ、空気を抜いて密閉する。

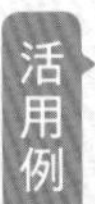

- ハンバーグ
- ミートソース
- ミートボール
- ミートローフ

エネルギー 388kcal　タンパク質 25.3g　塩分 0.4g
（¼量分）

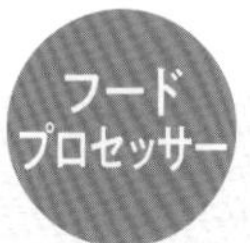

餃子だね

保存期間：冷凍2週間

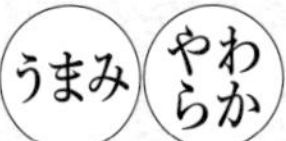

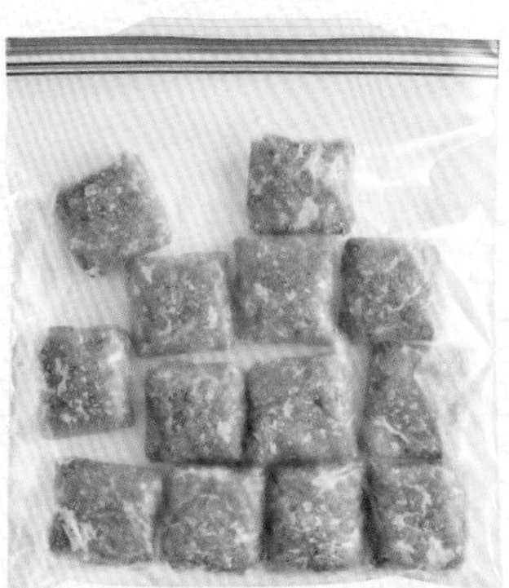

〈 **材料と作り方：**作りやすい分量 〉

1. 合いびき肉500g、キャベツ（ざく切り）⅛個分、にら（ざく切り）½束分、にんにく2片、オイスターソース大さじ1、顆粒鶏がらスープの素小さじ2、しょうゆ・砂糖各小さじ1、塩小さじ½をフードプロセッサーにかける。
2. 50gずつラップで包み、保存袋に入れ、空気を抜いて密閉する。

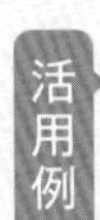

- 餃子
- チャーハンの具材
- 肉だんごスープ
- 肉そぼろ
- つくね

エネルギー 94kcal　タンパク質 6.3g　塩分 0.7g
（50gあたり）

再発予防のために健康的な生活を

がんになるリスクを減らすという情報は慎重に選択

初期のがん治療後は、再発予防の食事も気になります。「科学的根拠に基づくがんのリスク評価とがん予防ガイドライン提言に関する研究」に、食生活におけるがんのリスクや予防要因の評価がありますが、食品については「データ不十分」という結果が多いのが実際です。

すでに手術をした、抗がん剤治療を行っている、という方が食事にこだわりすぎると選択肢が狭まり、QOL（生活の質）の著しい低下、体力維持や治療継続の困難化にもつながりうるので要注意です。

2012年に公表された「がんサバイバーのための栄養と運動のガイドライン」第4版＊（米国対がん協会American Cancer Society）も参考となる情報のひとつですが、米国人とはもともとの食生活や体形が異なる部分があること、治療したがんの部位によって活用に配慮の必要があることに留意しましょう。

5つの健康習慣を参考に今までの生活習慣を改善

科学的根拠に基づいた「日本人のためのがん予防法」（国立がん研究センター 社会と健康研究センター）では、がんになるリスクが低くなる要因に、①禁煙する、②節酒する、③食生活を見直す、④体を動かす、⑤適正体重を維持する、を挙げています。③のポイントは、塩蔵食品や加工品、塩分、脂肪は控えめにし、野菜やフルーツを多く食べるなど、食事のバランスをよくすることです。

体質や生活習慣、ライフステージは人により異なるので、これを守れば絶対にがんにならない、という方法はありません。まずは、健康的な生活を心がけてはいかがでしょうか。

＊国立がん研究センターがん情報サービスにて概要を紹介しています。
https://ganjoho.jp/public/support/dietarylife/survivor.html

Part 3

悩み別

食欲不振 | 味覚変化 | 口内炎・食道炎 | 下痢・便秘 | 消化器術後

食べやすい食事レシピ

Part 2の朝・昼食のレシピは、ここでチェック。
この他にもメニューを掲載しています。
主食、主菜、副菜、汁物、
飲み物、デザートに分かれているから、
献立を考えるのにも便利です。

普通の白いごはんが食べづらい場合には、
かたさや味つけ、口当たりなどを変えてみましょう！

ごはん

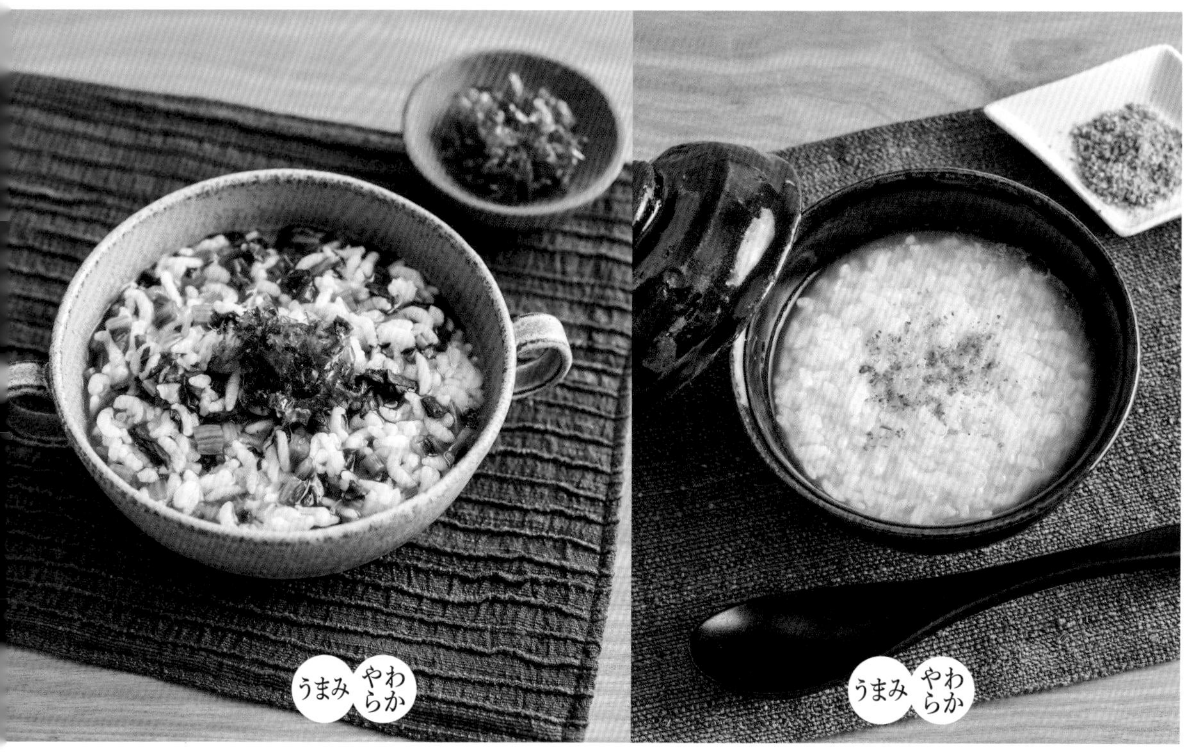

下痢・便秘　消化器術後

刻みほうれん草のおかゆ

味をつけたかつお節を、少しずつのせながら食べて

〈材料：1人分〉

ごはん………50g
ほうれん草………1株
だし汁………200㎖
Ⓐ
かつお節………3g
しょうゆ………小さじ1
みりん(煮切る)………小さじ1

〈作り方〉

1. ほうれん草はゆで、細かく刻む。
2. 鍋にだし汁、ごはんを入れ、ごはんがやわらかくなるまでコトコト煮込む。
3. 1を加えてさっと煮る。
4. 器に盛り、混ぜ合わせたⒶを添える。

エネルギー 121kcal　タンパク質 5.0g　塩分 1.1g

食欲不振　口内炎・食道炎　下痢

うまみのおかゆ

一番だしの準備が難しければ、顆粒和風だしの素を使ってもOK

〈材料：1人分〉

ごはん………50g
だし汁(一番だし)………200㎖
白すりごま………適宜

〈作り方〉

1. 鍋にだし汁、ごはんを入れ、ごはんがやわらかくなるまでコトコト煮込む。
2. 器に盛り、白すりごまを添える。

エネルギー 94kcal　タンパク質 2.1g　塩分 0.2g

アドバイス

**おかゆは
ごはんの半分のエネルギー**

通常のおかゆは、同量のごはんと比べて半分のエネルギーしかありません。これは水分が多いためです。おかゆをたくさん食べるより、その半分の重量のごはんを食べるほうがラクなら、ごはんにしてOK。ただし、よくかんで。

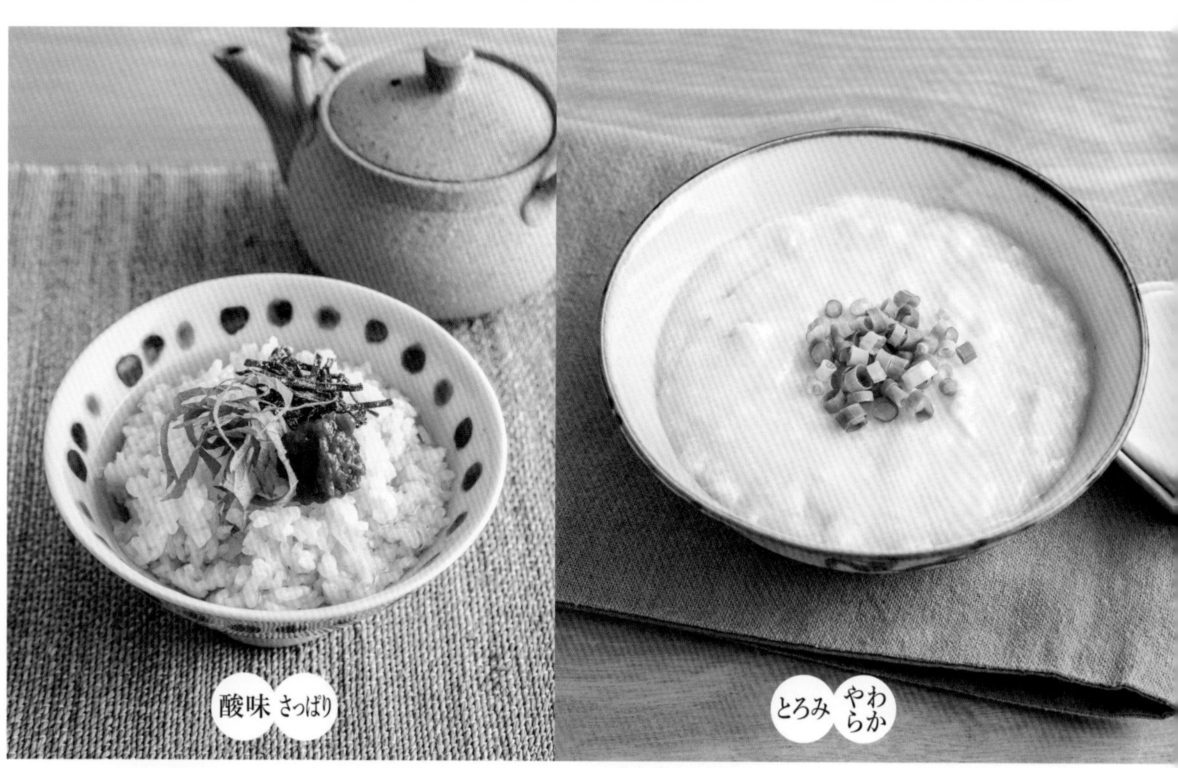

食欲不振　味覚変化

梅しそ茶漬け

だし汁のうまみと薬味の香りがおいしい。適度に冷まして

〈 材料：1人分 〉

ごはん………100g
梅干し………1個
青じそ（せん切り）
………½枚分
塩昆布（細切り）………3g
Ⓐ
だし汁（かつおだし）
………100mℓ
みりん………小さじ1
塩………小さじ¼
しょうゆ………少々

〈 作り方 〉

1. 鍋にⒶを入れ、ひと煮立ちさせる。
2. 大きめの茶碗にアツアツのごはんを盛り、梅干し、青じそ、塩昆布を添え、アツアツの1を回しかける。

エネルギー 192kcal　タンパク質 3.7g　塩分 4.0g

下痢　口内炎・食道炎　消化器術後

中華風コーンスープがゆ

卵が入っているから、タンパク質などの栄養もしっかり補給

〈 材料：1人分 〉

ごはん………50g
卵………1個
Ⓐ
コーンポタージュ
（市販／粒なし）
………200mℓ
顆粒鶏がらスープの素
………小さじ1
青ねぎ（小口切り）
………適宜

〈 作り方 〉

1. 鍋にⒶを入れてよく混ぜ合わせ、ごはんを加え、ごはんがやわらかくなるまでコトコト煮込む。
2. 卵を溶いて回し入れ、ほどよく固まるまで火を通す。
3. 器に盛り、青ねぎを添える。

エネルギー 338kcal　タンパク質 11.8g　塩分 3.0g

ごはん

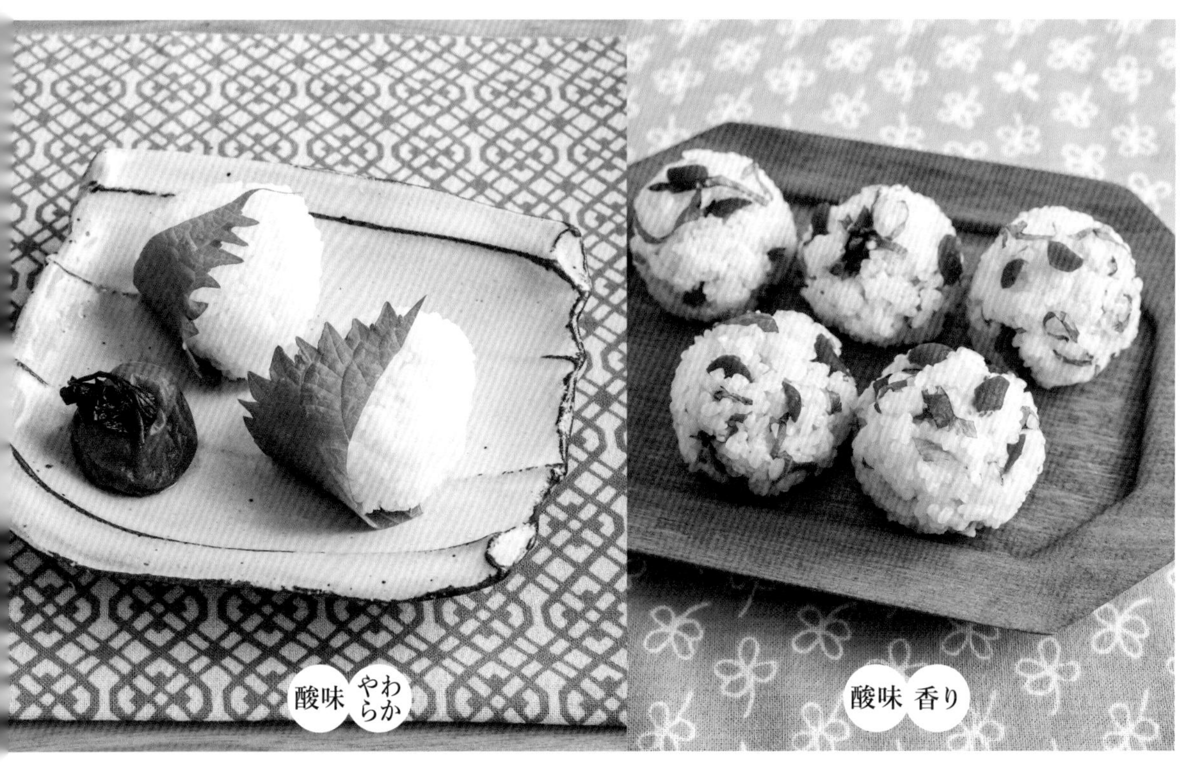

食欲不振　味覚変化　消化器術後

やわらか一口おにぎり

軟飯を使うことで、胃などへの負担を軽く

〈 材料：1人分 〉

軟飯（→P.113）………100g
塩………適量
青じそ（縦半分に切る）
………1枚分
梅干し………1個

〈 作り方 〉

1. 軟飯を2等分して握り、塩をまぶして青じそを巻く。
2. 器に盛り、梅干しを添える。

エネルギー 171kcal　タンパク質 2.6g　塩分 2.5g

食欲不振　味覚変化

カリカリ梅としその一口おにぎり

小梅のカリカリとした食感と酸味、青じその香りで変化を

〈 材料：1人分 〉

ごはん………100g
小梅………4個
青じそ………1枚
塩………適量

〈 作り方 〉

1. 小梅は実を削ぐようにして種を取り除き、実を刻む。青じそはせん切りにする。
2. ボウルにあたたかいごはん、1を入れ、よく混ぜ合わせる。
3. 一口大に握り、塩をまぶす。

エネルギー 174kcal　タンパク質 2.6g　塩分 1.2g

アドバイス

通常、主食からは必要エネルギーの50%を確保

バランスのいい食事摂取を考えると、必要エネルギー量の50%は主食から摂取するのが理想的です。主食をきちんと食べられないと、大幅なエネルギー不足になります。小分けにするなど、食べやすくなる工夫をしましょう。

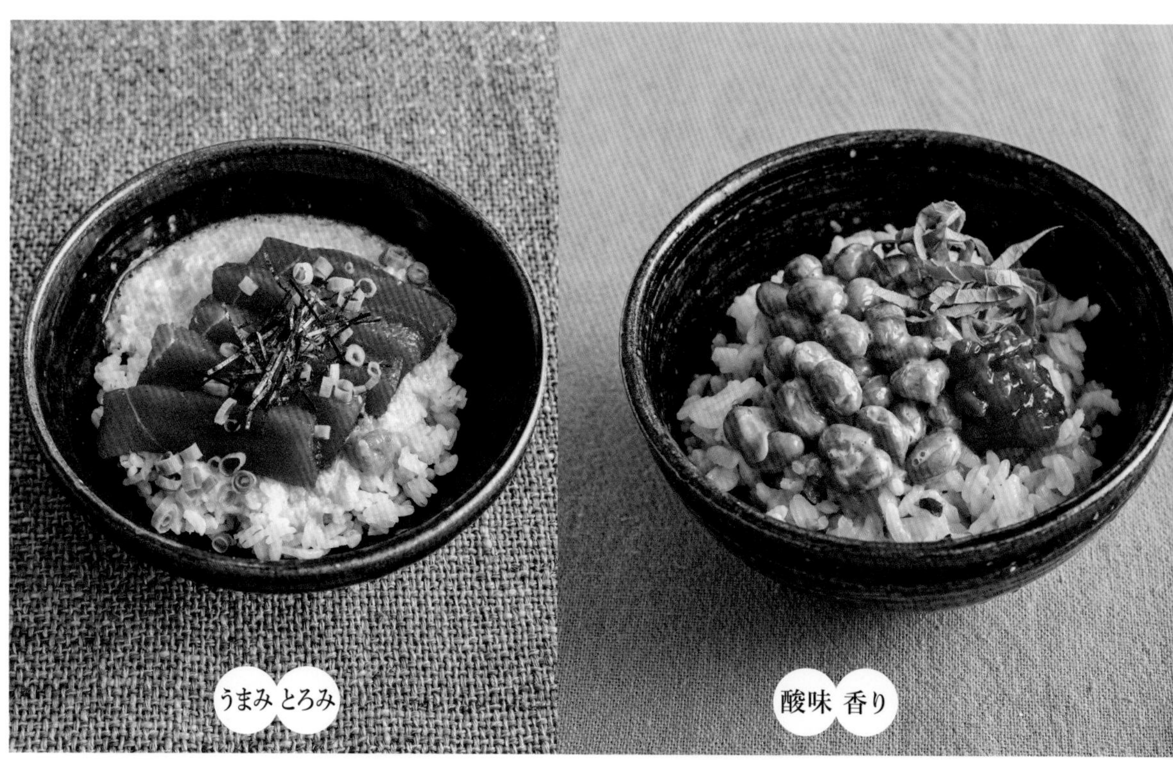

食欲不振　便秘

漬けまぐろの山かけもち麦丼

山いもともち麦ごはんの食物繊維で、便通をよく

〈 材料：1人分 〉

もち麦入りごはん（→P.113）………100g
まぐろ（刺身用切り身）………5切れ
Ⓐ
- みりん………大さじ1
- しょうゆ………大さじ1

山いも………30g
Ⓑ
- 溶き卵………½個分
- だし汁………大さじ½
- しょうゆ………数滴

刻みのり・青ねぎ（小口切り）………各適量
わさび………適宜

〈 作り方 〉

1. まぐろはバットに並べ、Ⓐをかけ、味をなじませる。
2. 山いもはすりおろし、Ⓑを加えて混ぜ合わせる。
3. 丼にごはんを盛り、2をかけ、1を並べる。
4. 刻みのり、青ねぎを散らし、わさびを添える。

エネルギー 379kcal　タンパク質 26.6g　塩分 3.0g

食欲不振　便秘

香りごはん

やわらかめの雑穀ごはんを、いろいろな具材で楽しんで

〈 材料：1人分 〉

雑穀ごはん（レトルト）………100g
水………大さじ2
Ⓐ
- 納豆………½パック
- 納豆添付のたれ………½袋

青じそ（せん切り）………1枚分
梅肉………1個分

〈 作り方 〉

1. 雑穀ごはんは商品の指定通りに温める。
2. 耐熱ボウルに1、水を入れてさっと混ぜ、ラップをかけて電子レンジで2分加熱し、さらに混ぜる。
3. 器に盛り、混ぜ合わせたⒶ、青じそ、梅肉をのせる。

エネルギー 209kcal　タンパク質 7.0g　塩分 2.2g

ごはん

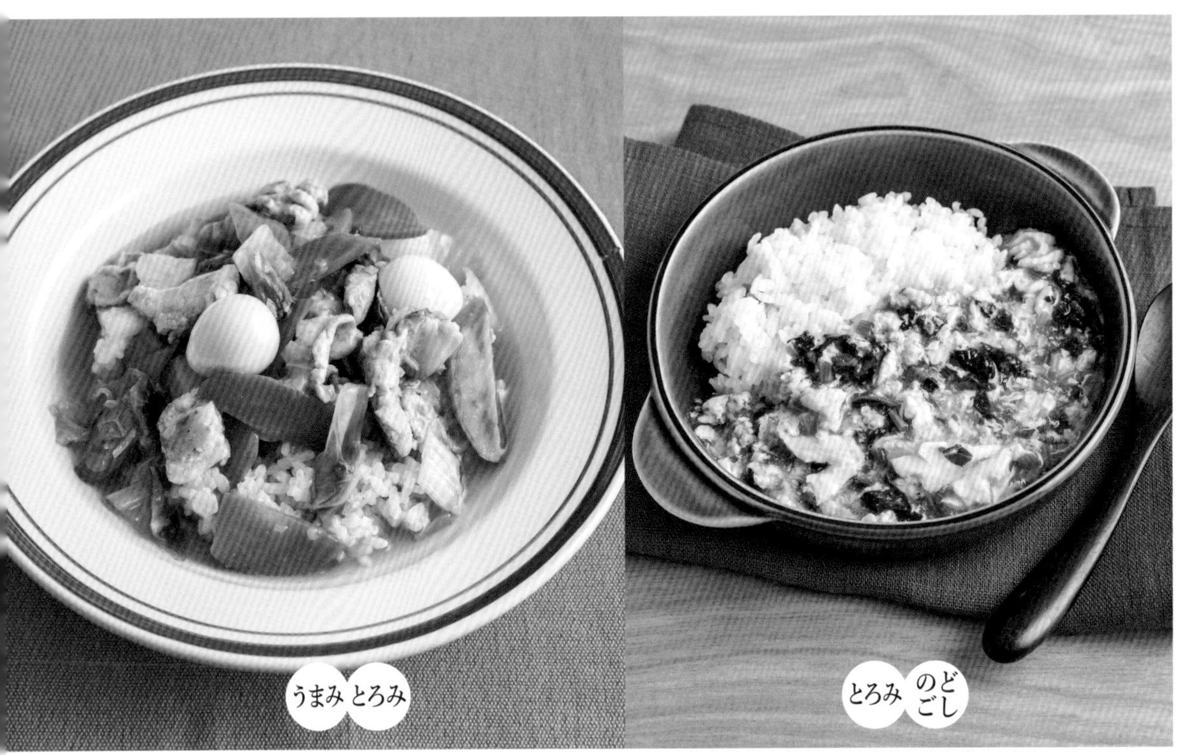

味覚変化　便秘

中華あんかけ丼

体調次第で、酢をかけてもおいしい

〈材料：1人分〉

ごはん……100g
豚ロース薄切り肉……50g
白菜……2/3枚
にんじん……20g
しょうが……1/2片
うずらの卵（水煮）……2個
Ⓐ
- 水……200ml
- 顆粒鶏がらスープの素……小さじ1
- しょうゆ……小さじ1
- 砂糖……小さじ1/2
- こしょう……少々

塩……適宜
水溶き片栗粉……小さじ2
サラダ油……小さじ1
ごま油……適宜

〈作り方〉

1. 豚肉は一口大に切る。白菜はざく切りに、にんじんは斜め薄切りに、しょうがはみじん切りにする。
2. フライパンにサラダ油を熱し、1を炒め合わせる。
3. 混ぜ合わせたⒶを加え、ほどよく煮込み、塩で味をととのえ、水溶き片栗粉でとろみをつける。
4. 器にごはんを盛り、3をのせ、ごま油をかける。

エネルギー 431kcal　タンパク質 15.8g　塩分 3.5g

食欲不振　口内炎・食道炎　消化器術後

しっとりそぼろあんかけ丼

とろみをつけることで、のどごしのいい仕上がりに

〈材料：1人分〉

ごはん……100g
鶏ひき肉……50g
ほうれん草……1株
卵……1個
Ⓐ
- めんつゆ（3倍濃縮）……大さじ1 1/2
- 水……130ml

塩・こしょう……各少々
水溶き片栗粉……適量
サラダ油……少々

〈作り方〉

1. ほうれん草はゆで、細かく刻む。
2. フライパンにサラダ油を熱し、ひき肉、塩、こしょうを入れ、ポロポロになるまで炒める。
3. 1、Ⓐを加えて煮、水溶き片栗粉でとろみをつける。
4. 卵を溶いて回し入れ、ほどよく固まるまで火を通す。
5. 器にごはんを盛り、4をかける。

エネルギー 380kcal　タンパク質 19.3g　塩分 4.1g

アドバイス

おかずと合体させることで食べやすく

抗がん剤の治療でさまざまな副作用があるとき、ごはんとおかずが別になっている定食形式の献立は食べにくいことがあります。主食とおかずが合体したメニューのほうが食べやすいなら、丼物などを上手に利用しましょう。

MEMO

玄米のこと

玄米に豊富な亜鉛には味覚を正常に保つ働きがあるので、味覚障害を防ぐためにも、不足しないよう摂取したいものです。また、食物繊維も豊富なので、便秘対策にも◎。食べづらいときは、5分づきや7分づきの米、胚芽米もOKです。ただし消化器術後は、消化のいい精白米を選びましょう。

餅のこと

食欲不振のときには、栄養価の高い食材を選ぶことで、より簡単にエネルギーを補給できます。そこで、主食には餅もおすすめです。口当たりがよく、消化も◎。餅50gを、雑煮やおしるこなど食べやすい料理にしてみましょう。飲み込みにくい場合は、あらかじめ小さくちぎると安心です。

軟飯のこと

ごはん100gと水大さじ1を耐熱ボウルに入れ、ラップをかけて電子レンジで2分20秒加熱し、さっと混ぜれば軟飯ができます。普通のごはんよりも消化にやさしく、消化器術後などにはおすすめです。同じ重量なら、おかゆよりもエネルギーを摂取できるので、食欲不振時に取り入れてみても。

もち麦入りごはんのこと

米1合に対してもち麦大さじ1を加え、少し多めの水で普通に炊飯すると、もち麦入りごはんができます。もち麦には水溶性食物繊維が豊富なので、便秘の改善におすすめの食材です。あわせて、水分もきちんと補給することがポイント。便がやわらかくなって、出しやすくなります。

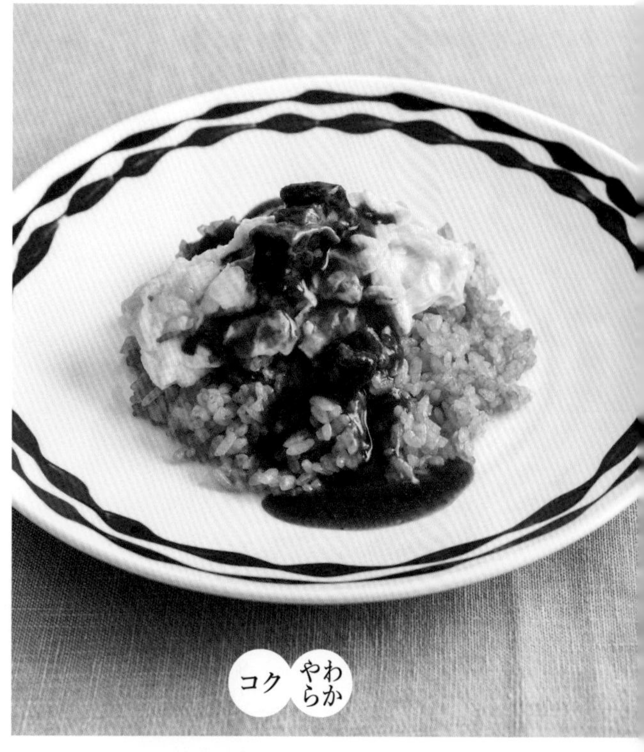

味覚変化　口内炎・食道炎

簡単オムライス

ふんわり卵とビーフシチューでケチャップライスが食べやすい

〈 材料：1人分 〉

- ごはん……100g
- Ⓐ
  - トマトケチャップ……大さじ1
  - 顆粒コンソメスープの素……小さじ½
  - 塩・こしょう……各少々
- Ⓑ
  - 卵……2個
  - 牛乳……大さじ2
  - 塩……小さじ¼
- ビーフシチュー（レトルト）……30g
- バター……5g
- サラダ油……少々

〈 作り方 〉

1. フライパンにサラダ油を熱し、ごはん、Ⓐを炒め合わせ、器に盛る。
2. 1のフライパンをさっと洗ってバターを熱し、混ぜ合わせたⒷを流し入れて大きくかき混ぜ、ふんわりとしたスクランブルエッグにして1にのせる。
3. ビーフシチューを温め、2にかける。

エネルギー 439kcal　タンパク質 18.0g　塩分 3.8g

食事系でもおやつ系でも、アレンジの幅が広いパン。
ふわふわの食感も生かして食べやすく仕上げましょう。

パン

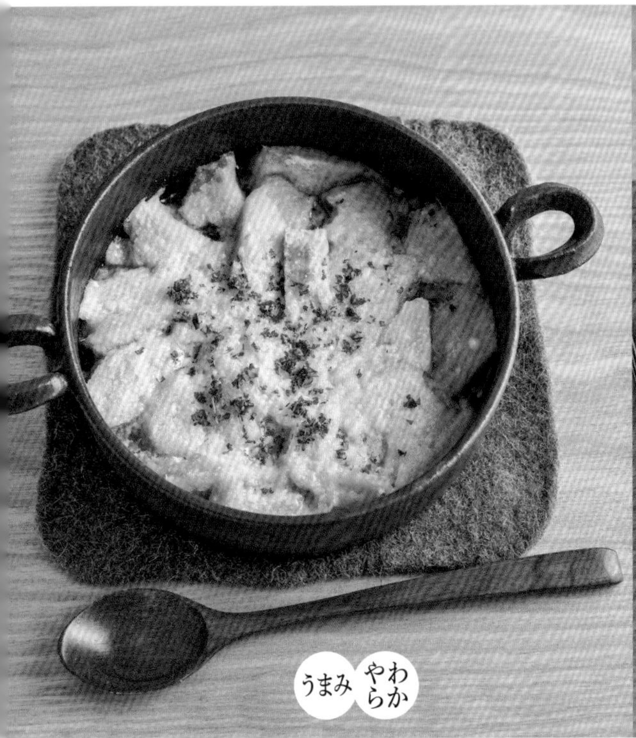

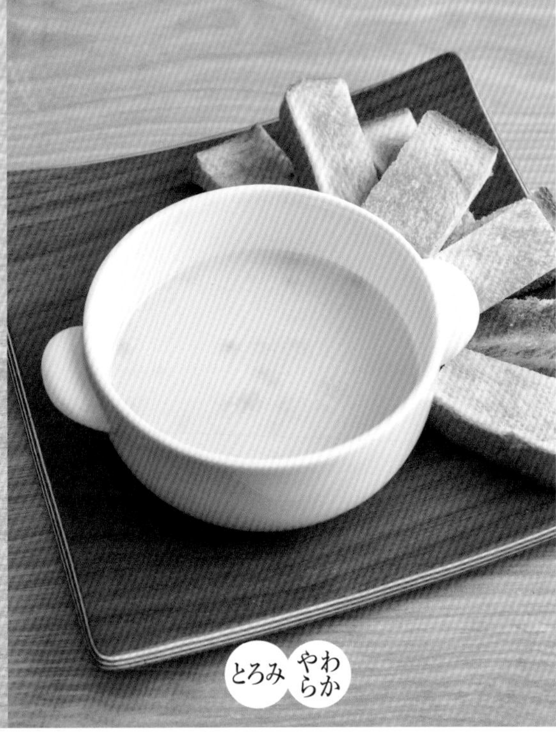

食欲不振 | 口内炎・食道炎 | 消化器術後

オニオングラタンスープのパンがゆ

食パンではなく、ロールパン1個を使ってもOK

〈 材料：1人分 〉

食パン（6枚切り）………½枚
オニオングラタンスープ（市販）………200㎖
粉チーズ（またはミックスチーズ）………大さじ1
パセリ（みじん切り）………適宜

〈 作り方 〉

1. 食パンは耳を切り落とし、適当な大きさにちぎる。
2. 鍋にオニオングラタンスープを入れて温め、1を加えて煮込む。
3. 耐熱容器に入れて粉チーズをふり、オーブントースターやグリルでこんがり焼く。
4. パセリを散らす。

エネルギー 176kcal | タンパク質 8.1g | 塩分 2.2g

食欲不振 | 下痢

コーンポタージュのパンがゆ

トーストをコーンポタージュにひたしながら食べて

〈 材料：1人分 〉

食パン（お好みの厚さ）………1枚
コーンポタージュ（市販）………200㎖

〈 作り方 〉

1. 食パンはオーブントースターでお好みの加減に焼き、食べやすい大きさに切る。
2. 器に温かいコーンポタージュを注ぎ、1を添える。

エネルギー 304kcal | タンパク質 8.7g | 塩分 2.1g

アドバイス

炊飯のにおいが苦手な方はパンで対応を

抗がん剤治療中は嗅覚にも変化が生じることがあり、妊娠時のつわりのように、ごはんの炊けるにおいが吐き気を誘発することがあります。その場合は、朝食に限らず昼食と夕食にもパンを取り入れて対応しましょう。

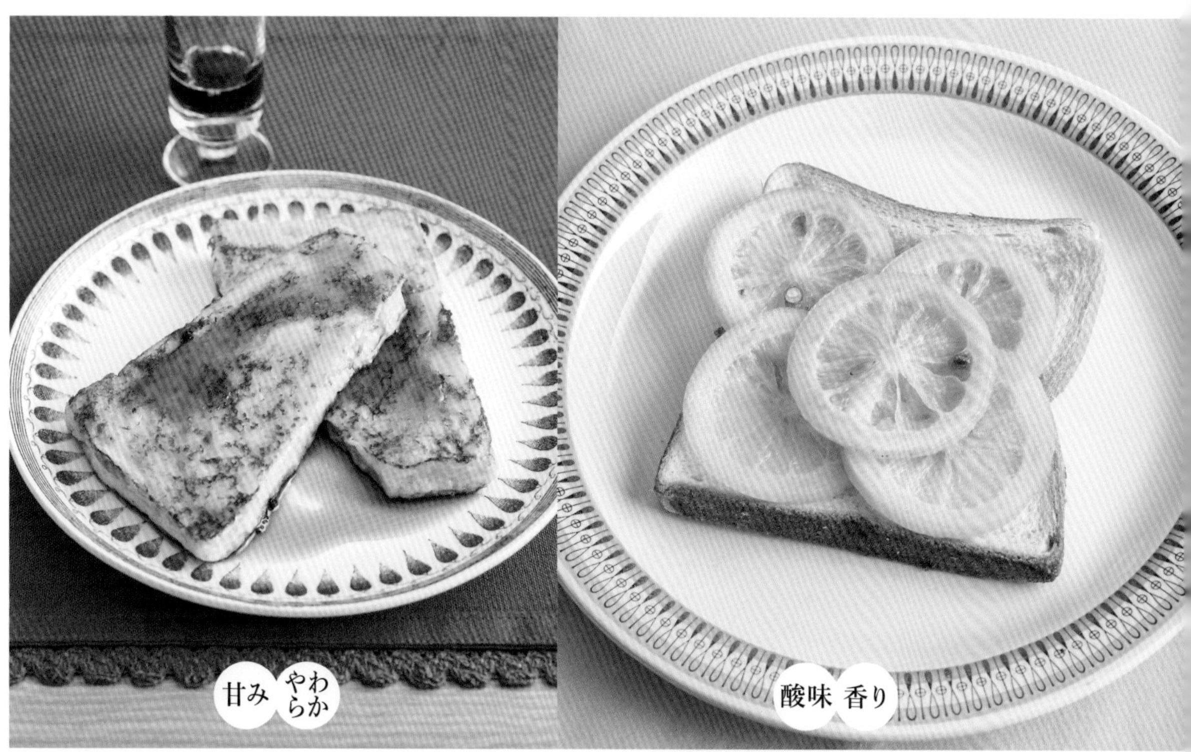

食欲不振 口内炎・食道炎 消化器術後

フレンチトースト

じゅわっとやさしい口当たり。砂糖の量はお好みで

〈 材料：1人分 〉

食パン（6枚切り）………1枚

Ⓐ
- 牛乳………50㎖
- 溶き卵………½個分
- 砂糖………小さじ2
- バニラエッセンス………数滴

バター………5g
メープルシロップ………適量

〈 作り方 〉

1. 食パンは耳を切り落とす。
2. ボウルにⒶを入れ、混ぜ合わせてバットに移し、1の両面をよくひたす。
3. フライパンを温め、バターを入れて溶かし、2を卵液ごと入れ、ふたをして両面をふんわり焼く。
4. 食べやすい大きさに切って器に盛り、メープルシロップをかける。

エネルギー 321kcal　タンパク質 10.8g　塩分 1.1g

食欲不振 味覚変化

レモンコンポートのトースト

味わいさわやか。レモンを細かく刻むと、食べやすさアップ

〈 材料：1人分 〉

食パン（8枚切り）………1枚

*レモンコンポート：作りやすい分量

レモン（無農薬）………1個

Ⓐ
- グラニュー糖………大さじ3
- 白ワイン………大さじ2

〈 作り方 〉

1. レモンは薄い輪切りにする。
2. 耐熱ボウルに1、Ⓐを入れてさっと混ぜ合わせ、ラップをかけて電子レンジで3分30秒加熱し、冷ます。
3. 食パンをオーブントースターでお好みの加減に焼き、2を適量のせる。

※ レモンコンポートのシロップにお湯を注ぐと、ホットレモンになります。

エネルギー 229kcal　タンパク質 5.1g　塩分 0.6g

パン

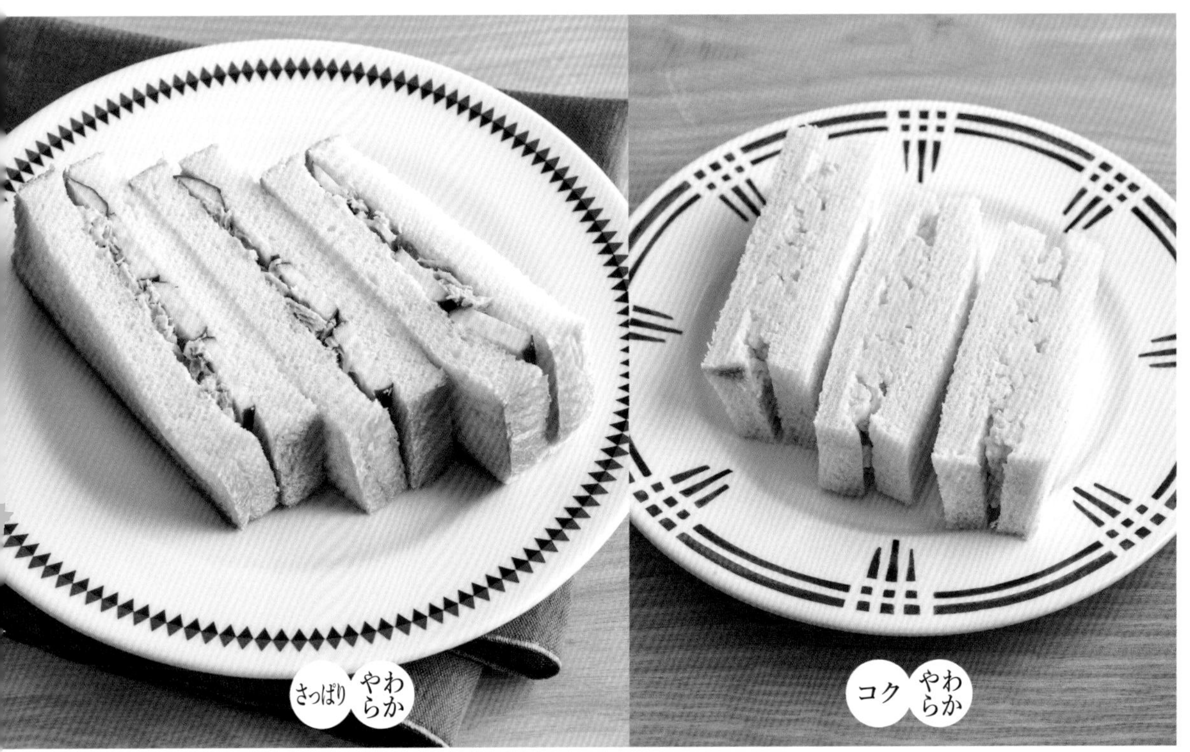

食欲不振

きゅうりとツナのサンドイッチ

さっぱりと食べられる。ツナにマヨネーズを少々加えても◎

〈 材料：1人分 〉

サンドイッチ用パン ………2枚
きゅうり………⅓本
ツナ水煮缶………30g
バター………適量

〈 作り方 〉

1. きゅうりは縦薄切りにし、ツナは汁けをきる。
2. パンの片面にバターを薄く塗り、1をはさむ。
3. ラップで包んで落ち着かせ、食べやすい大きさに切る。

エネルギー 113kcal　タンパク質 7.3g　塩分 0.6g

食欲不振　消化器術後

とろとろスクランブルエッグのサンドイッチ

しっとりとした具材と合わせることで、パンが食べやすく

〈 材料：1人分 〉

サンドイッチ用パン ………2枚
Ⓐ 卵………1個
Ⓐ 生クリーム ………大さじ2
Ⓐ 塩・こしょう ………各少々
マヨネーズ………大さじ1

〈 作り方 〉

1. ボウルにⒶを入れ、混ぜ合わせる。
2. フライパンを温め、バター少々を入れて溶かし、1を流し入れてやわらかなスクランブルエッグにする。
3. パンの片面にマヨネーズを薄く塗り、 2をはさむ。
4. ラップで包んで落ち着かせ、食べやすい大きさに切る。

エネルギー 362kcal　タンパク質 9.1g　塩分 1.1g

アドバイス

倦怠感があるなら手づかみできる食事を

抗がん剤治療では倦怠感が生じることもよくあり、これが食欲不振の原因にもなります。そんなとき、ベッド上やリクライニングの状態で食べやすいサンドイッチはおすすめ。ラップなどで包むと、より食べやすくなります。

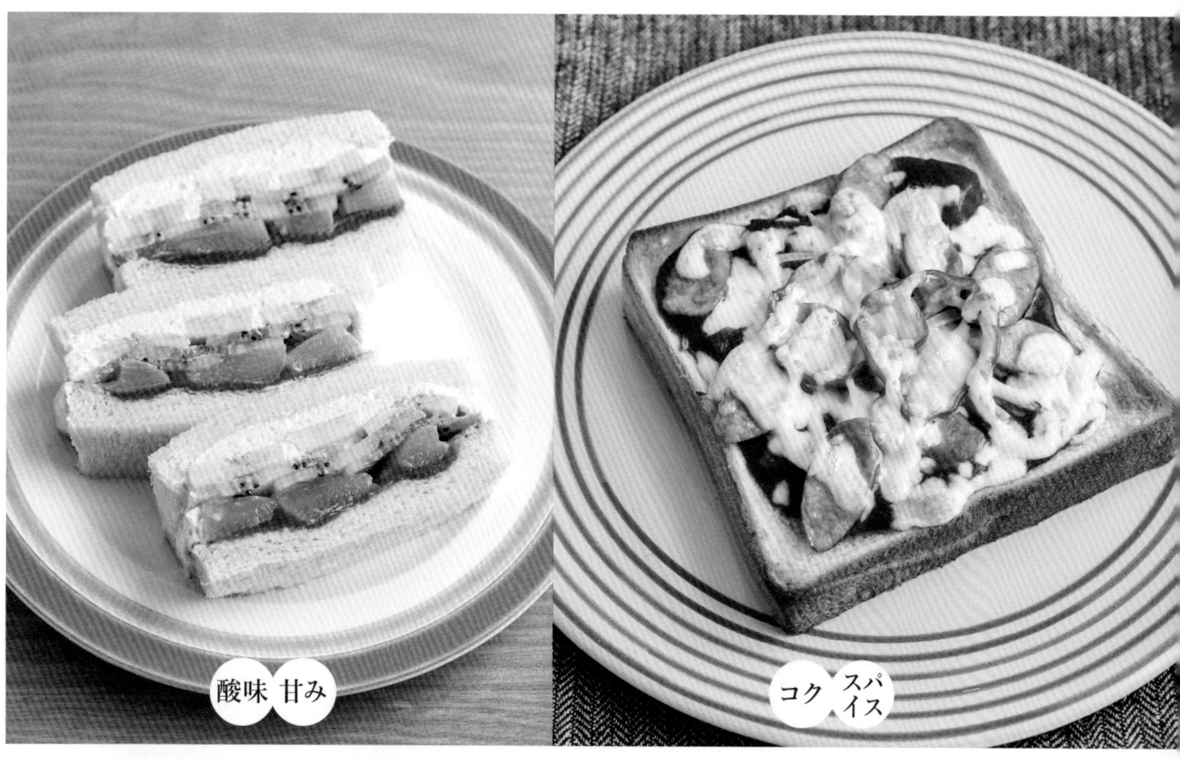

食欲不振　味覚変化

フルーツあんサンド

塩味を強く感じる場合におすすめ。食べやすいフルーツで

〈 材料：1人分 〉

サンドイッチ用パン………2枚
バナナ・キウイフルーツ・黄桃缶………各適量
こしあん………大さじ2
ホイップクリーム………適量
バター………適量

〈 作り方 〉

1. フルーツはパンではさみやすい大きさに切る。
2. 食パン1枚の片面にバターを薄く塗り、さらにこしあんを塗る。
3. 1、ホイップクリームをのせ、もう1枚のパンではさむ。
4. ラップで包んで落ち着かせ、食べやすい大きさに切る。

エネルギー 277kcal　タンパク質 7.4g　塩分 0.5g

味覚変化

ふんわりカレーマヨトースト

カレーは、あまり辛くないものを使って

〈 材料：1人分 〉

食パン（8枚切り／耳までやわらかいもの）………1枚
ピーマン（輪切り）………2枚
玉ねぎ（薄切り）………適量
ウインナーソーセージ（斜め薄切り）………1本分
カレー（レトルト）………大さじ3
ミックスチーズ………大さじ2
マヨネーズ………適量
バター………適量

〈 作り方 〉

1. 耐熱ボウルにカレーを入れ、ふんわりラップをかけ、電子レンジで40秒加熱する。
2. 食パンに薄くバターを塗り、1、ピーマン、玉ねぎ、ウインナーをのせる。
3. チーズをのせてマヨネーズを細く絞り出し、オーブントースターやグリルでこんがり焼く。

エネルギー 379kcal　タンパク質 13.7g　塩分 2.0g

うどんやそうめんの他、パスタはロングとショートで種類豊富。
食べやすいものを選んでみましょう。

麺・パスタ

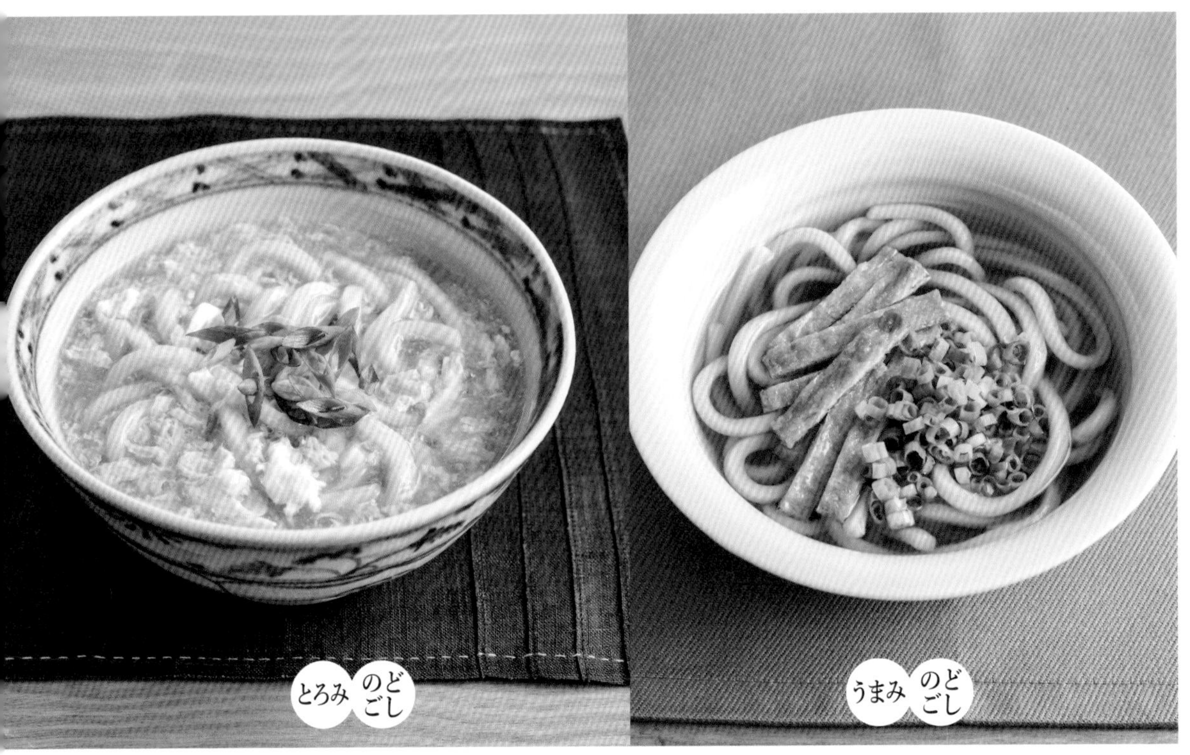

食欲不振 口内炎・食道炎 下痢

卵とじうどん

ふんわり火を通した卵がからんで、おいしく食べられる

〈 材料：1人分 〉

うどん(ゆでまたは冷凍) ………150g
卵………1個
Ⓐ めんつゆ(3倍濃縮) ………大さじ2
Ⓐ 水………300mℓ
水溶き片栗粉………大さじ1
青ねぎ(斜め小口切り) ………適量

〈 作り方 〉

1. 鍋にⒶを入れてひと煮立ちさせ、うどんを加えて煮込む。
2. 水溶き片栗粉を加えてとろみをつけ、卵を溶いて回し入れ、ふんわり浮いてくるまで火を通す。
3. 器に盛り、青ねぎを添える。

エネルギー 304kcal　タンパク質 12.0g　塩分 4.8g

食欲不振 味覚変化

きつねうどん

シンプルであっさり。ゆずの皮を添えて香りを楽しんでも◎

〈 材料：1人分 〉

うどん(ゆでまたは冷凍) ………150g
いなり用味つき油揚げ(市販) ………½枚
Ⓐ めんつゆ(3倍濃縮) ………大さじ2
Ⓐ 水………300mℓ
青ねぎ(小口切り)………適宜

〈 作り方 〉

1. 油揚げは細切りにする。
2. 鍋にⒶを入れて温め、うどんを加えてほどよく煮込む。
3. 器に盛り、1、青ねぎを添える。

エネルギー 239kcal　タンパク質 7.7g　塩分 4.9g

アドバイス

消化にやさしい温かい煮込み麺

抗がん剤治療中、消化器や粘膜に障害が生じることがあります。消化器の機能を正常に保つためにも、温かいものを食べることが望ましいです。これによって、副交感神経を優位にし、リラックス効果を得ることもできます。

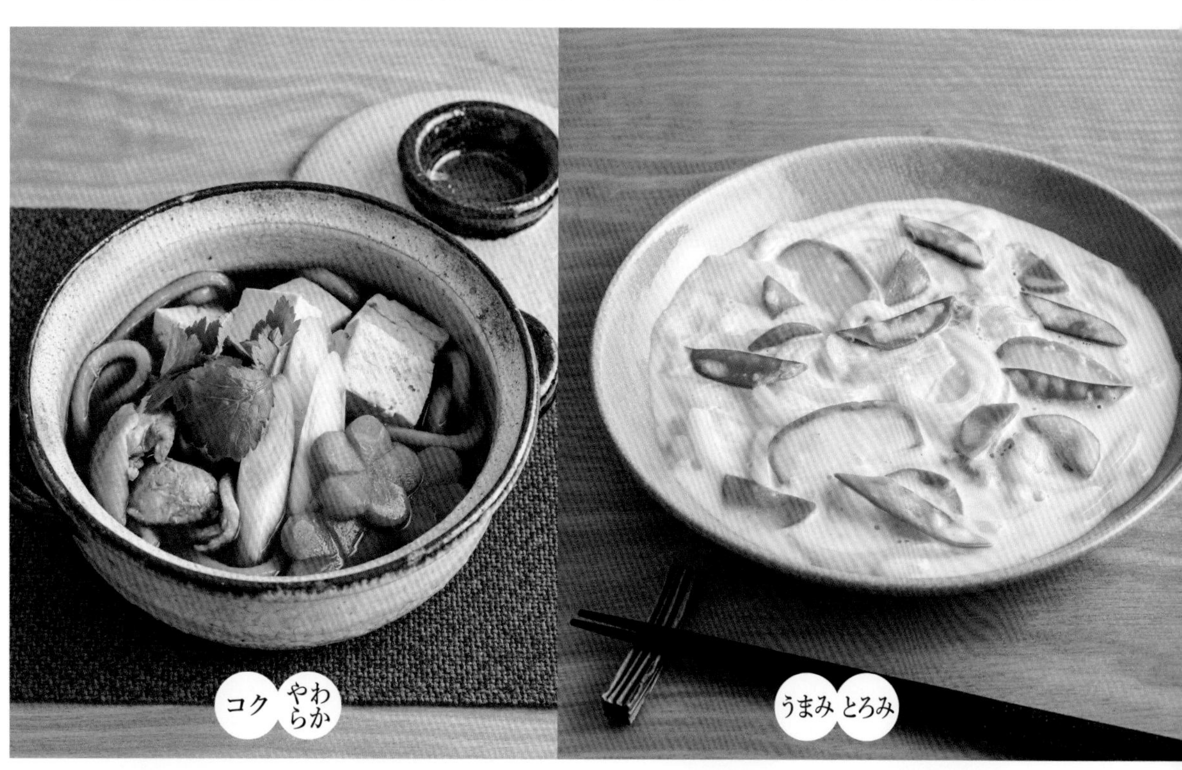

食欲不振　下痢

みそ煮込みうどん

お腹がじんわり温まる。タンパク質などの栄養補給もバッチリ

〈 材料：1人分 〉

うどん（ゆでまたは冷凍）………150g
鶏もも肉………50g
木綿豆腐………¼丁
にんじん………20g
長ねぎ………¼本
Ⓐ
- だし汁………300㎖
- みそ（赤だし）………大さじ1½
- めんつゆ（3倍濃縮）………大さじ1

三つ葉（ざく切り）………適量

〈 作り方 〉

1. 鶏肉は一口大に、豆腐は食べやすい大きさに切る。にんじんは輪切りにし、飾り包丁を入れる。長ねぎは斜めぶつ切りにする。
2. 鍋にⒶを入れてひと煮立ちさせ、1を加えて火を通す。
3. うどんを加えて味を煮含め、三つ葉を添える。

エネルギー 407kcal　タンパク質 23.1g　塩分 6.5g

食欲不振　下痢

ミルクうどん

ミルクスープにカラフルな具材が映える見た目もポイント

〈 材料：1人分 〉

うどん（ゆでまたは冷凍）………150g
白菜………⅓枚
にんじん………20g
かまぼこ………20g
Ⓐ
- 牛乳………300㎖
- 顆粒鶏がらスープの素………小さじ2
- しょうゆ………小さじ½
- 砂糖………小さじ½
- 塩・こしょう………各少々

水溶き片栗粉………適量
絹さや（塩ゆで／半分に切る）………3枚分

〈 作り方 〉

1. 白菜は一口大のそぎ切りに、にんじんは半月切りにし、かまぼこは薄く切る。
2. 鍋にⒶを入れてひと煮立ちさせ、1、うどんを加えてよく火を通す。
3. 塩、こしょうで味をととのえ、水溶き片栗粉でとろみをつける。
4. 器に盛り、絹さやを添える。

エネルギー 429kcal　タンパク質 18.2g　塩分 4.9g

麺・パスタ

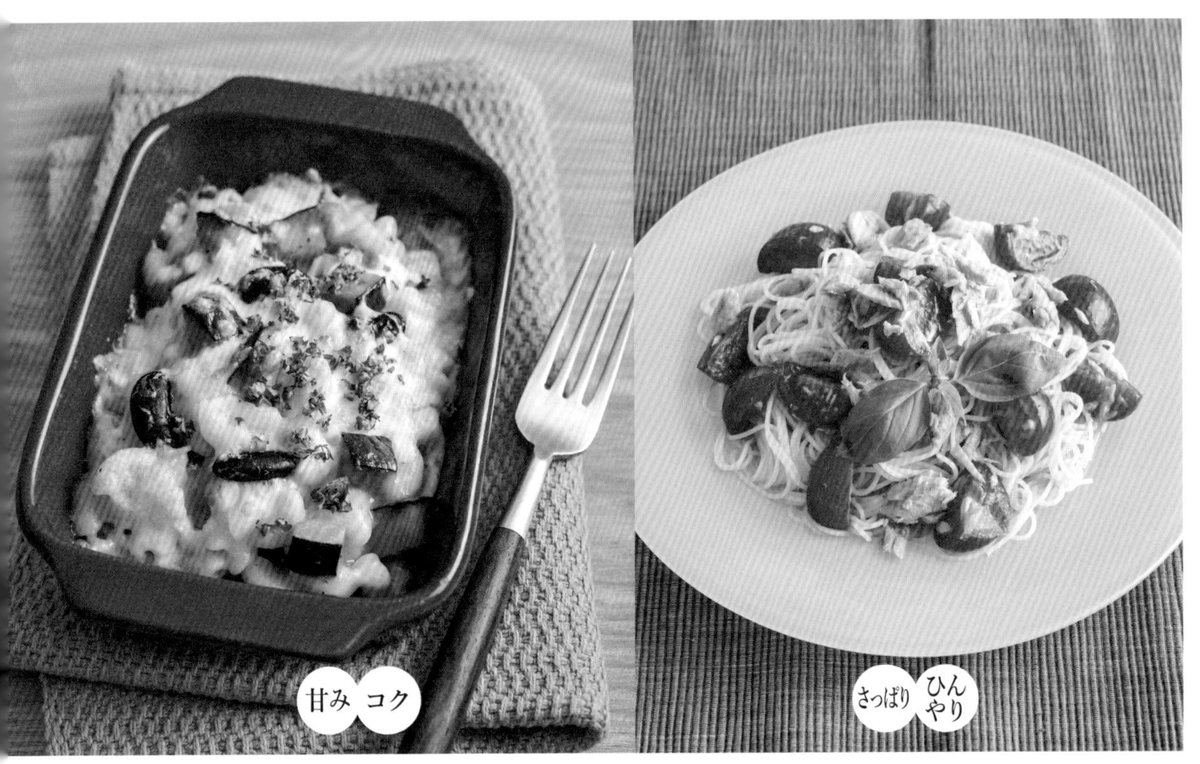

便秘

かぼちゃと豆のグラタン

カルボナーラに具材を加えて、食物繊維たっぷりに！

〈 材料：1人分 〉

マカロニ（乾燥）………50g
かぼちゃ………50g
ミックスビーンズ
（ドライパック）………大さじ1
スライスハム………1枚
Ⓐ
オリーブオイル
………小さじ1
塩・こしょう
………各少々
パスタ用カルボナーラソース
（市販）………130g
ミックスチーズ………大さじ2
パセリ（みじん切り）
………適量

〈 作り方 〉

1. マカロニはゆでてザルに上げ、Ⓐをあえる。かぼちゃは皮ごとラップに包み、電子レンジで1分30秒加熱し、1cm角に切る。ハムは1cm四方に切る。
2. ボウルに1、ミックスビーンズ、カルボナーラソースを入れ、よく混ぜ合わせる。
3. 耐熱容器に入れ、チーズをのせ、オーブントースターやグリルでこんがり焼く。
4. パセリを散らす。

エネルギー 466kcal　タンパク質 18.2g　塩分 3.1g

食欲不振　味覚変化

トマトとツナの冷製パスタ

酸味やうまみのある具材と味つけで食べやすく

〈 材料：1人分 〉

パスタ（乾燥／カッペリーニなど細いもの）………50g
ミニトマト………4個
ツナ水煮缶………30g
Ⓐ
オリーブオイル
………小さじ1
塩・こしょう
………各適量
和風ドレッシング（市販）
………大さじ2
塩・こしょう………各適宜
バジル………適量

〈 作り方 〉

1. パスタはゆで、冷水にとってザルに上げ、Ⓐをあえる。
2. ミニトマトは縦4等分に切る。ツナは汁けをきる。
3. ボウルに1、2、ドレッシングを入れてよくあえ、塩、こしょうで味をととのえる。
4. 器に盛り、バジルを添える。

エネルギー 291kcal　タンパク質 12.6g　塩分 3.2g

アドバイス

症状に合わせて麺も使い分けを

のどごしがいい麺は、早食いしがちなので問題になることがあり、また、原料にかんすいが使われている中華麺は、消化によくありません。症状に応じて麺を選び、適切な食べ方をするように心がけましょう。

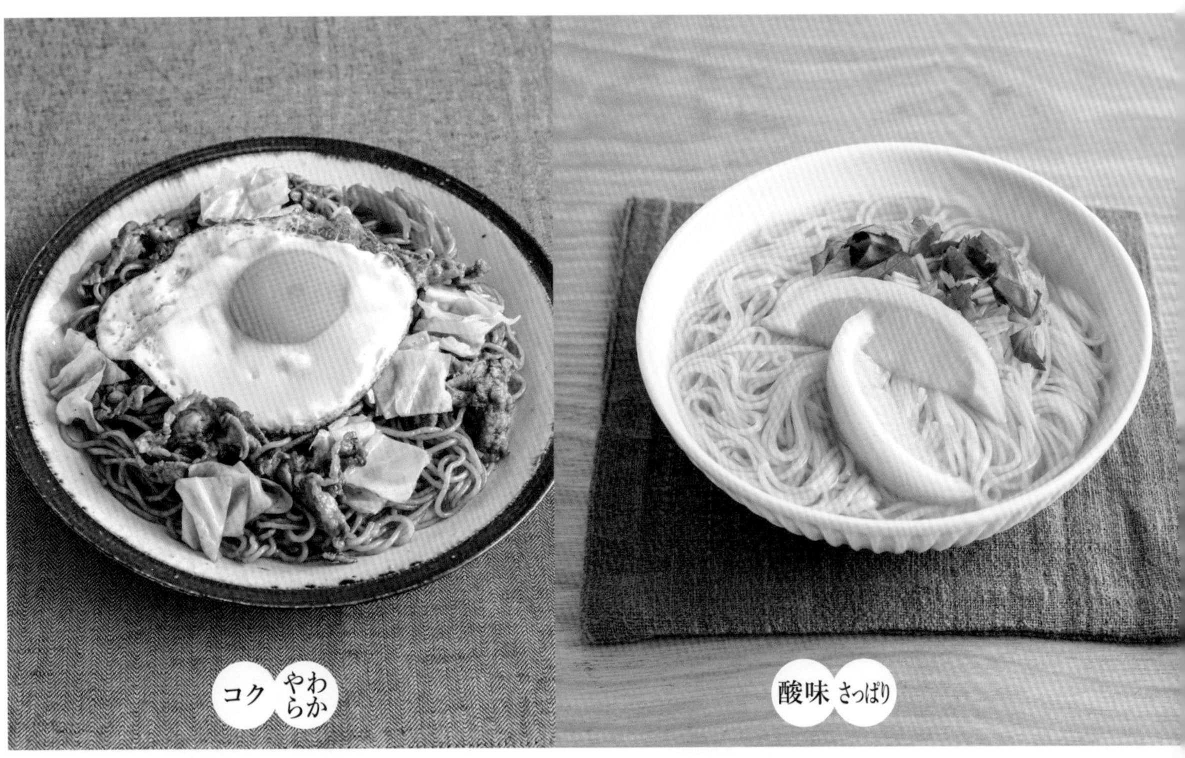

味覚変化

屋台風焼きそば

味を感じにくい場合に◎。適宜青のり、天かす、マヨネーズを

〈 材料：1人分 〉

蒸し中華麺………150g
蒸し中華麺添付のソース………1人分
キャベツ………1枚
豚こま切れ肉………50g
Ⓐ しょうゆ………小さじ1
　 みりん………小さじ1
卵………1個
サラダ油………適量
紅しょうが………適量

〈 作り方 〉

1. キャベツはざく切りにする。
2. 豚肉はボウルに入れ、Ⓐを加え、味をなじませる。
3. フライパンにサラダ油少量を熱し、2を色が変わるまで炒め、麺を加えて炒め合わせる。
4. 1を加えてよく炒め合わせ、ソースを加えてさらに炒め合わせ、器に盛る。
5. フライパンにサラダ油少量を熱し、卵を割り入れて目玉焼きにし、4にのせ、紅しょうがを添える。

エネルギー 557kcal　タンパク質 24.6g　塩分 3.4g

食欲不振　味覚変化

さわやかにゅうめん

レモンを加えて煮込み、さわやかな香りとやわらかな食感に

〈 材料：1人分 〉

そうめん（乾燥）………50g
レモン（無農薬）………1/4個
Ⓐ めんつゆ（3倍濃縮）………大さじ1
　 水………200mℓ
三つ葉（ざく切り）………適量

〈 作り方 〉

1. そうめんはゆで、冷水にとってザルに上げる。
2. レモンは縦半分に切る。
3. 鍋にⒶを入れてひと煮立ちさせ、2、1を加えて温める。
4. レモンごと器に盛り、三つ葉を添える。

エネルギー 213kcal　タンパク質 6.0g　塩分 4.0g

シリアル・粉物

気分を変えて、粉物などの食事もいいですね。
パン同様、幅広い味つけで楽しみましょう。

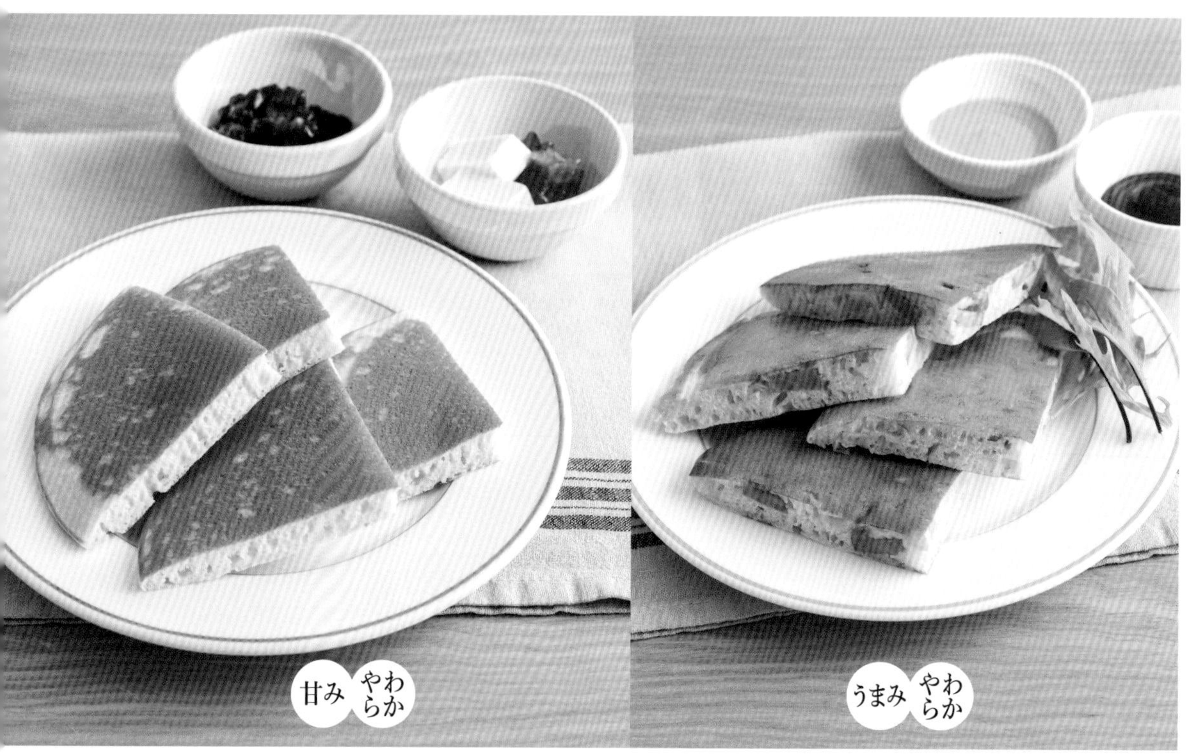

食欲不振 | 味覚変化 | 消化器術後

甘いパンケーキ

塩味が食べづらいなら、おやつのようなトッピングで！

〈 材料：1人分 〉

Ⓐ
- ホットケーキミックス（市販）……50g
- 溶き卵……½個分
- 牛乳……大さじ2

サラダ油……適量
ジャム・バター・粒あん……各適宜

〈 作り方 〉

1. ボウルにⒶを入れ、泡立て器でなめらかになるまでよく混ぜ合わせる。
2. フライパンにサラダ油を薄く引いて熱し、1を丸く流し入れ、両面をこんがり焼いて中心まで火を通す。
3. 4等分に切って器に盛り、ジャム、バター、粒あんを添える。

エネルギー 324kcal　タンパク質 8.5g　塩分 0.7g

食欲不振 | 味覚変化

食事パンケーキ

具材がごろごろ入っているから、味も食感も◎

〈 材料：1人分 〉

Ⓐ
- ホットケーキミックス（市販）……50g
- 溶き卵……½個分
- 牛乳……大さじ2

Ⓑ
- ミックスチーズ……大さじ2
- ホールコーン缶……大さじ1
- ウインナーソーセージ（輪切り）……1本分

サラダ油……適量
ベビーリーフ・マスタード・トマトケチャップ……各適宜

〈 作り方 〉

1. ボウルにⒶを入れ、泡立て器でなめらかになるまでよく混ぜ合わせ、Ⓑを加えてさらに混ぜ合わせる。
2. フライパンにサラダ油を薄く引いて熱し、1を丸く流し入れ、両面をこんがり焼いて中心まで火を通す。
3. 4等分に切って器に盛り、ベビーリーフ、マスタード、ケチャップを添える。

エネルギー 407kcal　タンパク質 15.8g　塩分 1.6g

アドバイス

食事に変化をつけられる粉物

消化器術後に限らず、抗がん剤治療中は食欲がなくなり一度に多くは食べられないことも。甘いおやつ風からおかず風まで、味覚の変化に対応できるホットケーキミックスやお好み焼き粉、シリアルなどを活用しましょう。

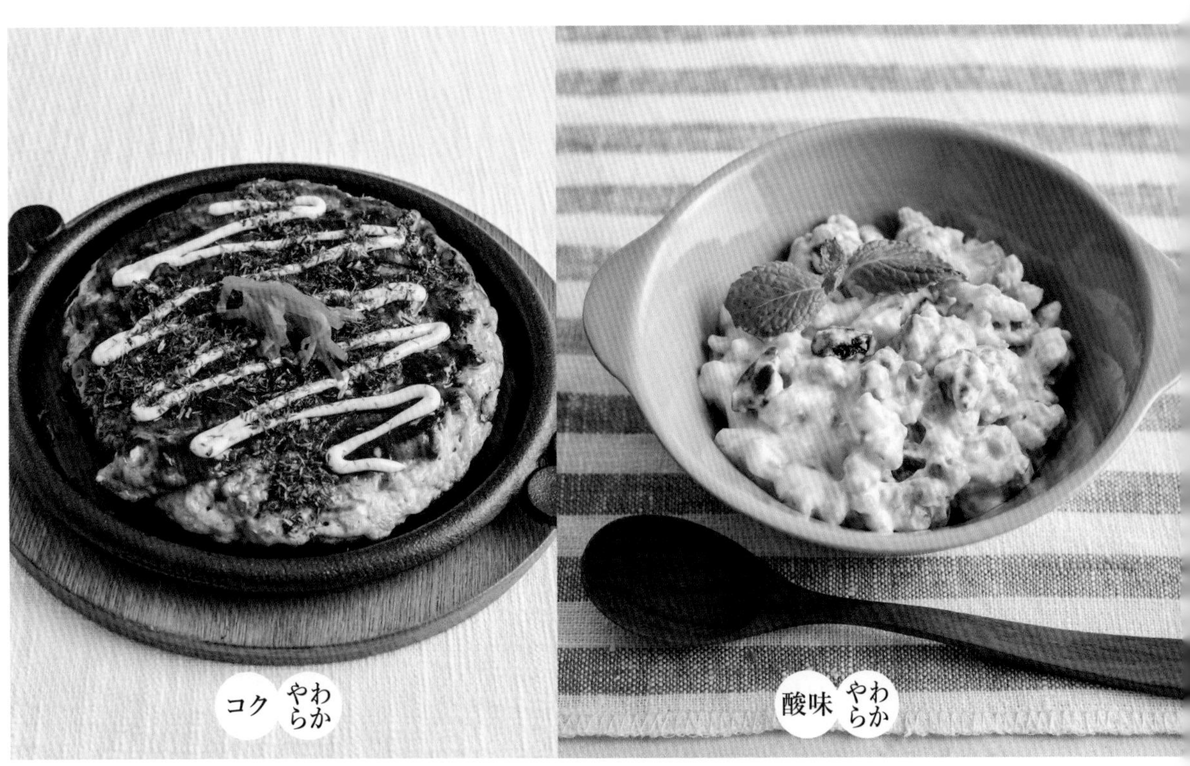

味覚変化　便秘

お好み焼き

ソース、マヨネーズ、紅しょうが、青のりはお好みで味に変化を

〈 材料：1人分 〉

- 豚バラ薄切り肉………4枚
- キャベツ（細かく刻む）………2枚分
- Ⓐ
  - お好み焼き粉………40g
  - 卵………1個
  - 水………大さじ1½
- 焼き肉のたれ（市販）………小さじ2
- サラダ油………少々
- お好みソース・マヨネーズ・紅しょうが・青のり………各適宜

〈 作り方 〉

1. ボウルにⒶ、キャベツを入れ、よく混ぜ合わせる。
2. 豚肉は別のボウルに入れ、焼き肉のたれを加え、味をなじませる。
3. フライパンにサラダ油を熱し、1を丸く流し入れる。
4. 生地の上に2を広げて並べ、裏返し、両面を焼いて中心まで火を通す。
5. 器に盛り、ソース、マヨネーズ、紅しょうが、青のりをかける。

エネルギー 660kcal　タンパク質 23.4g　塩分 3.8g

食欲不振　便秘

ヨーグルトシリアル

しっとりして食べやすくなるように、分量の調整を

〈 材料：1人分 〉

- Ⓐ
  - ドライフルーツ入りシリアル………50g
  - ヨーグルト（無糖）………大さじ3
- オリゴ糖（またはお好みの甘味料）………適量
- ミント………適宜

〈 作り方 〉

1. 器にⒶを入れ、あえる。
2. オリゴ糖をかけ、ミントを添える。

エネルギー 257kcal　タンパク質 5.5g　塩分 0.4g

卵

ビタミンCと食物繊維以外の栄養素をすべて含む優秀な食材。
あまりかたくならないように火を通すのがポイントです。

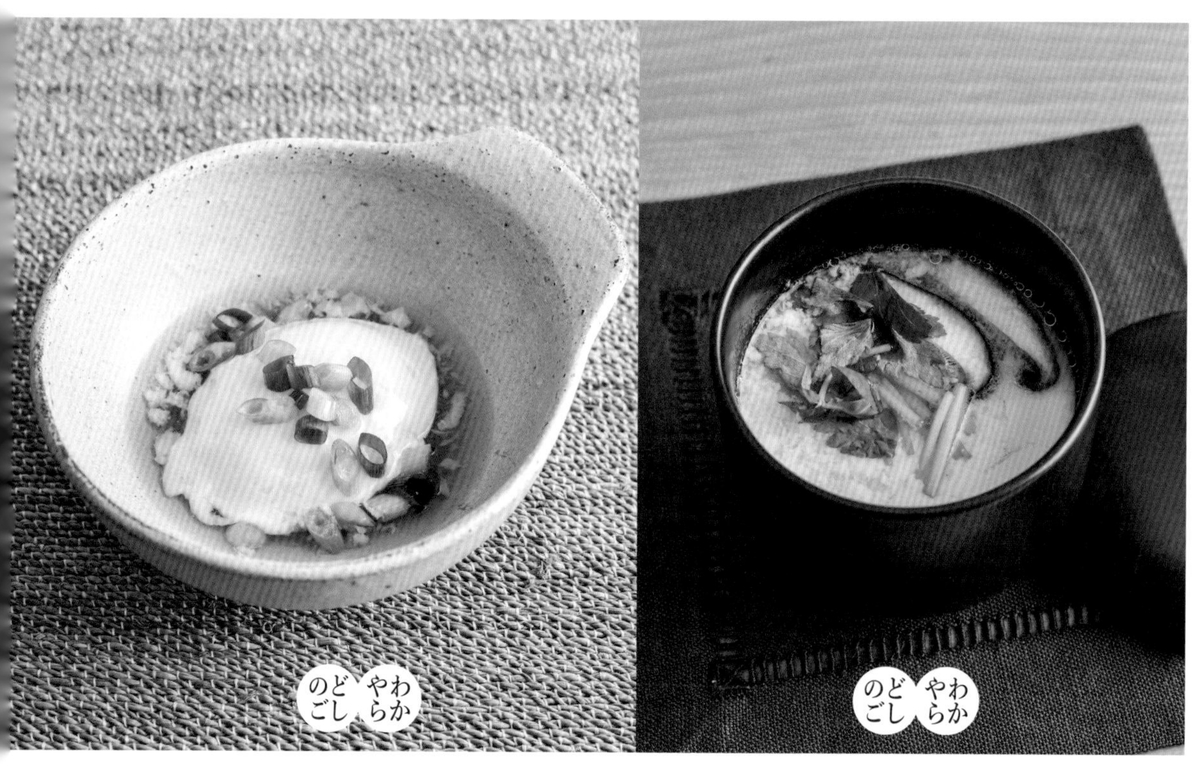

食欲不振 | 口内炎・食道炎 | 下痢 | 消化器術後

温泉卵

消化のいい卵料理といえばこれ！ 栄養満点なのもうれしい

〈 材料：1人分 〉

卵………1個
白だし・青ねぎ
（小口切り）………適量

〈 作り方 〉

1. 鍋に、卵が完全に浸かるくらいたっぷりの湯を沸かす。
2. 沸騰したら火を止め、卵をお玉にのせてそっと沈め、冬は10～12分、夏は8～10分そのままおく。
3. 器に割り入れ、白だしをかけ、青ねぎを散らす。

エネルギー 76kcal | タンパク質 6.2g | 塩分 0.2g

食欲不振 | 味覚変化

シンプル茶碗蒸し

電子レンジで手軽に作れるなめらかさ。しょうゆは濃口でもOK

〈 材料：2人分※作りやすい分量 〉

卵………1個
鶏もも肉………30g
三つ葉………3本
しいたけ………½個
だし汁（かつおだし）………200mℓ

Ⓐ
- 酒………小さじ1
- 塩・こしょう………各少々

Ⓑ
- 塩………小さじ⅓
- 薄口しょうゆ………数滴
- みりん………小さじ1

〈 作り方 〉

1. 鶏肉は1cm角に切り、耐熱ボウルに入れてⒶをもみ込み、ラップをかけて電子レンジで30秒加熱する。
2. 三つ葉はざく切りに、しいたけは石づきを取って薄切りにする。
3. 別の耐熱ボウルに卵、だし汁を入れてよく混ぜ合わせ、Ⓑを加えてさらに混ぜ合わせる。
4. 1を煮汁ごと加え、2も加えてさっと混ぜ合わせる。
5. 耐熱容器2個に等分に流し入れ、ラップをかけ、1個につき電子レンジで1分30秒～2分加熱する。

※ 作り方5の加熱は、500Wで時間を厳守してください。

エネルギー 83kcal | タンパク質 6.3g | 塩分 1.4g （1人分）

アドバイス

いろいろな形や食感に変わる卵

卵は、調理方法や加熱加減で形や食感が変わります。食欲がないときは卵豆腐や温泉卵が食べやすく、溶き卵をおかゆに混ぜれば、あまりかさ増しされずに良質なタンパク質を補えます。やさしい黄色で食欲も湧くでしょう。

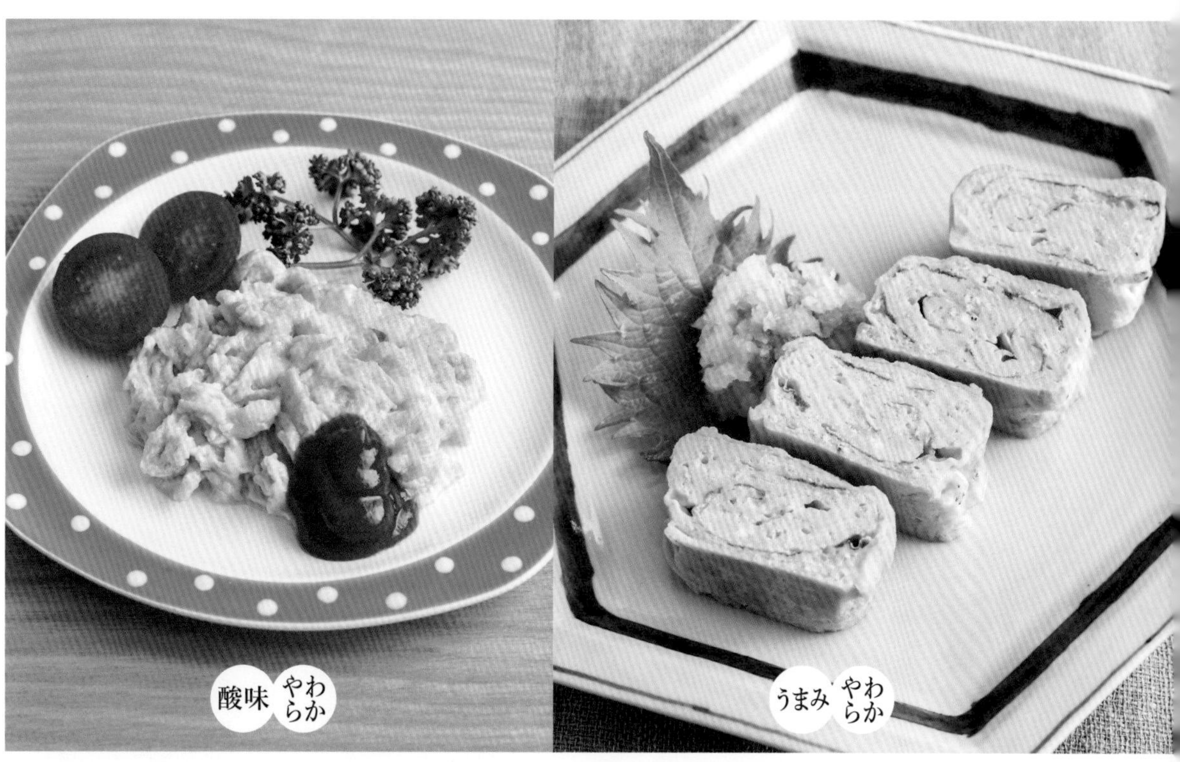

食欲不振 | 味覚変化 | 下痢

豆乳スクランブルエッグ

素朴で食べやすい。豆乳を加えてふんわり仕上げて

〈材料：1人分〉

Ⓐ
- 卵………1個
- 豆乳（無調整）………大さじ½
- 塩・こしょう………各少々

バター………5g
トマトケチャップ………適量
ミニトマト（縦半分に切る）・パセリ………各適宜

〈作り方〉

1. ボウルにⒶを入れ、よく混ぜ合わせる。
2. 熱したフライパンにバターを溶かし、1を流し入れて大きくかき混ぜ、ふんわりとしたスクランブルエッグにする。
3. 器に盛り、ケチャップをかけ、ミニトマト、パセリを添える。

エネルギー 127kcal | タンパク質 6.8g | 塩分 0.7g

食欲不振 | 味覚変化 | 消化器術後

しらすのだし巻き卵

やさしい食感。大根おろしなどを添えて、さらに食べやすく

〈材料：1人分〉

Ⓐ
- 卵………2個
- 顆粒和風だしの素………小さじ1
- 砂糖………小さじ⅓
- 塩………小さじ¼
- 水………大さじ2

しらす干し………10g
サラダ油………適量
青じそ・大根おろし・ポン酢しょうゆ………各適宜

〈作り方〉

1. ボウルにⒶを入れ、卵白を切るようによく混ぜ合わせ、ザルでこす。
2. しらすを加え、混ぜ合わせる。
3. 卵焼き器にサラダ油を熱し、2をお玉1杯分ずつ入れては巻くを繰り返し、ふんわり焼く。途中で適宜、サラダ油を薄く引く。
4. 食べやすい大きさに切って器に盛り、青じそ、大根おろしを添え、ポン酢をかける。

※ 卵焼き器がない場合は、フライパンにサラダ油を薄く引いて熱し、卵液全量を流し入れて大きくかき混ぜ、ある程度固まったらアルミホイルにのせ、熱いうちに長方形に整えます。

エネルギー 215kcal | タンパク質 15.6g | 塩分 3.7g

卵

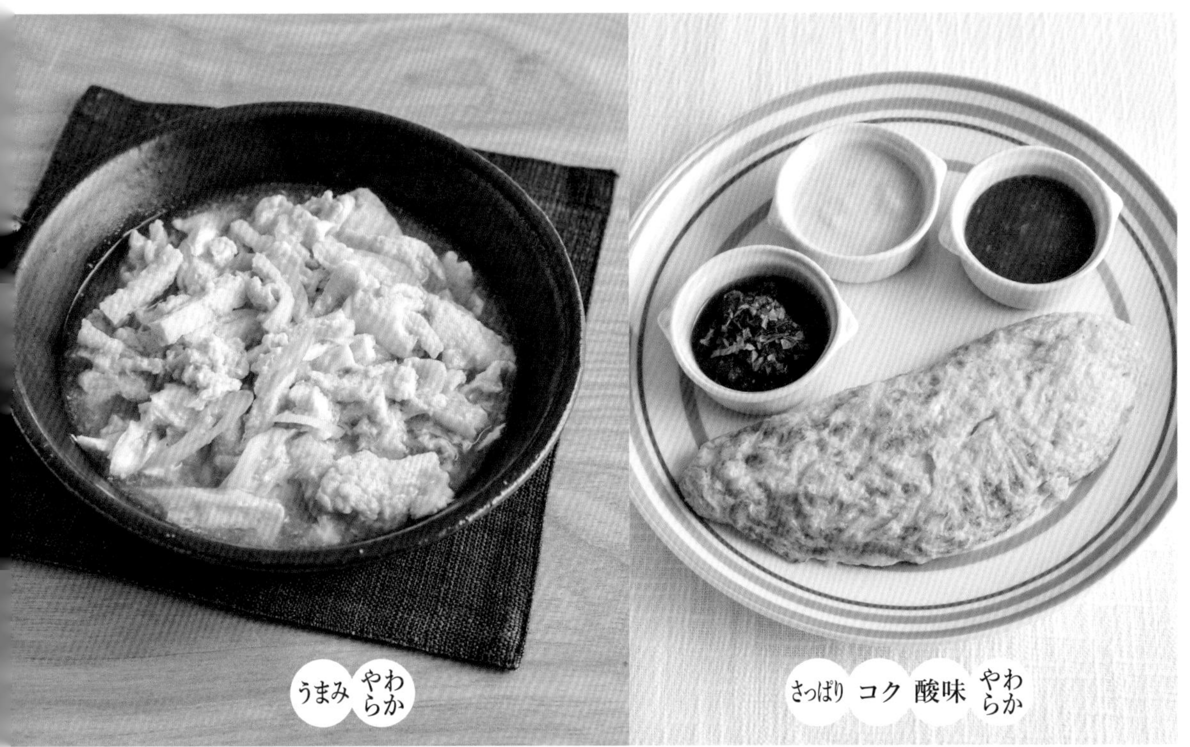

便秘

たっぷりねぎの卵とじ

長ねぎと油揚げのうまみでおいしい。水分たっぷりで便通に◎

〈 材料：1人分 〉

卵………1個
長ねぎ………½本
油揚げ………½枚
Ⓐ めんつゆ(3倍濃縮)………大さじ2
　 水………100㎖

〈 作り方 〉

1. 長ねぎは斜め薄切りにする。油揚げは必要に応じて油抜きし、短冊切りにする。
2. 小鍋にⒶを入れて温め、1を加えてひと煮立ちさせる。
3. 卵を溶いて回し入れ、ほどよく固まるまで火を通す。

エネルギー 195kcal　タンパク質 12.3g　塩分 4.3g

食欲不振　味覚変化

チーズ入りオムレツ 3種ソース

お好みの食べやすい味のソースをつけて

〈 材料：2人分※作りやすい分量 〉

Ⓐ 卵………2個
　 牛乳・ミックスチーズ………各大さじ2
　 塩・こしょう………各少々
バター………10g
ミートソース(市販)………適量
Ⓑ ホワイトソース(市販)………30g
　 牛乳………大さじ1
　 顆粒コンソメスープの素………小さじ¼
　 こしょう………少々
Ⓒ 青じそ(刻む)………1枚分
　 大根おろし・ポン酢しょうゆ………各大さじ1

〈 作り方 〉

1. ボウルにⒶを入れ、よく混ぜ合わせる。
2. 熱したフライパンにバターを溶かし、1を流し入れ、大きくかき混ぜてオムレツにし、器に盛る。
3. 温めたミートソース、混ぜ合わせて温めたⒷ、混ぜ合わせたⒸをそれぞれ小器に入れ、2に添える。

エネルギー 381kcal　タンパク質 20.4g　塩分 3.2g

アドバイス

卵は完全栄養食品

ビタミンCと食物繊維以外の栄養素を含み、特に、タンパク質を構成する成分のアミノ酸のなかで人間が摂取すべき、必須アミノ酸のすべてのバランスがいい卵。治療中で肉や魚に抵抗があれば卵を主菜や副菜にしましょう。

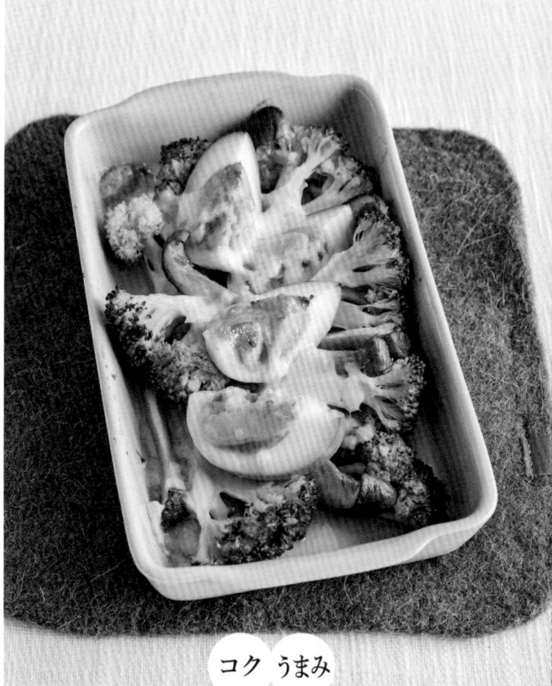

便秘

味玉とブロッコリー、きのこのグラタン

食物繊維たっぷり！ その他いろいろな栄養が摂取できる

〈 材料：1人分 〉

- Ⓐ
  - ゆで卵………1個
  - めんつゆ(3倍濃縮)………大さじ1
- ブロッコリー………2房
- エリンギ(小)………1本
- 塩・こしょう………各少々
- オリーブオイル………小さじ1
- ミックスチーズ………適量

〈 作り方 〉

1. 保存袋（小）にⒶを入れ、空気を抜いて密閉し、冷蔵庫に一晩おく。
2. ブロッコリーはゆでて食べやすい大きさに切り、塩、こしょうをふる。
3. エリンギは食べやすい大きさに切り、オリーブオイルを熱したフライパンで炒め、塩、こしょうをふる。
4. 1の汁けをきり、縦4等分に切る。
5. 耐熱容器に2、3、4を盛り、チーズをのせ、オーブントースターやグリルでこんがり焼く。

エネルギー 210kcal　タンパク質 13.7g　塩分 2.8g

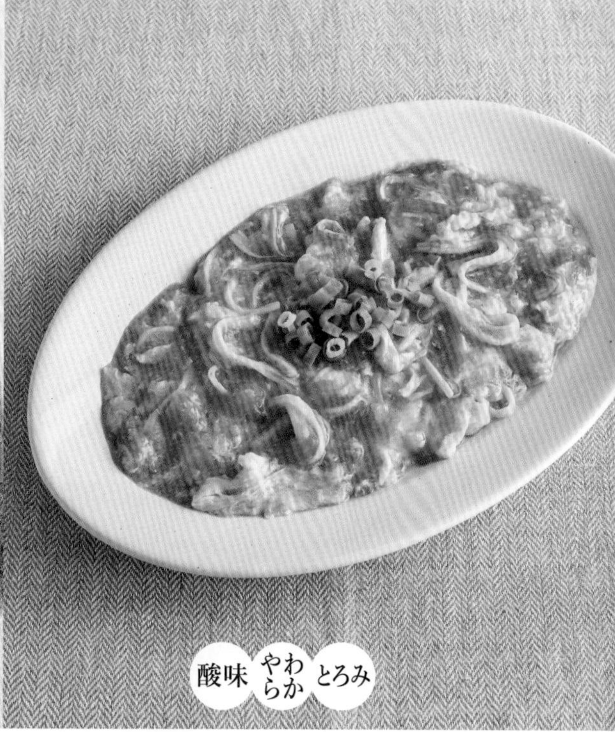

食欲不振　味覚変化　消化器術後

トマトと卵の中華とろみ炒め

やさしい口当たりで食べやすい。鮮やかな見た目もポイント

〈 材料：1人分 〉

- 卵………1個
- トマト(湯むき)………½個
- かに風味かまぼこ………3本
- しょうが(みじん切り)………½片分
- 塩・こしょう………各少々
- Ⓐ
  - 顆粒鶏がらスープの素………小さじ1
  - 塩・こしょう………各少々
  - 水………100mℓ
- 水溶き片栗粉………適量
- ごま油………小さじ1
- 青ねぎ(小口切り)………適宜

〈 作り方 〉

1. トマトは一口大の角切りにする。かにかまはほぐす。
2. フライパンにごま油を熱し、しょうがを炒めて香りを出し、1を加えて炒め合わせ、塩、こしょうを加える。
3. Ⓐを加えてひと煮立ちさせ、水溶き片栗粉でとろみをつける。
4. 卵を溶いて回し入れ、ふんわり混ぜ合わせる。
5. 器に盛り、青ねぎを添える。

エネルギー 190kcal　タンパク質 12.7g　塩分 3.2g

脂肪をほとんど含んでいないので、
消化の際の負担を軽減できます。

豆腐・大豆製品

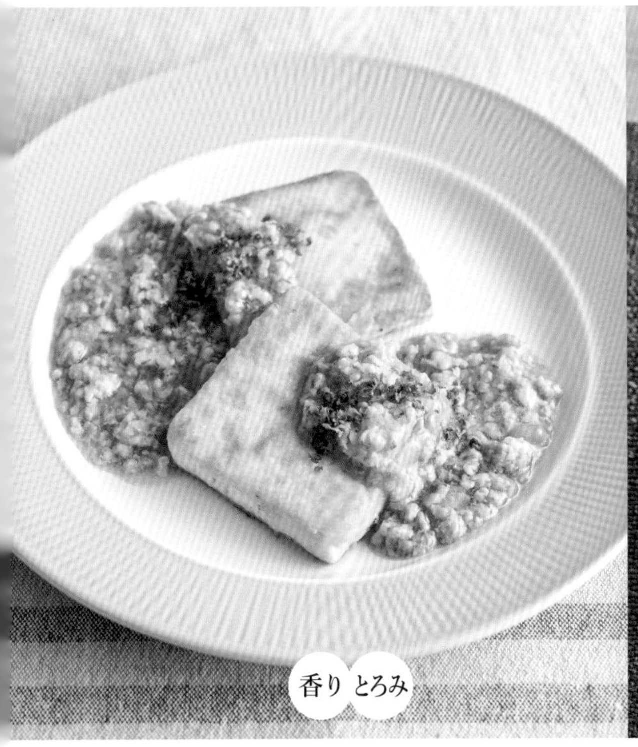

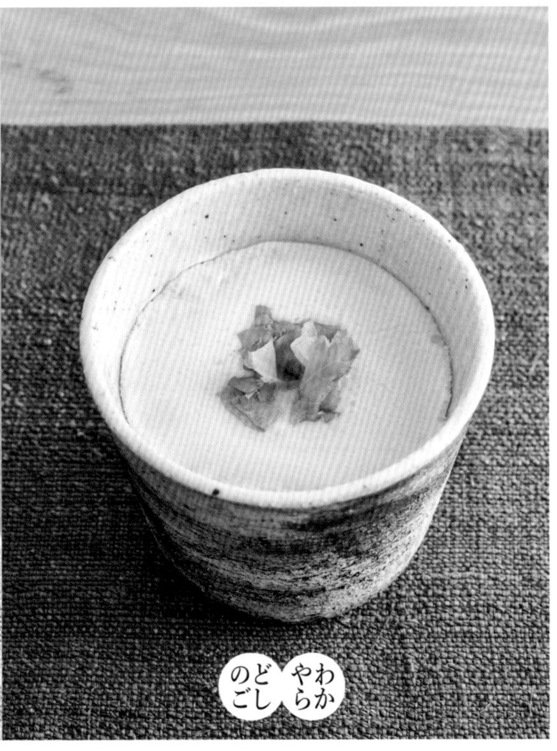

消化器術後

豆腐ステーキ そぼろソース

消化によく、うまみたっぷりの大満足なステーキ

〈 材料：1人分 〉

木綿豆腐(水きり済み)………⅓丁

Ⓐ
- 鶏ひき肉………40g
- しょうが(みじん切り)………½片分
- めんつゆ(3倍濃縮)………大さじ1
- 水………大さじ4

塩・こしょう………各適量
薄力粉………大さじ1
水溶き片栗粉………少量
サラダ油………大さじ1
パセリ(みじん切り)………適宜

〈 作り方 〉

1. 豆腐は半分の厚さに切り、塩・こしょう各少々をまぶし、水けをふいて薄力粉を薄くまぶす。
2. フライパンにサラダ油大さじ½を熱し、1の両面をこんがり焼き、器に盛る。
3. ボウルにⒶを入れてよく混ぜ合わせ、サラダ油大さじ½を熱した鍋でほぐすように炒め、塩・こしょうで味をととのえ、水溶き片栗粉でとろみをつける。
4. 2に3をかけ、パセリを散らす。

エネルギー 323kcal　タンパク質 15.4g　塩分3.3g

食欲不振　口内炎・食道炎　下痢

豆乳茶碗蒸し

具材が入っていないから、無理なくつるんと食べられる

〈 材料：2人分※作りやすい分量 〉

Ⓐ
- 卵………1個
- 豆乳(無調整)………200mℓ
- みりん………小さじ1
- 顆粒和風だしの素………小さじ½
- 塩………小さじ¼
- しょうゆ………少々

三つ葉(刻む)………適量

〈 作り方 〉

1. ボウルにⒶを入れてよく混ぜ合わせ、茶こしでこす。
2. 耐熱容器2個に等分に流し入れ、ラップをかけ、1個につき電子レンジで1分30秒～1分40秒加熱する。
3. 三つ葉を添える。

※ 作り方2の加熱は、500Wで時間を厳守してください。

エネルギー 93kcal　タンパク質 6.9g　塩分 1.2g　(1人分)

アドバイス

豆腐は水分補給にも役立つ

食事の摂取量が十分でないと、水分の摂取量も不足しがちです。約90％が水分である豆腐は、口当たりがよく、食欲のないときにでも食べやすい食品です。豆腐を摂取することは、水分の確保にもつながっています。

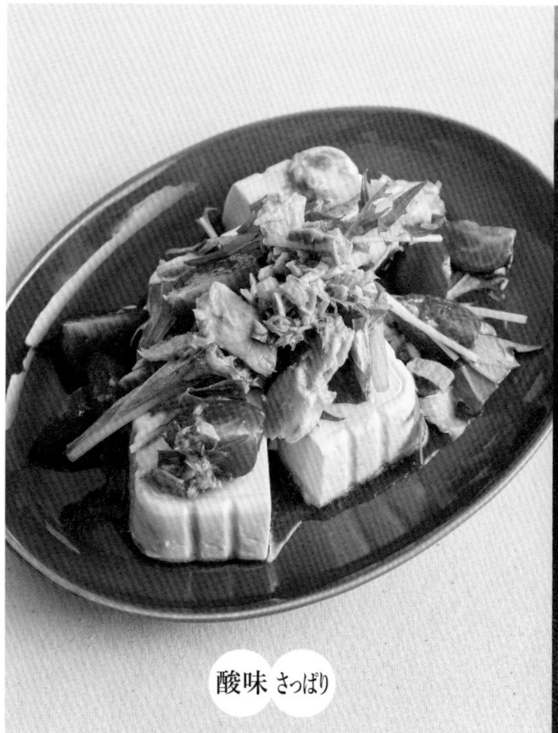

食欲不振｜味覚変化

ツナと水菜、トマトのせ豆腐

具材たっぷりで、さっぱりとした冷や奴！

〈 材料：1人分 〉

絹ごし豆腐………¼丁
ツナオイル漬け缶（または水煮缶）………30g
水菜………¼株
ミニトマト………2個
Ⓐ ポン酢しょうゆ………大さじ1
　 ごま油………小さじ1
塩・こしょう………各少々

〈 作り方 〉

1. 豆腐は食べやすい大きさに切り、器に盛る。
2. 水菜はざく切りにし、ミニトマトは縦4等分に切る。
3. ボウルにツナ、2、Ⓐを入れてあえ、必要であれば塩、こしょうで味をととのえ、1にのせる。

エネルギー 181kcal｜タンパク質 10.3g｜塩分 2.1g

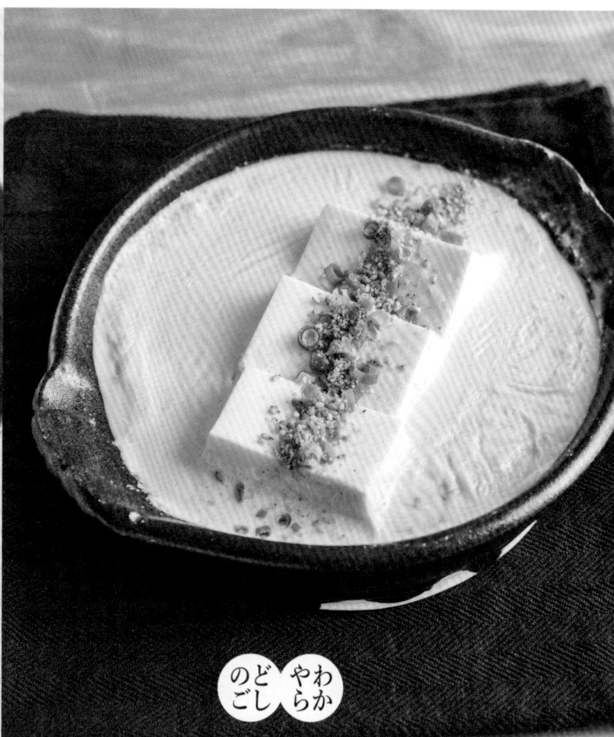

食欲不振｜口内炎・食道炎｜下痢

豆腐と豆乳のレンジ蒸し

豆乳の表面にできた湯葉もおいしい

〈 材料：1人分 〉

絹ごし豆腐………½丁
豆乳（無調整）………160mℓ
青ねぎ（小口切り）・白すりごま………各適量
めんつゆ（3倍濃縮）………適量

〈 作り方 〉

1. 豆腐は3等分に切る。
2. 耐熱容器に1、豆乳を入れ、ふんわりラップをかけて電子レンジで4分加熱する。
3. 青ねぎ、ごまを散らし、めんつゆを少しずつかけて食べる。

エネルギー 168kcal｜タンパク質 13.5g｜塩分 0.8g

豆腐・大豆製品

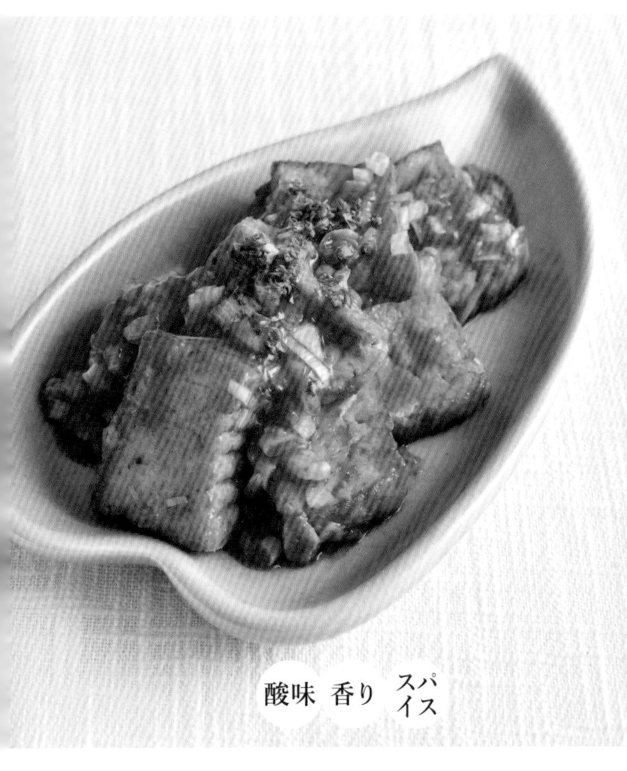

酸味 香り スパイス

味覚変化

厚揚げのチリソース炒め

えびを厚揚げに変えてアレンジ。消化がよく、濃い味でおいしい

〈 材料：1人分 〉

厚揚げ………½丁
えびチリ用ソース（市販）………50g
長ねぎ（みじん切り）………¼本分
サラダ油………小さじ½
パセリ（みじん切り）………適宜

〈 作り方 〉

1. 厚揚げは1cm厚さの一口大に切る。
2. フライパンにサラダ油を熱し、1を炒め、チリソースを加えて絡めるように炒め合わせる。
3. 長ねぎを加え、さっと炒め合わせる。
4. 器に盛り、パセリを散らす。

エネルギー 205kcal　タンパク質 11.7g　塩分 0.9g

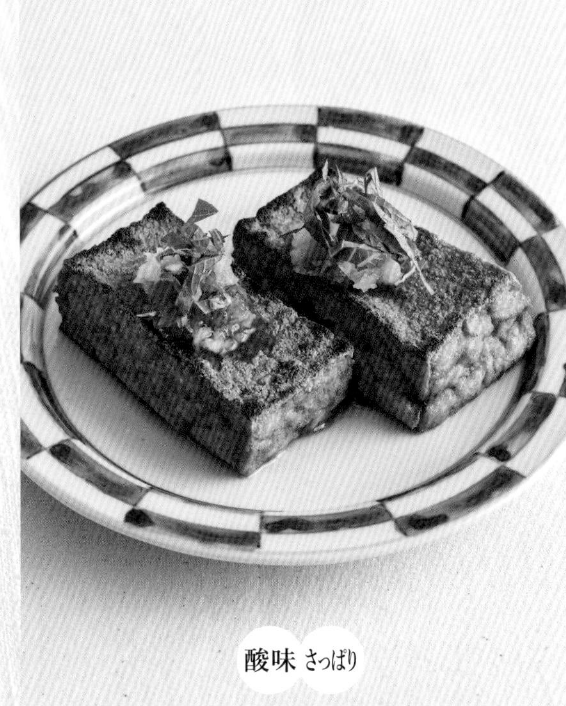

酸味 さっぱり

食欲不振　味覚変化

焼き厚揚げのおろし添え

お好みの薬味を添えて。おろししょうがもおすすめ

〈 材料：1人分 〉

厚揚げ………½丁
大根おろし………大さじ1
青じそ（せん切り）………1枚分
ポン酢しょうゆ………適量

〈 作り方 〉

1. 厚揚げは半分に切り、オーブントースターやグリルで表面をこんがりカリカリに焼く。
2. 器に盛り、大根おろし、青じそをのせ、ポン酢をかける。

エネルギー 159kcal　タンパク質 11.2g　塩分 0.7g

アドバイス

大豆は大事な植物性タンパク質源

タンパク質には動物性と植物性があり、どちらも必要ですが、動物性の割合が増えると、脂肪摂取も多くなりがちです。植物性は大豆製品からの摂取に頼るところが多く、納豆、豆腐、豆乳などは積極的にとりたい食品です。

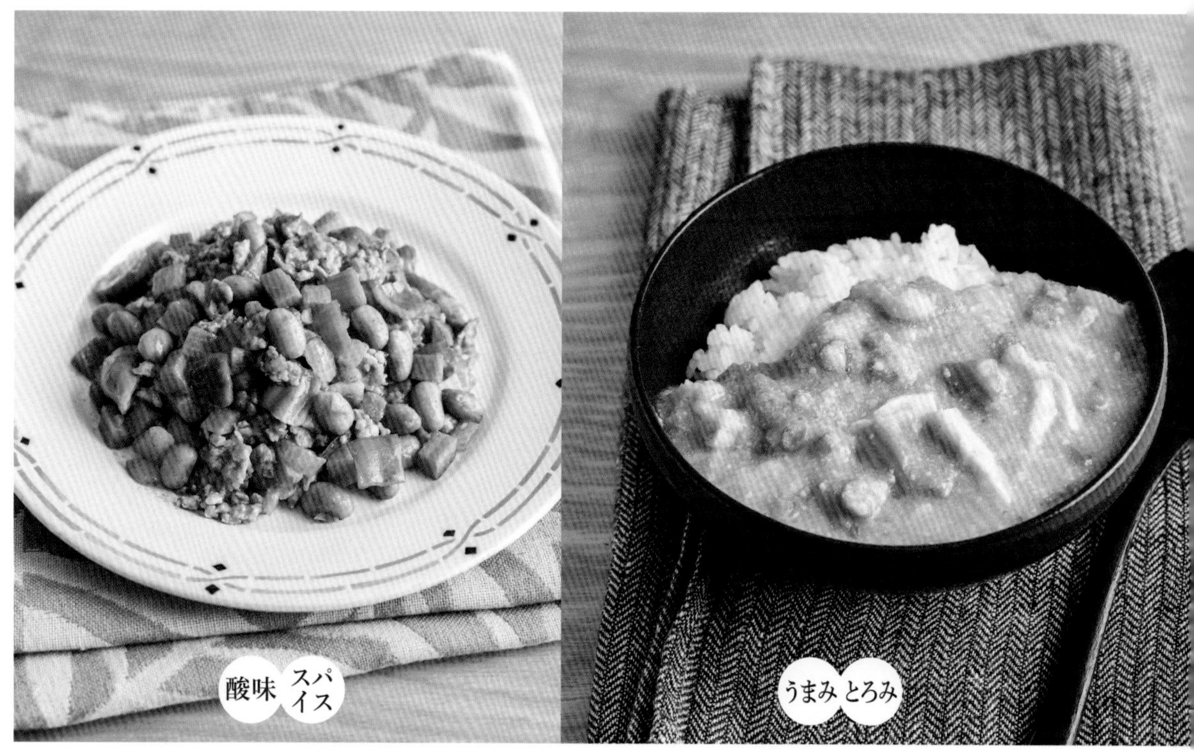

味覚変化　便秘

大豆のカレーケチャップ炒め

にんにくやカレーの風味がきいていて、ごはんにもパンにも◎

〈 材料：1人分 〉

大豆水煮缶………大さじ3
鶏ひき肉………60g
玉ねぎ………¼個
ピーマン………1個
にんじん………20g
にんにく（みじん切り）………½片分
カレー粉………小さじ1
Ⓐ トマトケチャップ………大さじ1
Ⓐ 顆粒コンソメスープの素………小さじ1
塩・こしょう………各適量
オリーブオイル………小さじ2

〈 作り方 〉

1. 玉ねぎ、ピーマン、にんじんは角切りにする。大豆は水けをきる。
2. フライパンにオリーブオイルを熱し、にんにく、1を炒め、カレー粉を加えて炒め合わせる。
3. ひき肉、塩、こしょうを加え、ポロポロになるまで炒める。
4. Ⓐを加えて炒め合わせ、塩、こしょうで味をととのえる。

エネルギー 314kcal　タンパク質 18.0g　塩分 2.9g

便秘

とろみ五目おから丼

食物繊維たっぷりのおからで便通改善。薬味を添えてもOK

〈 材料：1人分 〉

ごはん………100g
おから………大さじ3
油揚げ………¼枚
にんじん………30g
さやいんげん………2本
Ⓐ めんつゆ（3倍濃縮）………大さじ2
Ⓐ 水………100㎖
塩・こしょう………各少々
水溶き片栗粉………適量

〈 作り方 〉

1. 油揚げは必要に応じて油抜きし、短冊切りにする。にんじんはいちょう切りに、さやいんげんは小口切りにする。
2. 鍋にⒶ、2を入れ、にんじんがやわらかくなるまで煮る。
3. おからを加えてフツフツ煮含め、水溶き片栗粉でとろみをつける。
4. 丼にごはんを盛り、3をかける。

エネルギー 297kcal　タンパク質 8.3g　塩分 4.5g

魚

EPAやDHAなど、魚特有の栄養がたっぷり。
特に脂肪の少ない白身魚は食べやすさも◎です。

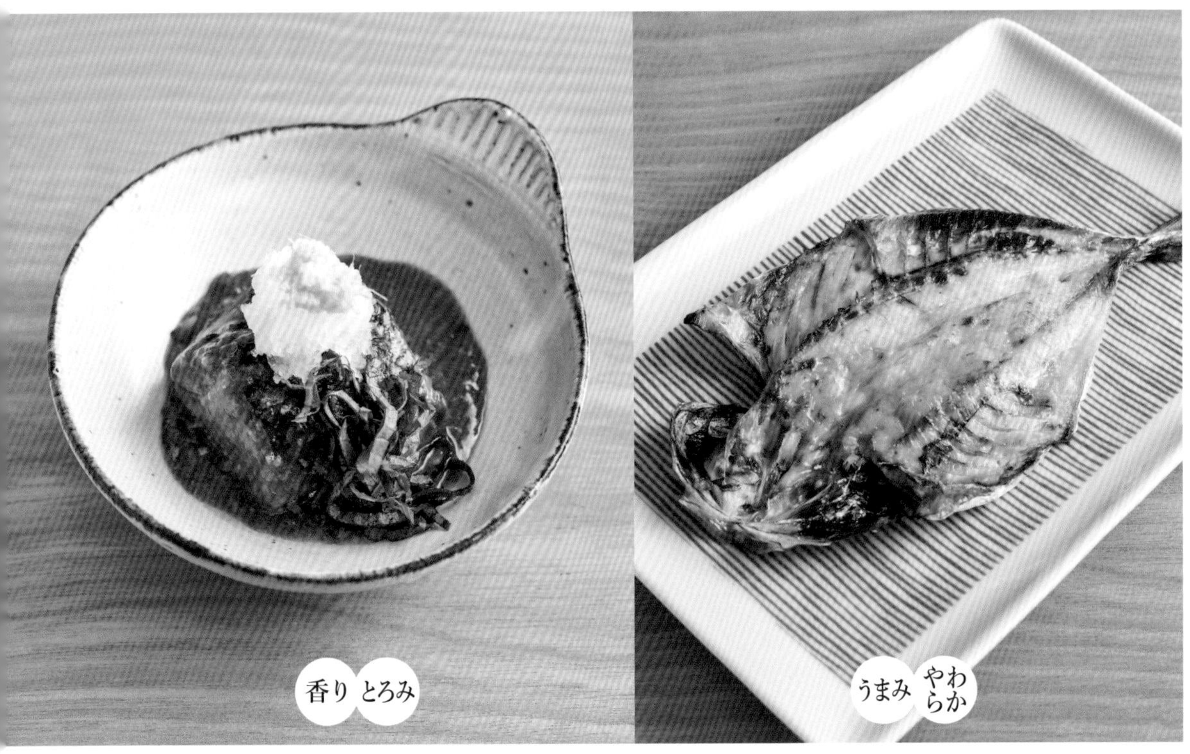

味覚変化　消化器術後

さばのとろみ煮

さば缶を使うから、あっという間に完成！

〈 材料：1人分 〉

さばみそ煮缶(汁を含む)
………60～70g
水溶き片栗粉………小さじ1
大根おろし・おろししょうが・青じそ(せん切り)
………各適量

〈 作り方 〉

1. 鍋にさばを汁ごと入れて温め、水溶き片栗粉でとろみをつける。
2. 器に盛り、大根おろし、おろししょうが、青じそを添える。

エネルギー 166kcal　タンパク質 11.6g　塩分 0.8g

食欲不振

焼き魚

低脂肪の魚は胃腸機能の低下時に◎

〈 材料：1人分 〉

干物(あじなど)………1枚
酒………小さじ1

〈 作り方 〉

1. 干物に酒をふる。
2. 魚焼き用グリルなどでこんがり焼く。

エネルギー 115kcal　タンパク質 13.1g　塩分 1.1g

アドバイス

1日1食は魚を食べよう

食の欧米化で魚の摂取量が減っていますが、魚は重要なタンパク源で、EPAやDHAなど抗酸化作用のあるオメガ3系脂肪酸を含みます。ビタミンDやカルシウムも豊富です。まずは手軽な缶詰から取り入れましょう。

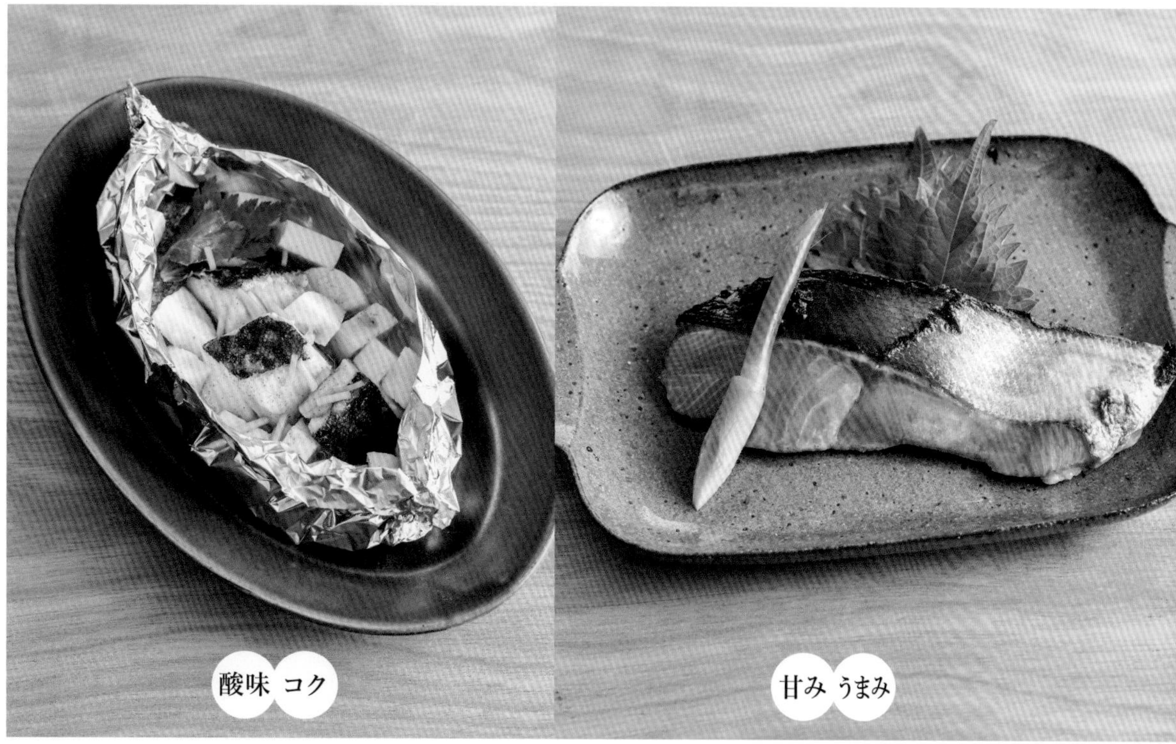

食欲不振

たらと山いものホイル焼き

蒸し焼きでホクホクに！ バターの風味も◎

〈 材料：1人分 〉

たら（切り身）
………1切れ（80g）
山いも………40g
バター………10g
塩・こしょう………各少々
三つ葉（ざく切り）………適量
ポン酢しょうゆ………適量

〈 作り方 〉

1. たらは一口大に切り、塩、こしょうをふる。山いもは皮をむき、1㎝厚さのいちょう切りにする。
2. アルミホイルに1、バターをのせ、塩、こしょうをふって包み、端をしっかり巻きとめる。
3. グリルやオーブントースターなどで蒸し焼きにし、しっかり火を通す。
4. アルミホイルごと器に盛り、三つ葉をのせ、ポン酢をかける。

エネルギー 169kcal　タンパク質 15.5g　塩分 1.4g

味覚変化

鮭のみりんじょうゆ焼き

塩焼きが食べづらいときは、甘めの味つけにチェンジ

〈 材料：1人分 〉

生鮭（切り身）
………1切れ（80g）
Ⓐ［みりん………大さじ1
　 しょうゆ………大さじ1
青じそ・はじかみ
………適宜

〈 作り方 〉

1. 鮭はバットに入れてⒶをかけ、キッチンペーパーで覆ってラップをかけ、冷蔵庫に一晩おく。
2. 汁けをきり、魚焼き用グリルなどで両面を焼き、中心までしっかり火を通す。
3. 器に盛り、青じそ、はじかみを添える。

エネルギー 163kcal　タンパク質 19.3g　塩分 2.7g

魚

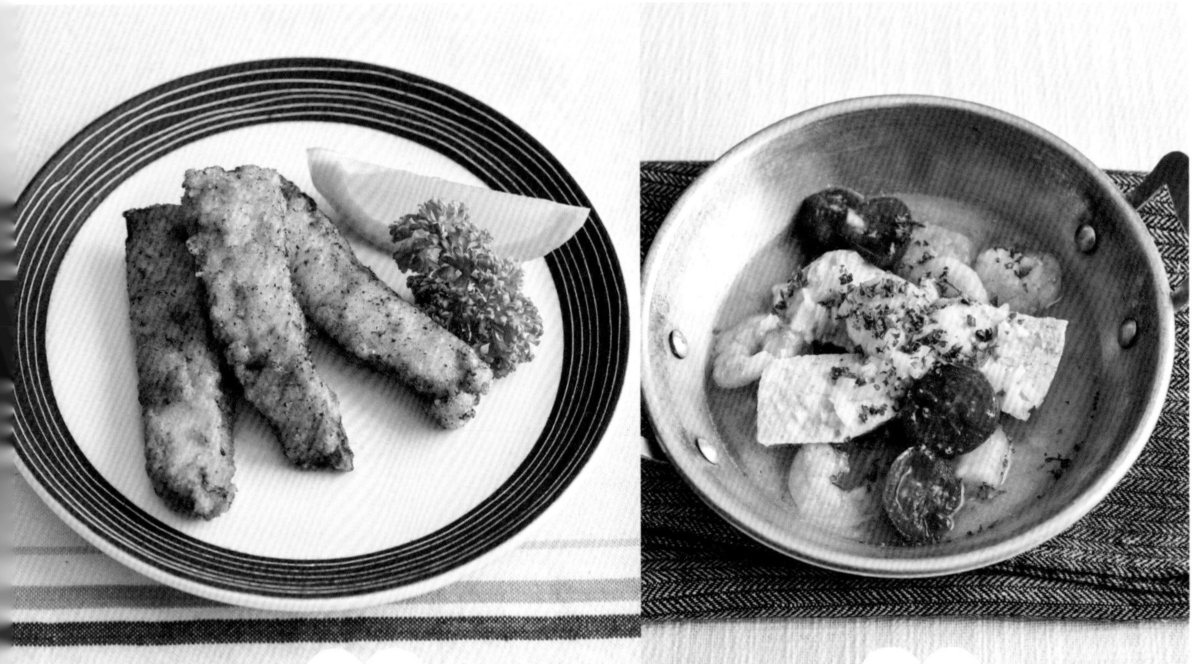

味覚変化

かじきの唐揚げ

しっかり味つき！ レモンでさっぱり食べてもおいしい

〈 材料：1人分 〉

かじきまぐろ（切り身）
………1切れ（100g）

Ⓐ
- みりん………大さじ1
- しょうゆ………大さじ1
- おろししょうが………小さじ1

片栗粉………適量
サラダ油………適量
パセリ・レモン（くし形切り）
………各適宜

〈 作り方 〉

1. かじきまぐろは棒状に切り、ボウルに入れてⒶを加え、よく漬け込む。
2. 汁けを軽くきり、片栗粉をまぶす。
3. 深めのフライパンにサラダ油を多めに熱し、2をカリッと揚げ焼きにし、油をきる。
4. 器に盛り、パセリ、レモンを添える。

エネルギー 260kcal　タンパク質 24.4g　塩分 2.8g

食欲不振　味覚変化　消化器術後

たらのアクアパッツァ風

かじき、すずきなど、お好みの白身魚で。仕上げにバターやしょうゆも◎

〈 材料：1人分 〉

たら（切り身）
………½切れ（40g）
むきえび（背ワタ処理済み）
………40g
ミニトマト………2個
にんにく………1片
塩・こしょう………各少々
白ワイン………大さじ2
パセリ（みじん切り）
………適量

〈 作り方 〉

1. ミニトマトは横半分に切る。にんにくはみじん切りにする。
2. 耐熱容器にたら、えびを入れ、1をバランスよくのせ、塩、こしょうをふり、白ワインを回しかける。
3. ラップをかけ、電子レンジで4分50秒加熱する。
4. パセリを散らす。

エネルギー 108kcal　タンパク質 16.4g　塩分 0.6g

アドバイス

調理で魚特有のにおいを軽減

抗がん剤治療中は、魚のにおいを不快に感じることがよくあります。調理中はにおいが立ち込めないよう電子レンジや圧力鍋を使う、食べやすくなるよう香味野菜や香辛料を使うなどの工夫で、魚をおいしく食べましょう。

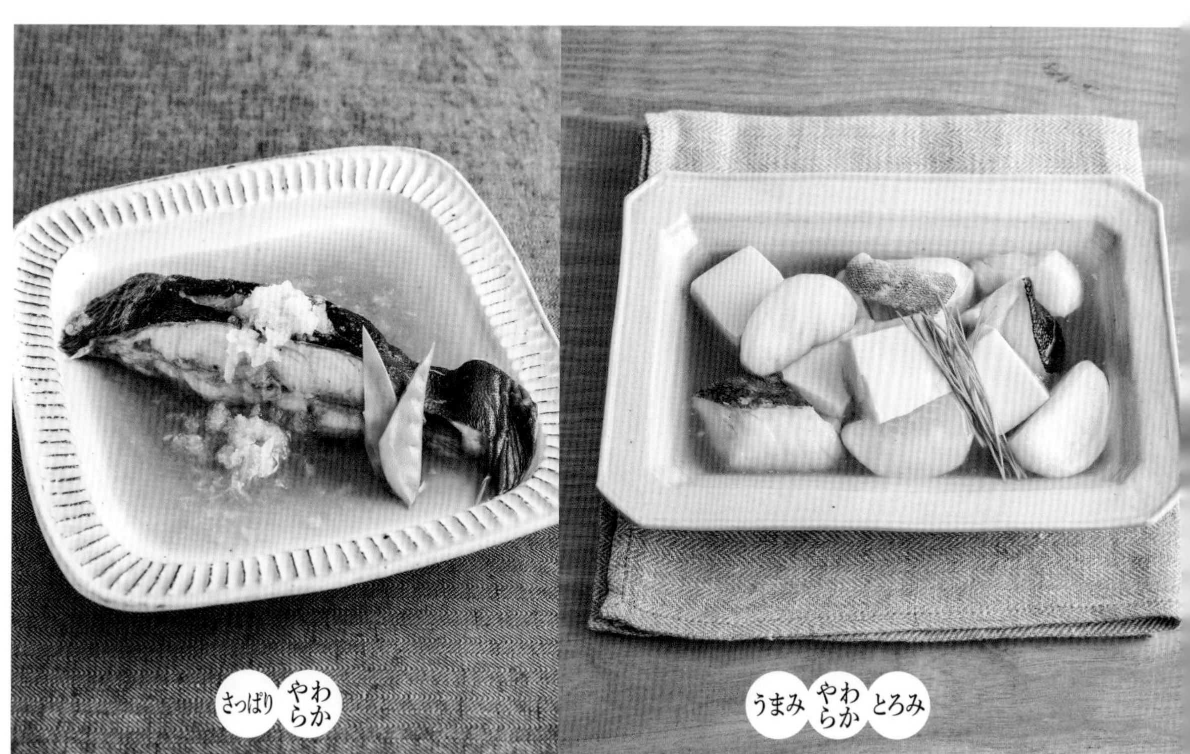

下痢　消化器術後

かれいのおろし煮

和風のシンプルな煮魚。大根おろしをからめて食べて

〈 材料：1人分 〉

かれい(切り身)
………1切れ(80g)

Ⓐ
- しょうが(薄切り)………1枚
- だし汁………200㎖
- 酒………大さじ2
- しょうゆ………大さじ1
- みりん………大さじ1
- 砂糖………小さじ2

大根おろし………大さじ2
絹さや(塩ゆで／半分に切る)
………1枚分

〈 作り方 〉

1. かれいは皮目に切り目を入れる。
2. 小さめのフライパンにⒶを入れてひと煮立ちさせ、1を皮目を上にして加え、煮る。途中で煮汁をかけながら、味を煮含める。
3. 大根おろしを加え、ひと煮立ちさせる。
4. 器に盛り、絹さやを添える。

エネルギー 199kcal　タンパク質 18.0g　塩分 3.0g

口内炎・食道炎

たらと豆腐のくず煮

ふんわり、ぷるん、ホクホクとしたやさしい口当たり

〈 材料：1人分 〉

たら(切り身)
………1切れ(80g)
絹ごし豆腐………1/4丁
かぶ(小)………1個

Ⓐ
- だし汁………300㎖
- 酒………小さじ1
- みりん………小さじ1
- しょうゆ………小さじ1

水溶き片栗粉………適量
芽ねぎ………適宜

〈 作り方 〉

1. たらは一口大に、豆腐は4等分に切る。かぶは皮をむき、くし形切りにする。
2. 鍋にⒶ、かぶを入れて火にかけ、かぶがやわらかくなるまで煮る。
3. たら、豆腐を加えて弱火で3〜4分煮、水溶き片栗粉でとろみをつける。
4. 器に盛り、芽ねぎを添える。

エネルギー 154kcal　タンパク質 19.5g　塩分 1.4g

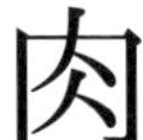

肉

良質なタンパク質の補給には、肉も大切。
なるべく脂肪が少なめのものを選びましょう。

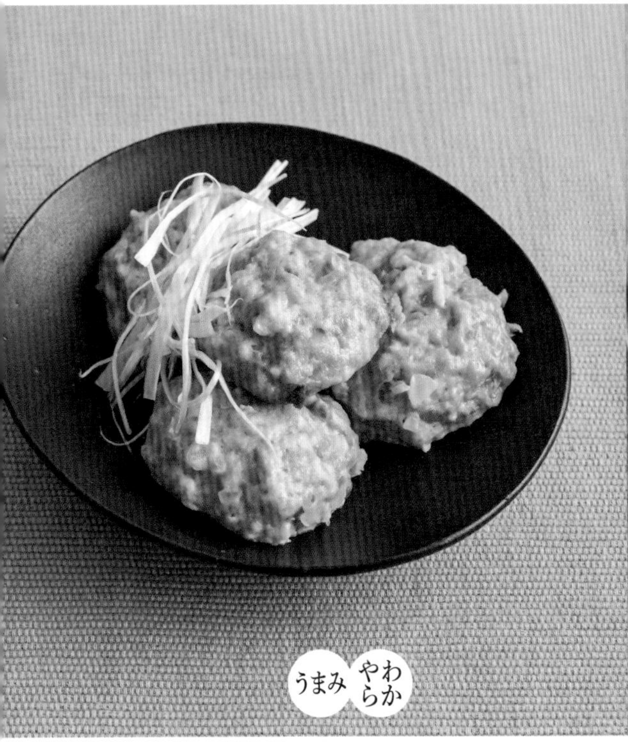

うまみ　やわらか

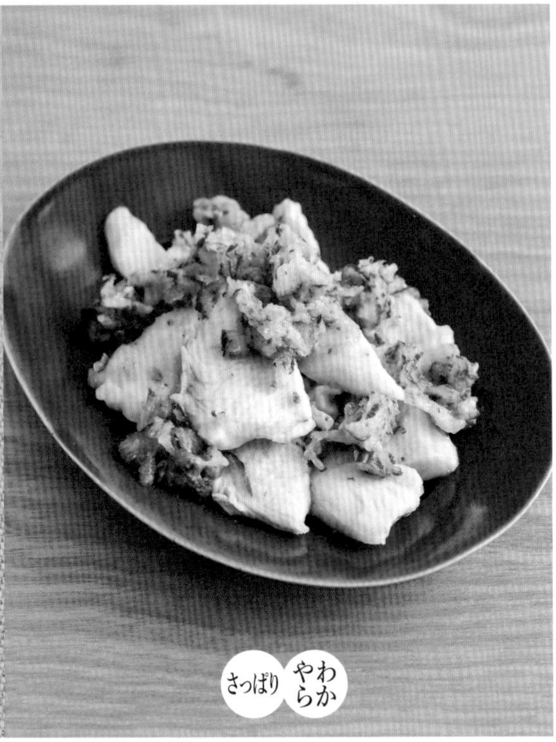

下痢　消化器術後

豆腐鶏だんご

消化のいい肉だんごが、電子レンジ調理で簡単に完成！

〈 材料：1人分 〉

Ⓐ
- 鶏ひき肉………50g
- 絹ごし豆腐(水きり済み)………¼丁
- 玉ねぎ(みじん切り)………¼個分
- しょうが(みじん切り)………½片分
- 塩・こしょう………各少々
- しょうゆ………小さじ½
- 砂糖………小さじ½
- ごま油………数滴

溶き卵………½個分
片栗粉………小さじ½
白髪ねぎ………適宜

〈 作り方 〉

1. ボウルにⒶを入れ、よく混ぜ合わせる。
2. 溶き卵と片栗粉を加え、さらによく混ぜ合わせ、4等分して丸める。
3. 耐熱皿に並べ、ラップをかけて電子レンジで4分50秒加熱する。
4. 白髪ねぎを添える。

エネルギー 215kcal　タンパク質 16.4g　塩分 0.9g

さっぱり　やわらか

食欲不振　口内炎・食道炎　消化器術後

ささみのおろしあえ

おろしきゅうりでさっぱりと。お好みでポン酢をかけても◎

〈 材料：1人分 〉

鶏ささみ………70g
きゅうり………½本

Ⓐ
- 酒………小さじ2
- 片栗粉………小さじ½
- 塩………少々

〈 作り方 〉

1. ささみは筋を取って薄切りにし、ボウルに入れ、Ⓐを加えてよくもみ込む。
2. 耐熱皿に並べ、ラップをかけて電子レンジで50秒〜1分10秒加熱する。
3. きゅうりをすりおろし、2とあえる。

エネルギー 96kcal　タンパク質 16.6g　塩分 0.4g

アドバイス

「がんに肉はよくない」？

加工肉や赤肉と大腸がんの関連は「可能性あり」とリスク評価されていますが、日本人の平均的な摂取量からして、リスクは低いといえます。国際的な基準では、1週間の摂取量が500gを超えないようにとすすめています。

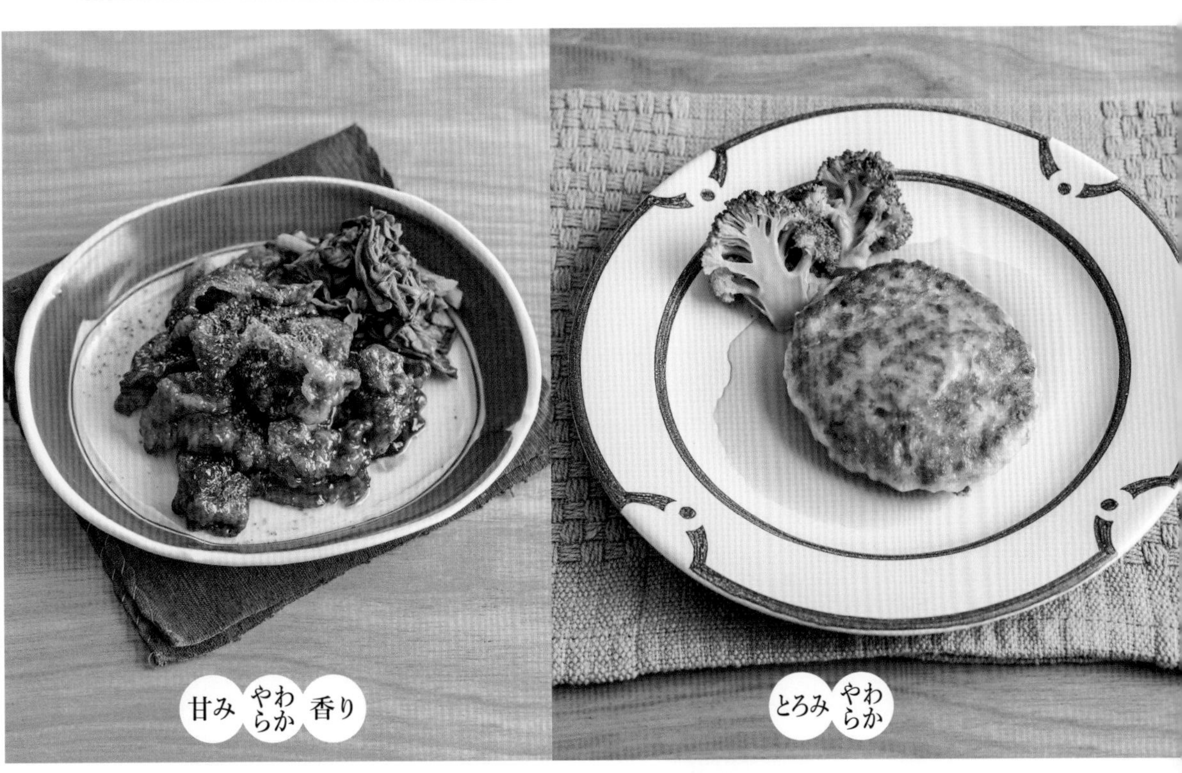

味覚変化

牛肉のしぐれ炒り煮

甘辛さがごはんによく合う。仕上げの山椒もポイント

〈 材料：1人分 〉

和牛ロース薄切り肉………50～60g
砂糖………小さじ2
しょうゆ………小さじ1
粉山椒………適量
牛脂………1片
春菊(ゆで)………適宜

〈 作り方 〉

1. 温めたフライパンに牛脂を適量溶かし、牛肉を広げて並べる。
2. 砂糖をふり、しょうゆを回しかけ、全体に味がなじむように両面をさっと焼く。
3. 器に盛り、粉山椒をふり、春菊を添える。

エネルギー 280kcal　タンパク質 7.8g　塩分 1.0g

下痢　消化器術後

豆腐ハンバーグ

とろみのある、しょうゆあんをかけて

〈 材料：2人分 ※作りやすい分量〉

Ⓐ
- 鶏ひき肉………70g
- 絹ごし豆腐(水きり済み)………1/8丁
- 玉ねぎ(みじん切り)………1/8個分
- おろししょうが………小さじ1/2
- 溶き卵………1/2個分
- みりん………小さじ1
- 塩………少々

Ⓑ
- めんつゆ(3倍濃縮)………大さじ1
- 水溶き片栗粉……小さじ1
- 水………50ml

サラダ油………適量
ブロッコリー(塩ゆで／半分に切る)………1房

〈 作り方 〉

1. ボウルにⒶを入れてよく練り合わせ、2等分して楕円形に成形する。
2. フライパンにサラダ油を熱し、1の両面をじっくり焼き、中心までしっかり火を通し、器に盛る。
3. 2のフライパンにⒷを入れ、とろみがつくまでしっかり煮詰め、2にかける。
4. ブロッコリーを添える。

エネルギー 142kcal　タンパク質 9.5g　塩分 1.3g　(1人分)

肉

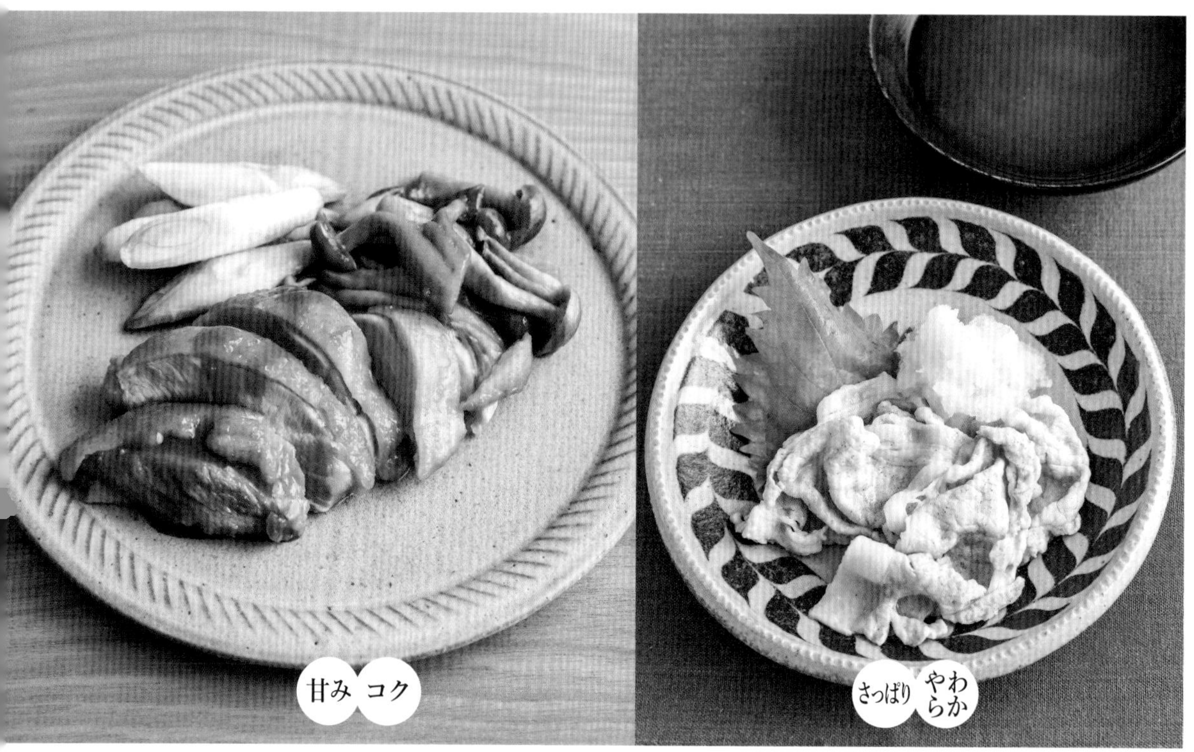

便秘

鶏ときのこの照り焼き

ジューシーな鶏肉が味わえて食物繊維の補給にもぴったり

〈 材料：1人分 〉

鶏もも肉………80g
長ねぎ………1/4本
しめじ………1/4パック
塩・こしょう………各少々
薄力粉………適量
めんつゆ(3倍濃縮)
………大さじ2
サラダ油………小さじ2

〈 作り方 〉

1. 長ねぎは斜めぶつ切りにする。しめじは石づきを取り、小房に分ける。
2. 鶏肉は皮目に数カ所切り目を入れ、塩、こしょうをふり、薄力粉を薄くまぶす。
3. フライパンにサラダ油を熱し、2の皮目をこんがり焼いて裏返し、1を加えて炒め合わせる。
4. 長ねぎにもこんがり焼き色がついたら、めんつゆを回し入れ、絡めるように照り焼きにする。
5. 鶏肉を食べやすい大きさに切り、他の具材とともに器に盛り、フライパンに残ったたれをかける。

エネルギー 302kcal　タンパク質 16.5g　塩分 4.6g

食欲不振　口内炎・食道炎

やわらか豚しゃぶ

だしと大根おろしをからめて、口当たりなめらかに

〈 材料：1人分 〉

豚ロース肉(しゃぶしゃぶ用)
………60g
Ⓐ
だし汁(一番だし)
………100mℓ
みりん………小さじ1
塩………ひとつまみ
塩・こしょう・片栗粉
………各適量
大根おろし………大さじ2
青じそ………1枚

〈 作り方 〉

1. 豚肉に塩、こしょうをふって片栗粉を薄くまぶし、さっとゆでて湯をきる。
2. 器に盛り、大根おろし、青じそを添える。
3. 鍋にⒶを入れて温め、椀に注ぎ、2に添える。食べる際に、豚肉をくぐらせる。

エネルギー 190kcal　タンパク質 12.1g　塩分 1.5g

アドバイス

各種栄養素を含む肉をおいしく食べるために

肉にはタンパク質、鉄、亜鉛、ビタミンB群などが含まれますが、抗がん剤治療で食欲がないと、ボリューミーな肉料理は食べにくいもの。ひき肉を他の食品と混ぜる、薄切り肉でさっぱり仕上げるなど、工夫したいものです。

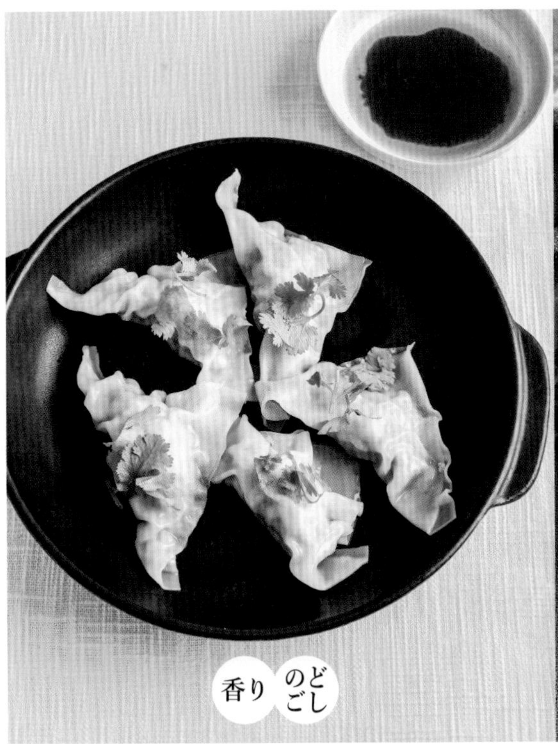
香り　のどごし

食欲不振　味覚変化

ゆでワンタン

一口サイズと、つるんとした食感が食べやすい

〈 材料：1人分 〉

ワンタンの皮（市販）……5枚

Ⓐ
- 豚ひき肉……50g
- 長ねぎ（みじん切り）……大さじ2
- 酒……小さじ1
- 砂糖……小さじ1
- しょうゆ……小さじ⅓
- おろししょうが……小さじ½

Ⓑ
- しょうゆ……小さじ1
- 酢……小さじ1
- ごま油……適宜

香菜……適宜

〈 作り方 〉

1. ボウルにⒶを入れ、よく混ぜ合わせて5等分し、ワンタンの皮で三角に包む。
2. 熱湯でゆで、ザルに上げる。
3. 器に盛り、混ぜ合わせたⒷ、香菜を添える。

エネルギー 198kcal　タンパク質 11.7g　塩分 1.3g

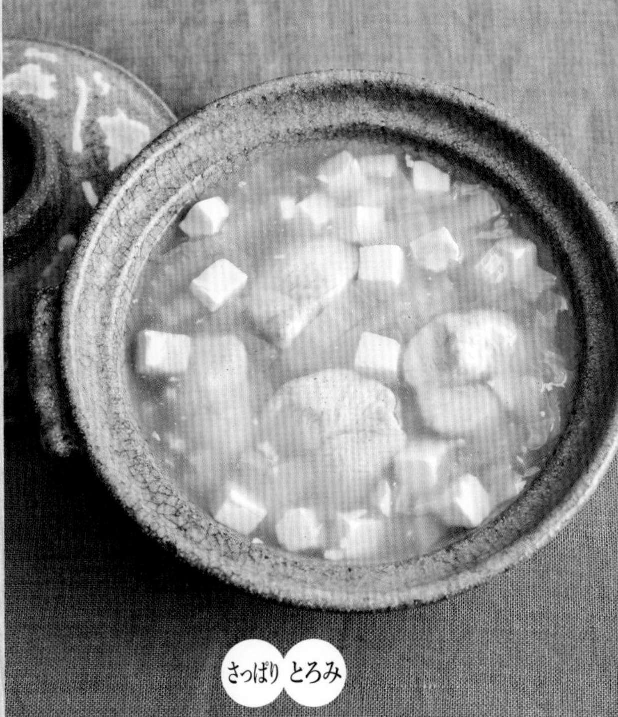
さっぱり　とろみ

口内炎・食道炎　下痢　消化器術後

ささみと豆腐のとろみスープ

水分と栄養補給に持って来いの、やさしい味わい

〈 材料：1人分 〉

鶏ささみ……70g
絹ごし豆腐……¼丁
白菜……½枚
塩・こしょう……各少々
片栗粉……適量

Ⓐ
- 顆粒鶏がらスープの素……小さじ1
- 酒……小さじ1
- 水……300㎖

水溶き片栗粉……適量

〈 作り方 〉

1. ささみは筋を取ってそぎ切りにし、塩、こしょうをふって片栗粉を薄くまぶし、さっとゆでてザルに上げる。
2. 豆腐は水けを軽くきり、1cm角に切る。白菜は繊維を断ち切るようにせん切りにする。
3. 鍋にⒶ、2を入れ、よく煮込む。
4. 1を加えて温め、塩、こしょうで味をととのえ、水溶き片栗粉でとろみをつける。

エネルギー 153kcal　タンパク質 20.5g　塩分 1.8g

ごまあえや白あえをはじめ、お好みのあえ衣で
野菜をおいしく食べましょう。

あえ物

下痢・便秘

ほうれん草とトマトのとろみあえ

さらさら食べて、消化にいい水溶性食物繊維を補給

〈 材料：1人分 〉

ほうれん草………1株
トマト（湯むき）………¼個
Ⓐ だし汁………大さじ4
　 しょうゆ………小さじ1
　 みりん………小さじ1
水溶き片栗粉………適量
かつお節………適量

〈 作り方 〉

1. ほうれん草はゆで、細かくざく切りにする。トマトは1cm角に切る。
2. 鍋にⒶを入れてひと煮立ちさせ、1を加えてさっと煮、水溶き片栗粉でとろみをつける。
3. 器に盛り、かつお節を添える。

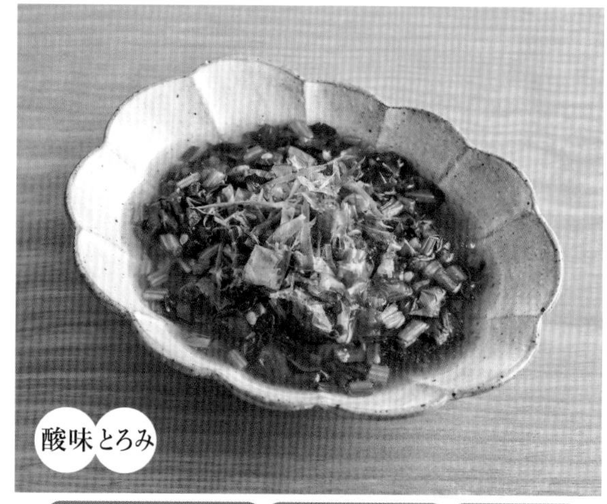

エネルギー 45kcal　タンパク質 2.4g　塩分 0.9g

便秘

ちくわとひじきの白あえ

食物繊維、乳酸菌、オリゴ糖などが入って、腸にうれしい

〈 材料：1人分 〉

ひじき（乾燥）………3g
ちくわ（小／輪切り）………1本分
絹ごし豆腐………¼丁
Ⓐ ヨーグルト（無糖）
　 ………小さじ2
　 みそ・白すりごま・オリゴ糖
　 ………各小さじ1
　 しょうゆ………少々
めんつゆ（3倍濃縮）
………大さじ1
青じそ（せん切り）………適宜

〈 作り方 〉

1. ひじきは洗って水で戻し、水けをきって鍋に入れ、めんつゆを加えてさっと炒め、粗熱を取る。
2. 豆腐は水けを軽くきってボウルに入れ、Ⓐを加えてなめらかになるまでよく混ぜ合わせ、1を加えてさっとあえる。
3. 器に盛り、青じそを添える。

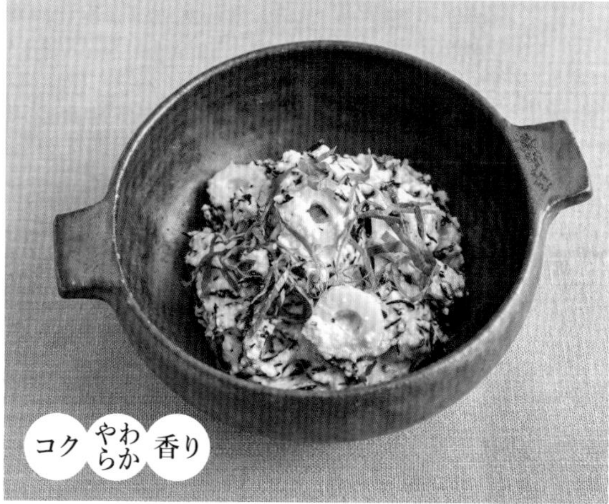

エネルギー 149kcal　タンパク質 9.8g　塩分 3.6g

便秘

焼きれんこんのごまあえ

れんこんの不溶性食物繊維が便通を整える

〈 材料：1人分 〉

れんこん（小）………⅓節
絹さや………5枚
Ⓐ 白すりごま
　 ………大さじ1
　 オリゴ糖………小さじ2
　 しょうゆ………小さじ1
サラダ油………小さじ1
塩・こしょう………各少々

〈 作り方 〉

1. 絹さやは塩ゆでし、斜め半分に切る。
2. れんこんは皮をむき、薄い輪切りにして水にさらし、水けをしっかりふく。
3. フライパンにサラダ油を熱し、2、塩、こしょうを加えて炒める。
2. ボウルにⒶを入れて混ぜ合わせ、3、1を加えてさっとあえる。

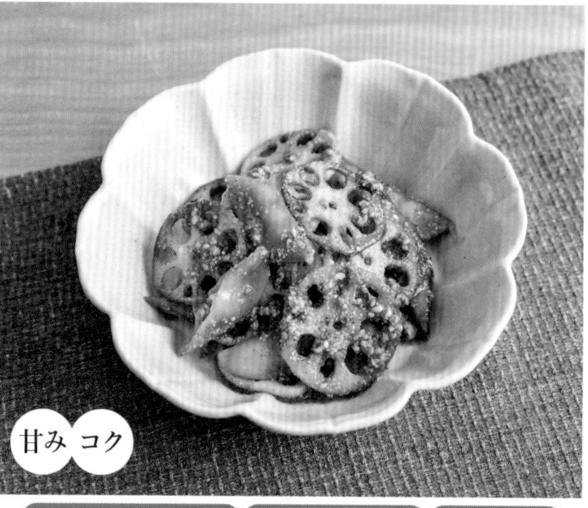

エネルギー 155kcal　タンパク質 3.4g　塩分 1.2g

アドバイス

味覚変化のお助けメニュー

具材にお好みのあえ衣をまとわせるだけのあえ物は、素材の味を生かしながら食べやすい味に変化させやすく、味覚変化があるときに便利。体調や気分に合わせた味にして、食べる直前にあえると、よりおいしいでしょう。

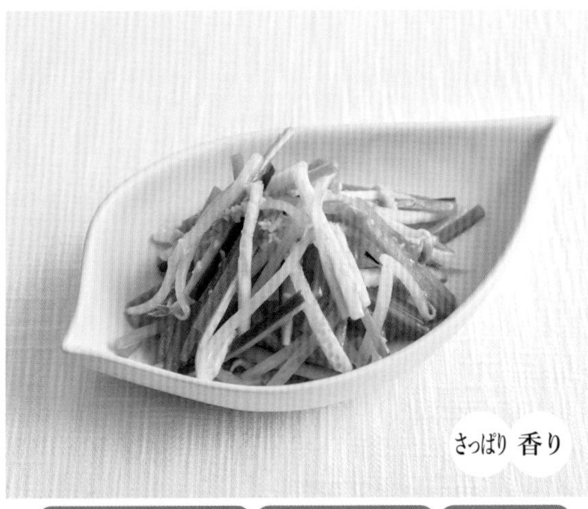

エネルギー 64kcal　タンパク質 1.5g　塩分 1.8g

食欲不振　便秘

もやしとにんじん、きゅうりのナムル

ごま油の風味がきいた中華風のあえ物で、食欲アップ

〈 材料：1人分 〉

もやし………40g
にんじん………30g
きゅうり………¼本
Ⓐ ごま油………小さじ1
　 顆粒鶏がらスープの素………小さじ1
塩………少々

〈 作り方 〉

1. もやしはひげ根を取り、にんじんは細切りにし、それぞれゆでてザルに上げる。
2. きゅうりはせん切りにする。
3. ボウルにⒶ、1、2を入れてあえ、塩で味をととのえる。

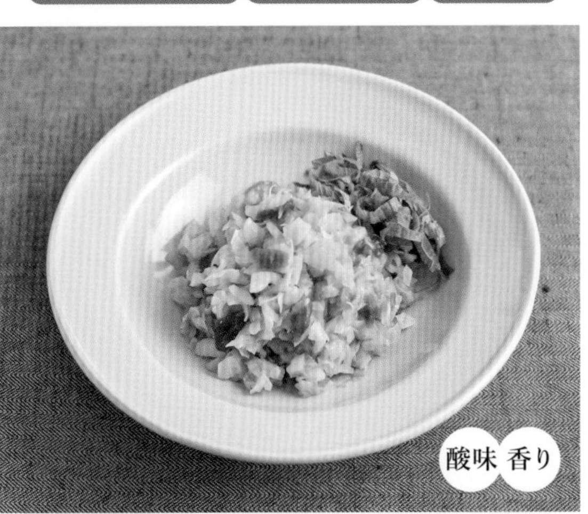

エネルギー 37kcal　タンパク質 1.3g　塩分 2.5g

食欲不振　便秘

キャベツの梅みそあえ

さっぱりと食べられる、和風のコールスロー

〈 材料：1人分 〉

キャベツ………1枚
Ⓐ 梅肉………1個分
　 みそ………小さじ1
　 みりん………小さじ1
青じそ(せん切り)………適量

〈 作り方 〉

1. キャベツは細かく刻み、やわらかくゆでてザルに上げる。
2. ボウルにⒶを入れて混ぜ合わせ、1を加えてあえる。
3. 器に盛り、青じそを添える。

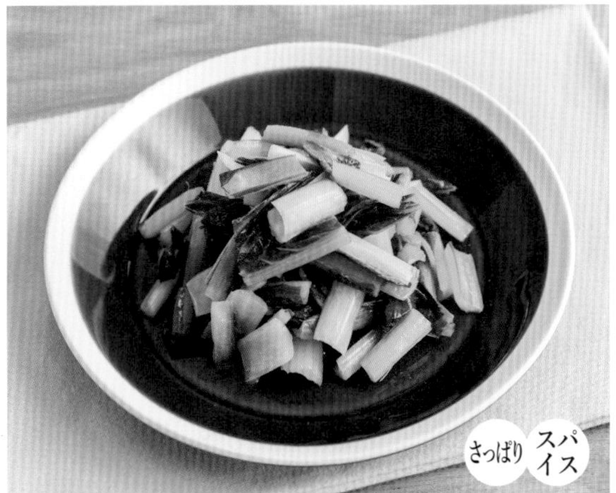

エネルギー 20kcal　タンパク質 1.6g　塩分 0.6g

味覚変化　便秘

小松菜の辛子あえ

味つけに辛子を使うのもひとつの手。ただし少量から試して

〈 材料：1人分 〉

小松菜………2株
Ⓐ だし汁………大さじ1
　 しょうゆ………小さじ½
　 練り辛子………適量

〈 作り方 〉

1. 小松菜はゆで、食べやすくざく切りにする。
2. ボウルにⒶを入れてよく混ぜ合わせ、1を加えてよくあえ、少しおいて味をなじませる。

酢は、料理の味をさっぱりさせて食欲を高める他、
腸の善玉菌を増やすことから便秘改善にも役立ちます。

酢の物

食欲不振 味覚変化 便秘

かにかまとレタスのポン酢あえ

レタスのシャキシャキとした食感もおいしさのポイント

〈 材料：1人分 〉

かに風味かまぼこ………2本
レタス………1枚
ポン酢しょうゆ………適量

〈 作り方 〉

1. かにかまはほぐし、レタスは一口大にちぎる。
2. ボウルに1、ポン酢を入れ、さっとあえる。

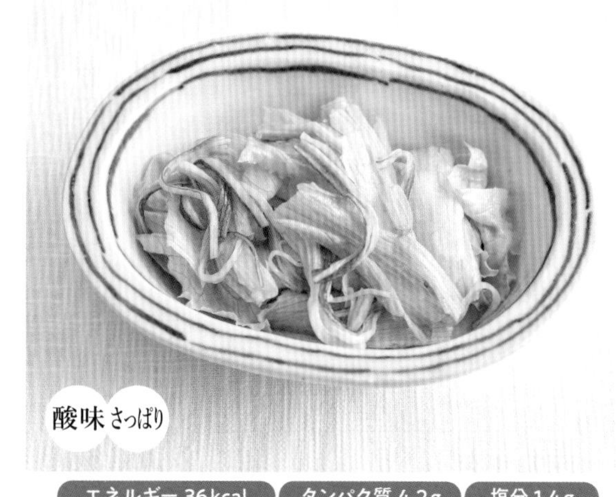

エネルギー 36kcal ｜ タンパク質 4.2g ｜ 塩分 1.4g

食欲不振 味覚変化

かぶのレモン漬け

昆布のうまみとレモンのさわやかさがかぶによく合う

〈 材料：1人分 〉

かぶ(小)………1個
昆布茶………小さじ1
とろろ昆布………3g
レモン(無農薬／輪切り)
………1枚

〈 作り方 〉

1. かぶは茎があれば2㎝ほど残し、皮をむいて縦8等分に切る。レモンはいちょう切りにする。
2. 保存袋に1、昆布茶を入れて全体にまぶし、とろろ昆布を加え、冷蔵庫で一晩寝かせる。

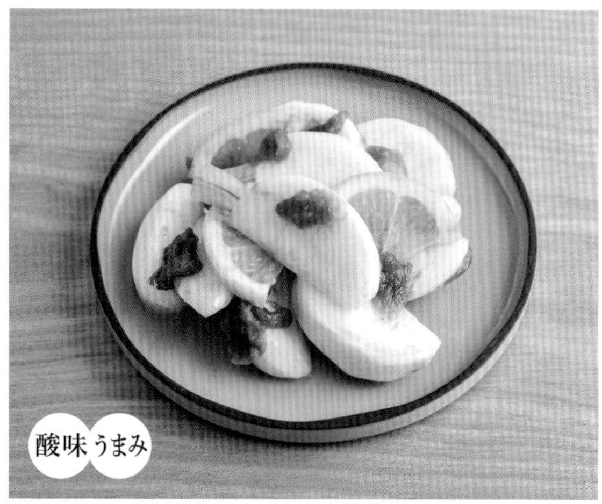

エネルギー 17kcal ｜ タンパク質 0.7g ｜ 塩分 1.1g

食欲不振 味覚変化

春雨ときゅうりの中華酢の物

中華のあえ物の定番。カラフルな具材で見た目もいい

〈 材料：1人分 〉

春雨(乾燥)………15g
きゅうり………¼本
にんじん………10g
スライスハム………1枚
中華ドレッシング………適量

〈 作り方 〉

1. 春雨はゆでてザルに上げ、冷水にとって水けをきり、ざく切りにする。
2. きゅうり、にんじんはせん切りにし、さっとゆでてザルに上げる。ハムは細切りにする。
3. ボウルに1、2を入れて混ぜ合わせ、ドレッシングであえる。

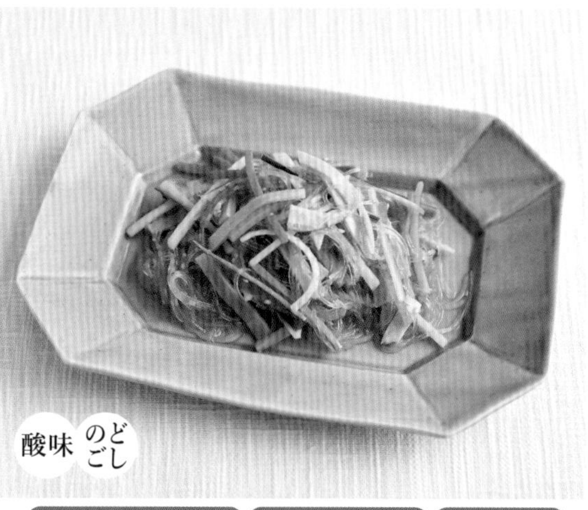

エネルギー 136kcal ｜ タンパク質 4.5g ｜ 塩分 0.8g

アドバイス

食欲不振時、まずは試しに酢の物を一口

さっぱりした酢の物は、抗がん剤治療中の食欲不振時も食べられそうとの声がよく聞かれます。酸味は味覚や嗅覚を刺激して食欲中枢に働きかけ、唾液や胃酸分泌を促進し消化を助けます。ひんやり感と水分は発熱時にも◎。

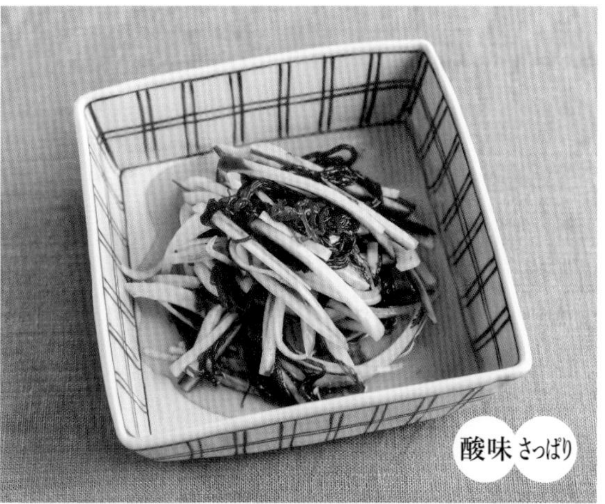

エネルギー 40kcal　タンパク質 1.3g　塩分 2.3g

食欲不振　味覚変化　便秘

もずくとせん切りしょうがの酢の物

食物繊維の一種、もずくのフコイダンで、腸を健康に

〈材料：1人分〉

もずく(味つけなし)………40g
しょうが………1片
きゅうり………¼本
玉ねぎ………⅛個
Ⓐ
- 酢………大さじ1
- オリゴ糖………小さじ1
- しょうゆ・顆粒和風だしの素………各小さじ½
- 塩………ひとつまみ

〈作り方〉

1. しょうがはできるだけ細い針しょうがにする。きゅうりはせん切りに、玉ねぎは薄切りにする。
2. ボウルにⒶを入れて混ぜ合わせ、もずく、1を加えてよくあえ、少しおいて味をなじませる。

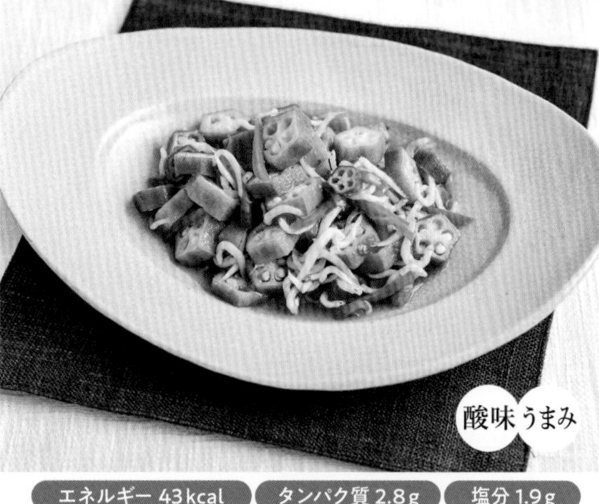

エネルギー 43kcal　タンパク質 2.8g　塩分 1.9g

食欲不振　味覚変化　便秘

オクラとしらすの酢の物

ペクチンとムチンを含むオクラは、腸などの消化器に◎

〈材料：1人分〉

オクラ………4本
しらす干し………大さじ1
紅しょうが………適宜
Ⓐ
- 酢………大さじ1
- オリゴ糖………小さじ1
- しょうゆ………小さじ½
- 顆粒和風だしの素………小さじ½

〈作り方〉

1. オクラはゆで、輪切りにする。紅しょうがは刻む。
2. ボウルにⒶを入れて混ぜ合わせ、1、しらすを加え、さっと混ぜ合わせる。

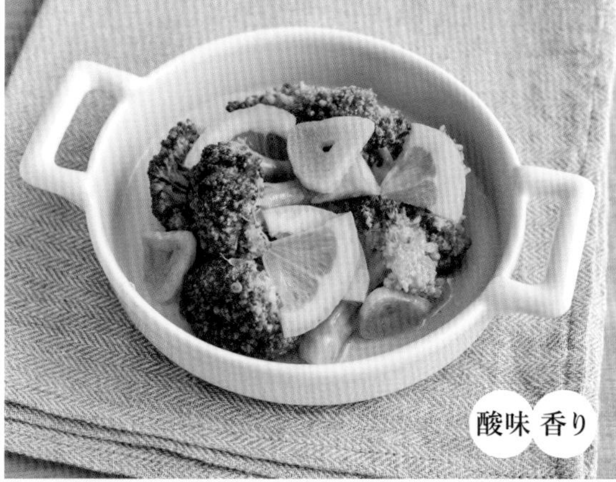

エネルギー 136kcal　タンパク質 4.5g　塩分 2.4g

味覚変化　便秘

ブロッコリーの洋風酢の物

レモンとにんにくをきかせて、ブロッコリーをおいしく

〈材料：1人分〉

ブロッコリー(塩ゆで)………6房
レモン(無農薬／輪切り)………1枚
にんにく(薄切り)………1片分
オリーブオイル………小さじ2
塩・こしょう………各少々
Ⓐ
- 酢………大さじ2
- 顆粒コンソメスープの素………小さじ1
- オリゴ糖………小さじ½
- 塩………少々

〈作り方〉

1. フライパンにオリーブオイルを熱し、にんにくを炒めて香りを出し、ブロッコリーを加えて炒め、塩、こしょうを加える。
2. レモンをいちょう切りにして保存容器に入れ、1、混ぜ合わせたⒶを加え、冷蔵庫で一晩寝かせる。

生野菜やゆで野菜をお好みでとり合わせて。
マヨネーズでは、まろやかさとコクが出せます。

サラダ

食欲不振

ツナとレタスのフレンチサラダ

かみやすい食材を、レモンでさっぱりとした味わいに

〈材料：1人分〉

ツナ水煮缶………30g
スライスハム………½枚
レタス(大)………½枚
ミニトマト………2個
Ⓐ
- オリーブオイル………小さじ2
- レモン汁………小さじ½
- 塩・こしょう………各少々

〈作り方〉

1. レタスは食べやすい大きさにちぎる。ミニトマトは半分に切り、ハムはせん切りにする。ツナは汁けをきる。
2. 器に盛り合わせ、よく混ぜ合わせたⒶをかける。

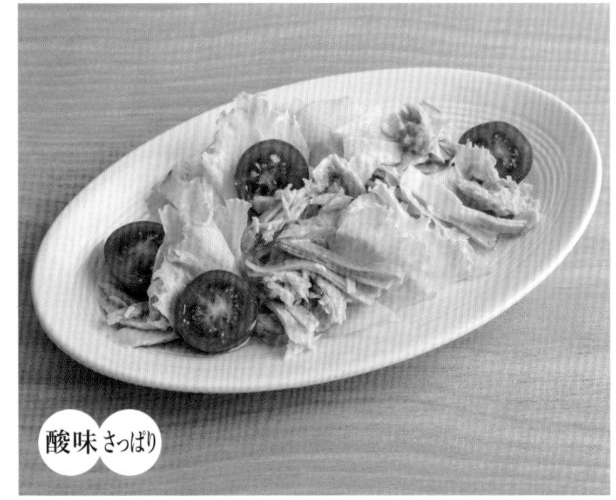

エネルギー 127kcal　タンパク質 6.9g　塩分 0.7g

味覚変化　便秘

温野菜サラダ

電子レンジ加熱で、すぐに完成！

〈材料：1人分〉

ブロッコリー………2房
じゃがいも………⅙個
にんじん………20g
マヨネーズ………適量

〈作り方〉

1. ブロッコリーは小房に分ける。じゃがいも、にんじんは1cm角に切る。
2. 耐熱ボウルに1を入れ、ラップをかけて電子レンジで3分30秒加熱する。
3. 器に盛り、マヨネーズを添える。

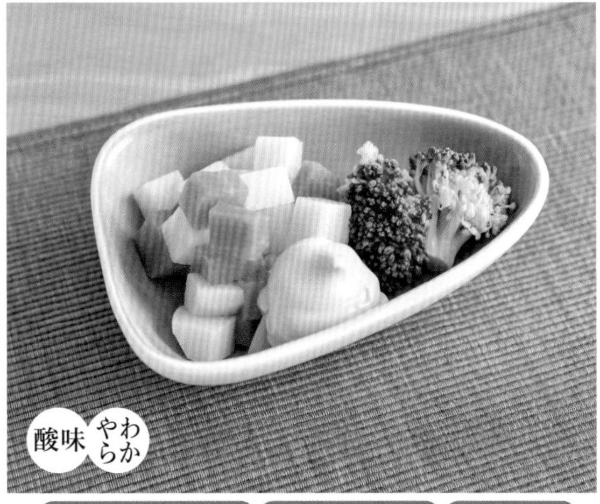

エネルギー 97kcal　タンパク質 2.0g　塩分 0.2g

口内炎・食道炎　便秘

やわらかほうれん草とじゃがいものマヨサラダ

食べやすくゆでて、コンソメマヨとあえて

〈材料：1人分〉

ほうれん草………1株
じゃがいも………¼個
Ⓐ
- マヨネーズ………大さじ½
- 顆粒コンソメスープの素………小さじ⅓
- 塩・こしょう………各少々

〈作り方〉

1. ほうれん草はゆで、4cm長さに切る。じゃがいもは薄切りにし、ゆでてザルに上げる。
2. ボウルにⒶ、1を入れてあえる。

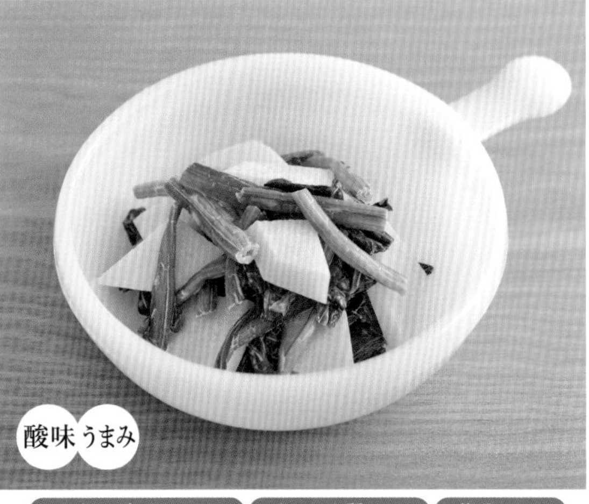

エネルギー 75kcal　タンパク質 1.2g　塩分 1.0g

アドバイス

症状に合わせて 加熱・切り方・具材を変えて

野菜は、口内炎・食道炎があるときや消化器術後は、加熱する・細かく刻むことで食べやすくなります。ツナや鶏肉、大豆、豆腐、卵などタンパク質を含む食品を加えたものは、食欲がないときの主菜にしてもいいでしょう。

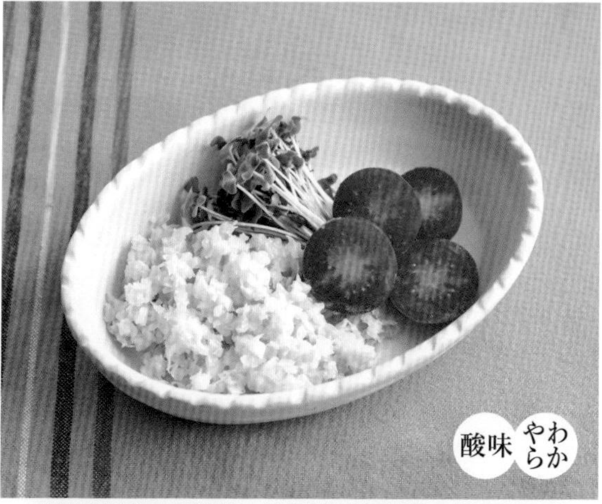

エネルギー 59kcal　タンパク質 1.0g　塩分 0.3g

食欲不振　消化器術後

コールスロー

みじん切りにすることで、咀嚼回数が減って負担軽減に

〈 材料：1人分 〉

キャベツ………1枚
スプラウト………10g
ミニトマト………2個
フレンチドレッシング（市販）………適量

〈 作り方 〉

1. キャベツは細かくみじん切りにし、やわらかくゆでてザルに上げる。
2. 器に盛ってドレッシングをかけ、スプラウト、ミニトマトを添える。

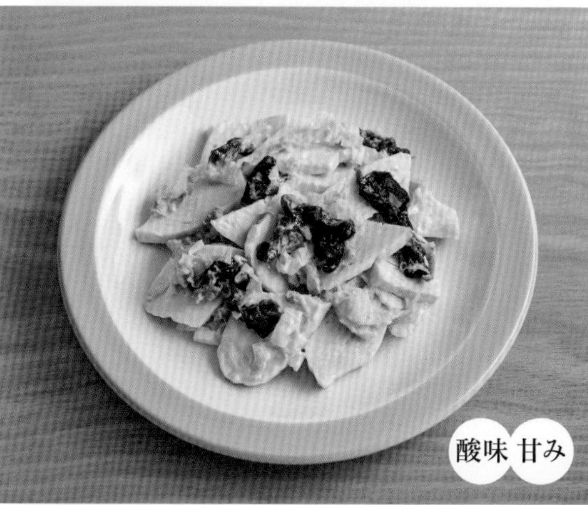

エネルギー 185kcal　タンパク質 18.0g　塩分 1.7g

食欲不振　便秘

サラダチキンと白菜のサラダ

タンパク質と食物繊維をしっかり補給！

〈 材料：1人分 〉

サラダチキン（プレーン）………80g
白菜………½枚
ドライプルーン（種なし）………1個
塩………少々
Ⓐ マヨネーズ………大さじ1
　 塩・こしょう………各少々

〈 作り方 〉

1. サラダチキンは一口大の薄いそぎ切りにする。プルーンは細かく刻む。
2. 白菜は繊維を断ち切るようにせん切りにし、塩をふって軽くもみ、水けを絞る。
3. ボウルにⒶ、1、2を入れてあえる。

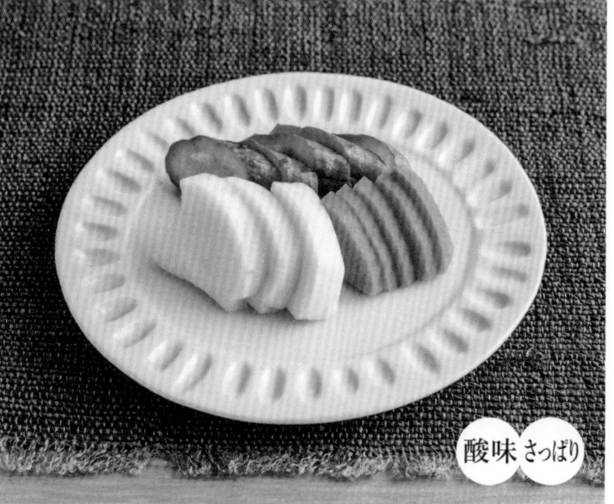

エネルギー 26kcal　タンパク質 0.9g　塩分 3.1g

食欲不振　便秘

ぬか漬け盛り合わせ

乳酸菌が含まれているから、整腸に◎

〈 材料：1人分 〉

ぬか漬け（市販／きゅうり、かぶ、にんじん）………適量

〈 作り方 〉

ぬか漬けを食べやすい大きさに切り、器に盛る。

コトコト煮込んだ具材は、うまみたっぷり。
作りおきや電子レンジも活用しましょう。

煮物

口内炎・食道炎

白菜のクリーム煮

スープのようで、まろやかで食べやすい

〈 材料：1人分 〉

白菜……½枚
スライスハム……1枚
牛乳……100㎖
Ⓐ 顆粒鶏がらスープの素……小さじ1
　 塩・こしょう……各少々
水溶き片栗粉……適量

〈 作り方 〉

1. 白菜はそぎ切りに、ハムはせん切りにする。
2. 鍋に牛乳、1を入れてひと煮立ちさせる。
3. Ⓐで味をととのえ、水溶き片栗粉でとろみをつける。

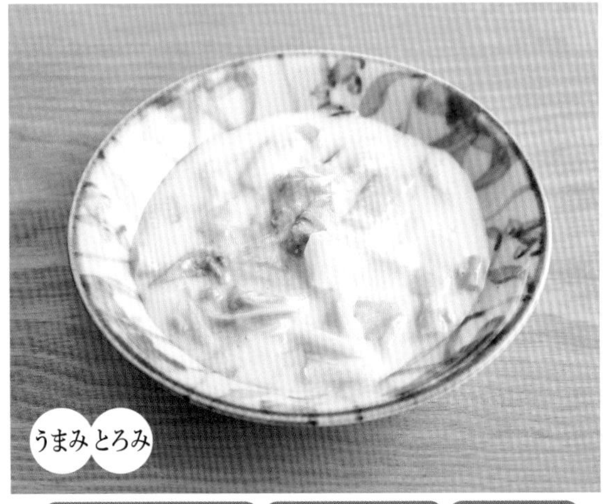

エネルギー 128kcal　タンパク質 7.3g　塩分 2.4g

食欲不振　便秘

オクラのだしびたしと温泉卵

一晩かけてオクラにじっくり味をしみ込ませて

〈 材料：1人分 〉

オクラ……3本
Ⓐ だし汁……100㎖
　 薄口しょうゆ……小さじ1
　 みりん……小さじ1
温泉卵（→P.124）……1個

〈 作り方 〉

1. オクラはガクのまわりを薄くそぎ落とし、竹串で表面に数カ所穴を開け、耐熱の保存容器に並べる。
2. 鍋にⒶを入れてひと煮立ちさせ、熱いうちに1に流し入れ、粗熱を取って冷蔵庫で一晩寝かせる。
3. 器に2、温泉卵を盛り合わせる。

MEMO

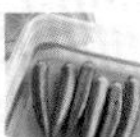

オクラのだしびたしは前日に作っておく
一晩寝かせる必要があるので、前日の夜に調理しておきましょう。翌日は器に盛りつけるだけなので、献立に一品プラスするのにも役立ちます。

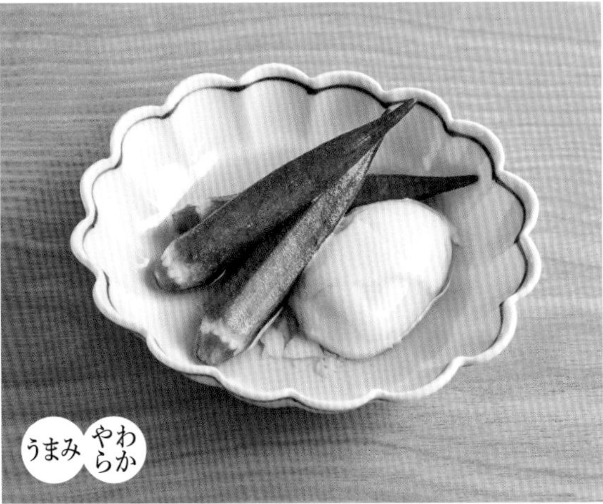

エネルギー 99kcal　タンパク質 7.1g　塩分 1.2g

便秘

山いもと豚バラ肉のうま煮

コクのある味つけで、ごはんにぴったり

〈 材料：1人分 〉

山いも……50g
豚バラ塊肉……50g
ごま油……小さじ1
塩・こしょう……各少々
Ⓐ 酒……大さじ2
　 オイスターソース……小さじ2
　 しょうゆ・オリゴ糖……各小さじ1
　 顆粒鶏がらスープの素……小さじ½
チンゲン菜（ゆで）……適宜

〈 作り方 〉

1. 山いもは1㎝厚さの輪切りにする。
2. 豚肉は1㎝厚さの一口大に切り、塩、こしょうをふる。
3. 鍋にごま油を熱し、2の両面をこんがり焼いて取り出す。
4. 3の鍋に残った油を軽くふいて1の両面をこんがり焼き、3を戻し入れてⒶを加え、炒め煮にする。
5. 器に盛り、チンゲン菜を添える。

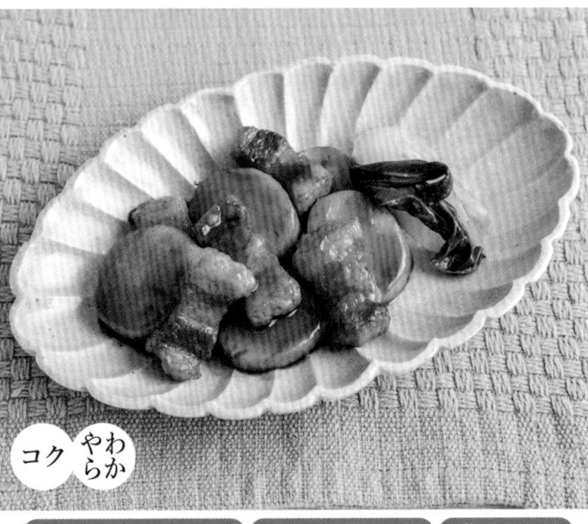

エネルギー 337kcal　タンパク質 10.1g　塩分 3.4g

アドバイス

濃い天然だしや うまみの出る食材を使う

かつお節や昆布など天然だしを濃くとった料理は、うまみが強く減塩もでき、味覚変化があるときにもおいしく感じやすくなります。食材に昆布や干ししいたけ、桜えびといったうまみの出る食材を使えば、一石二鳥です。

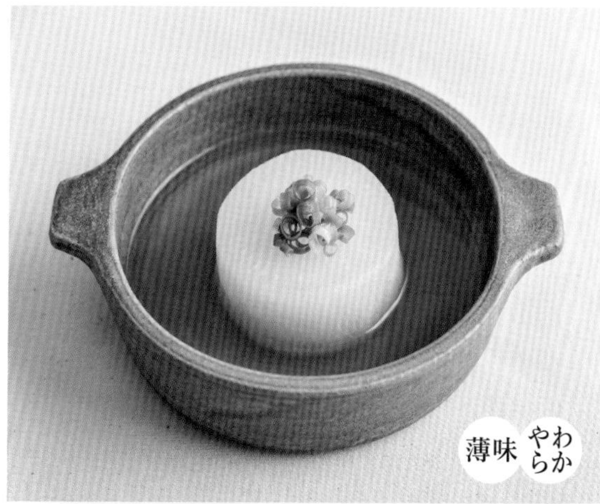

エネルギー 28kcal　タンパク質 1.0g　塩分 1.8g

下痢　消化器術後

時短ふろふき大根

先に電子レンジ加熱しておいて、煮る時間を短縮

〈材料：1人分〉

大根………4cm

Ⓐ 顆粒鶏がらスープの素………小さじ1
　 水………200mℓ

塩………少々

青ねぎ(小口切り)………適宜

〈作り方〉

1. 大根は皮を厚めにむいて面取りし、片面に十字の切り目を入れる。
2. 水で湿らせたキッチンペーパーで包み、耐熱皿にのせ、ラップをかけて電子レンジで4分50秒加熱する。
3. 鍋にⒶを入れてひと煮立ちさせ、2を加えて10分ほど煮含め、塩で味をととのえる。
4. 煮汁ごと器に盛り、青ねぎを添える。

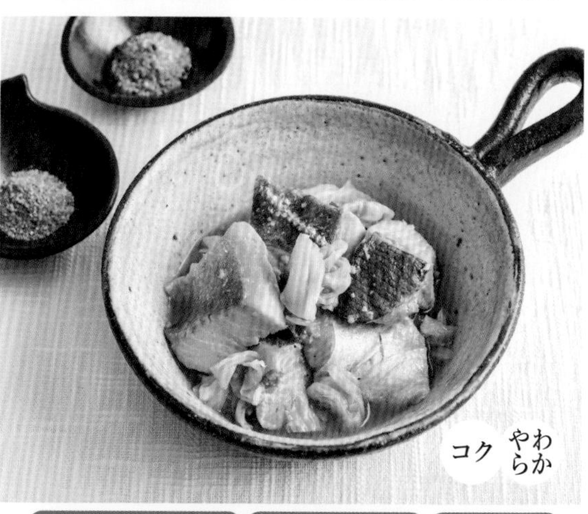

エネルギー 163kcal　タンパク質 19.5g　塩分 1.9g

味覚変化

鮭とキャベツのみそ煮

お好みの香辛料を添えて、食べやすい味に

〈材料：1人分〉

生鮭(切り身)………1切れ(80g)

キャベツ………1枚

塩・こしょう………各少々

Ⓐ 酒………大さじ1
　 みそ・めんつゆ(3倍濃縮)・砂糖………各小さじ1

七味唐辛子・粉山椒………適宜

〈作り方〉

1. キャベツはざく切りにする。鮭は一口大のそぎ切りにし、塩、こしょうをふる。
2. 耐熱容器に1を入れ、混ぜ合わせたⒶを回しかけ、ラップをかけて電子レンジで3分30秒加熱する。
3. 七味唐辛子、粉山椒を添える。

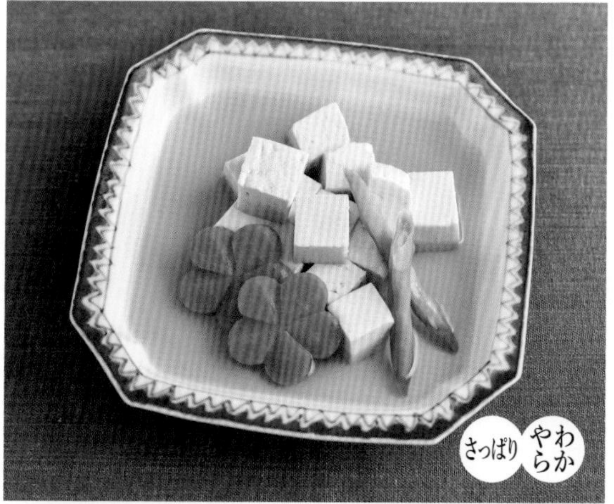

エネルギー 94kcal　タンパク質 6.6g　塩分 3.2g

口内炎・食道炎

木綿豆腐と花形にんじんの含め煮

にんじんに一手間加えるだけで、ぐっと華やかに

〈材料：1人分〉

木綿豆腐………¼丁

にんじん(輪切り)………2枚

さやいんげん………1本

Ⓐ めんつゆ(3倍濃縮)………大さじ1½
　 水………100mℓ

〈作り方〉

1. 豆腐は軽く水けをきり、一口大に切る。にんじんは飾り包丁を入れる。いんげんは斜め半分に切る。
2. 小鍋にⒶ、にんじんを入れ、やわらかくなるまで煮る。
3. 豆腐、いんげんを加え、煮含める。

さまざまな具材で作れます。
和風の献立にぜひつけましょう。

吸い物・みそ汁

味覚変化

とろろ昆布とかつお節の吸い物

乾物にお湯を注ぐだけ。お好みの薬味でさっぱりと

〈 材料：1人分 〉

とろろ昆布………3g
かつお節………3g
めんつゆ(3倍濃縮)
………小さじ1
湯………適量
すだち(輪切り)………適宜

〈 作り方 〉

1. 器にとろろ昆布、かつお節を入れ、湯を8分目まで注ぐ。
2. めんつゆを加えてさっと混ぜ合わせ、すだちを添える。

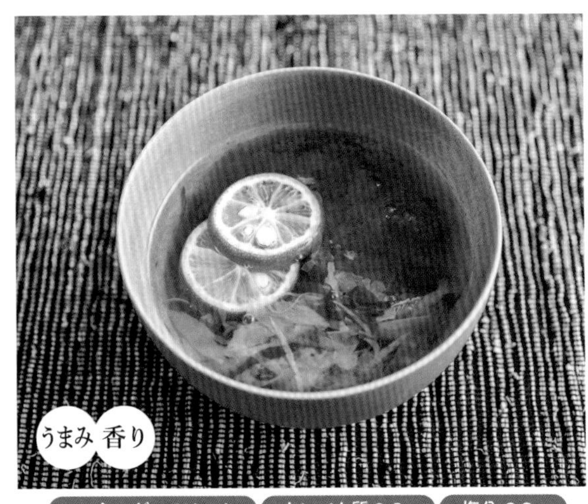

うまみ 香り

エネルギー 21kcal　タンパク質 2.8g　塩分 0.9g

食欲不振　便秘

はんぺんの吸い物

良質なタンパク質が豊富なはんぺんをコロコロに切って

〈 材料：1人分 〉

はんぺん(小)………¼枚
もずく(味つけなし)………20g
Ⓐ
- だし汁(一番だし)………130mℓ
- 酒・みりん………各小さじ1
- しょうゆ………小さじ⅓
- 塩………少々

しょうゆ………少々

〈 作り方 〉

1. はんぺんは1cm角に切る。
2. 鍋にⒶを入れてひと煮立ちさせ、1、もずくを加えて温め、しょうゆで味をととのえる。

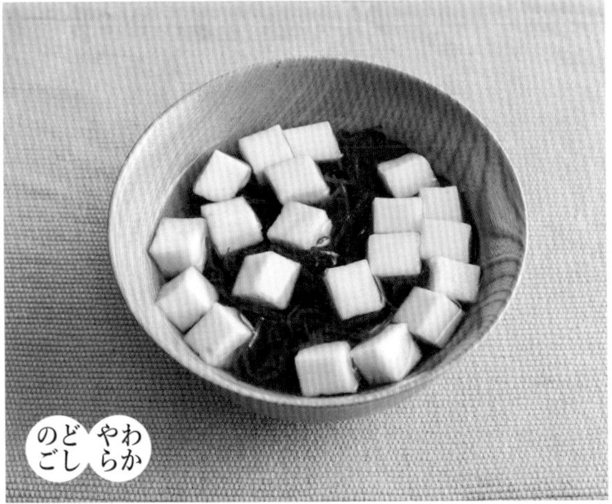

のどごし やわらか

エネルギー 40kcal　タンパク質 2.2g　塩分 1.2g

味覚変化　消化器術後

しじみのとろみ汁

うまみたっぷり！ 貧血予防にも効果的

〈 材料：1人分 〉

しじみ(砂抜き済み)………20g
だし汁………130mℓ
みそ………大さじ⅔
水溶き片栗粉………適量

〈 作り方 〉

1. しじみはこすり洗いをし、水けをきる。
2. 鍋にだし汁、1を入れて火にかけ、しじみの殻がしっかり開くまで煮る。
3. みそを溶き入れ、水溶き片栗粉でとろみをつける。

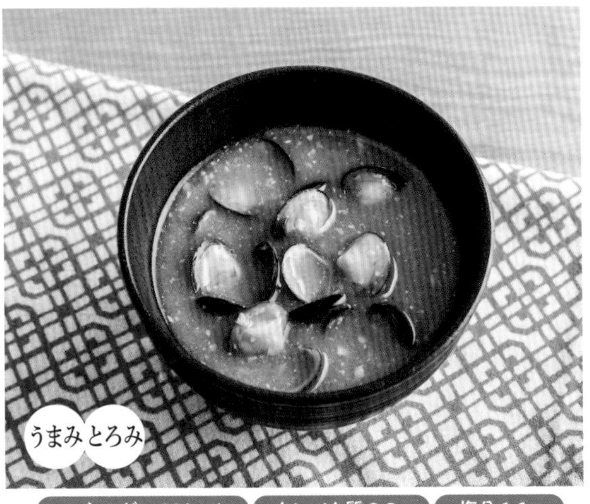

うまみ とろみ

エネルギー 39kcal　タンパク質 2.3g　塩分 1.6g

アドバイス

みそ汁のみそと具材の働き

みそはアミノ酸やカルシウムが豊富な他、GABAというストレス軽減に働きかける成分も多く、リラックス効果も期待できます。野菜をたっぷり加えると、余分な塩分を排泄するカリウムや食物繊維を摂取できます。

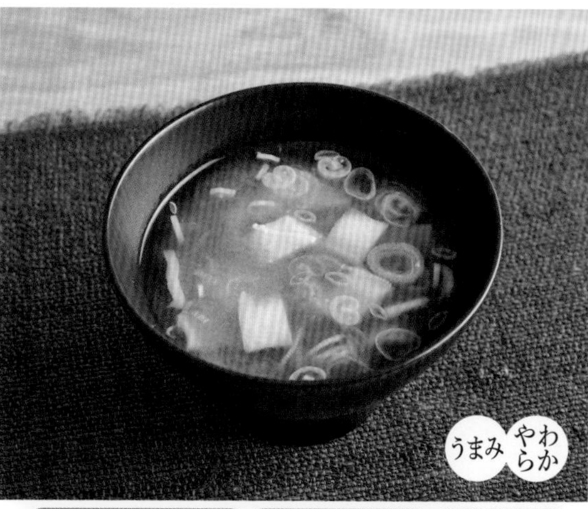

エネルギー 44kcal　タンパク質 2.8g　塩分 2.4g

便秘

かんぴょうのみそ汁

食物繊維をしっかり補給して、腸をきれいに

〈 材料：1人分 〉

かんぴょう(乾燥)………2g
だし汁………130mℓ
みそ………大さじ1
長ねぎ(小口切り)………適量

〈 作り方 〉

1. かんぴょうは塩水(分量外)でもみ洗いして水で流し、水分をきってざく切りにする。
2. 鍋にだし汁を入れて温め、1を加えてやわらかくなるまで煮る。
3. みそを溶き入れ、長ねぎを加える。

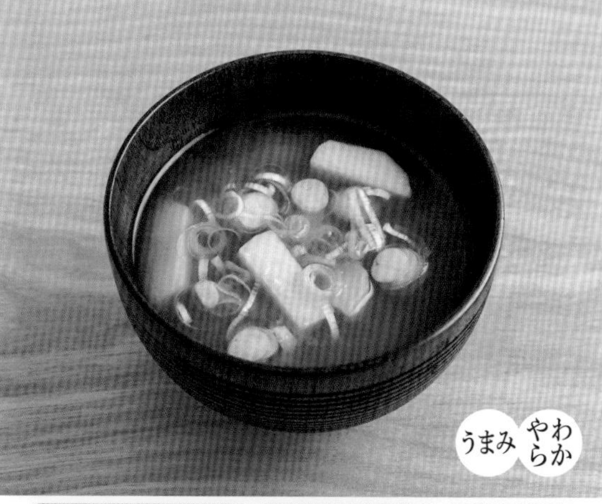

エネルギー 69kcal　タンパク質 3.2g　塩分 1.6g

便秘　消化器術後

里いものみそ汁

自然なとろみで食べやすさアップ

〈 材料：1人分 〉

里いも………1個
だし汁………180mℓ
みそ………大さじ⅔
長ねぎ(小口切り)………適量

〈 作り方 〉

1. 里いもは1㎝厚さの半月切りにする。
2. 鍋にだし汁、1を入れてやわらかくなるまで煮る。
3. みそを溶き入れ、長ねぎを加える。

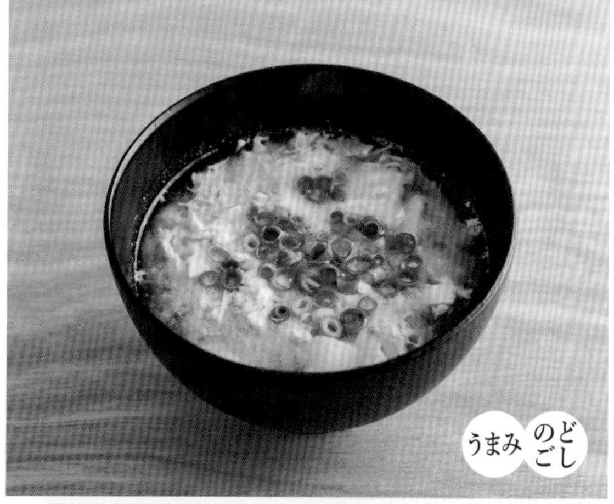

エネルギー 102kcal　タンパク質 8.2g　塩分 1.8g

下痢　消化器術後

卵のみそ汁

食事があまりとれないときにもおすすめ

〈 材料：1人分 〉

卵………1個
だし汁………180mℓ
みそ………大さじ⅔
青ねぎ(小口切り)………適量

〈 作り方 〉

1. 鍋にだし汁を入れてひと煮立ちさせ、みそを溶き入れる。
2. 卵を溶き、菜箸に伝わせながら少しずつ流し入れ、ふんわり浮いてくるまで火を通す。
3. 器に盛り、青ねぎを散らす。

ごはんにもパンにも合わせやすいから重宝します。
食欲のないときは、これだけでも食べられると◎。

スープ

便秘

せん切り野菜と糸寒天のスープ

水溶性と不溶性、両方の食物繊維を摂取

〈 材料：1人分 〉

レタス………1枚
にんじん………30g
玉ねぎ………1/4個
糸寒天(乾燥)………3g
Ⓐ
- 酒………大さじ1
- 顆粒鶏がらスープの素………小さじ1
- 塩・こしょう………各少々
- 水………200ml

〈 作り方 〉

1. レタスとにんじんはせん切りに、玉ねぎは薄切りにする。
2. 鍋にⒶを入れてひと煮立ちさせ、1を加えてほどよく煮込む。
3. 糸寒天を加え、さっと火を通す。

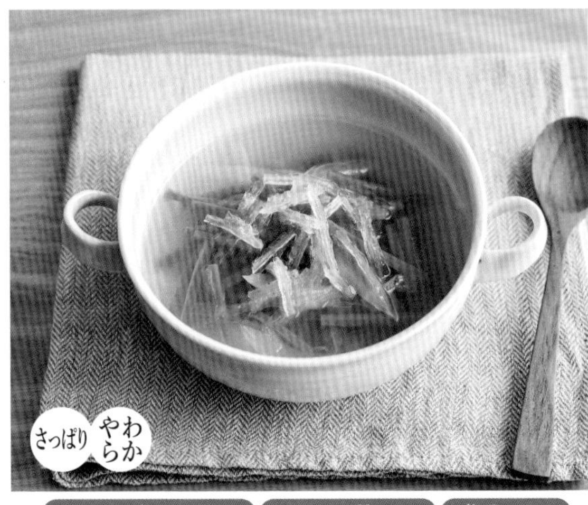

エネルギー 57kcal　タンパク質 1.2g　塩分 1.8g

便秘

玉ねぎスープ

水溶性食物繊維とオリーブオイルで便通を改善

〈 材料：1人分 〉

玉ねぎ………1/2個
オリーブオイル………小さじ1
Ⓐ
- 顆粒コンソメスープの素………小さじ1
- 塩・こしょう………各少々
- 水………300ml

塩・こしょう………各適量
パセリ(みじん切り)………適宜

〈 作り方 〉

1. 玉ねぎは繊維を断ち切るように薄切りにする。
2. 鍋にオリーブオイルを熱し、1を炒め、Ⓐを加えて煮る。
3. 玉ねぎがやわらかく、ほどよく煮詰まってきたら、塩、こしょうで味をととのえる。
4. 器に盛り、パセリを散らす。

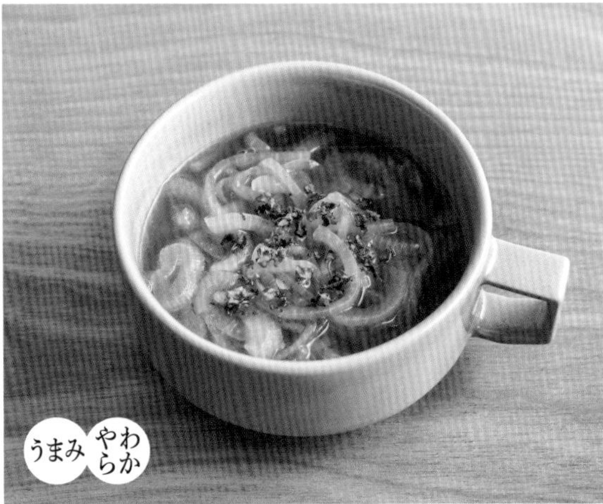

エネルギー 65kcal　タンパク質 0.8g　塩分 1.0g

食欲不振

せん切り野菜のスープ

繊維がやわらかい具材で、胃腸にやさしく消化がいい

〈 材料：1人分 〉

にんじん………20g
玉ねぎ(小)………1/6個
Ⓐ
- 顆粒コンソメスープの素………小さじ2/3
- 水………180ml

塩・こしょう………各少々

〈 作り方 〉

1. にんじんはせん切りに、玉ねぎは縦薄切りにする。
2. 鍋にⒶ、1を入れ、コトコト煮る。
3. スープにうまみが出て野菜がやわらかくなったら、塩、こしょうで味をととのえる。

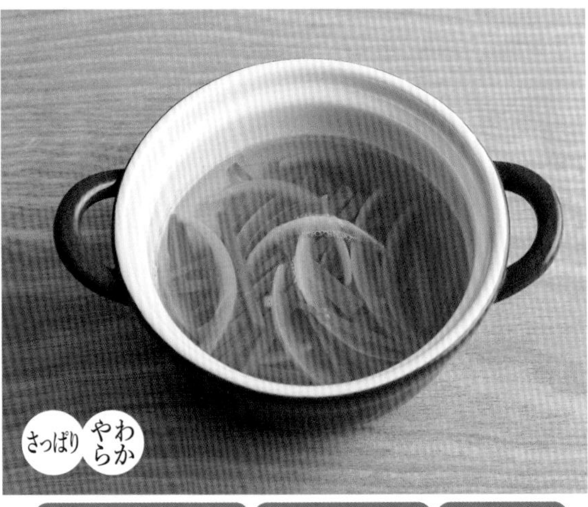

エネルギー 22kcal　タンパク質 0.5g　塩分 1.5g

アドバイス

栄養満点のリッチなポタージュも

一般的にポタージュといえば、かぼちゃやにんじんなど野菜のイメージがあると思いますが、食欲がないときには、鶏肉や豆腐、えび、白身魚などを加えて"主菜のポタージュ"にしてもいいでしょう。

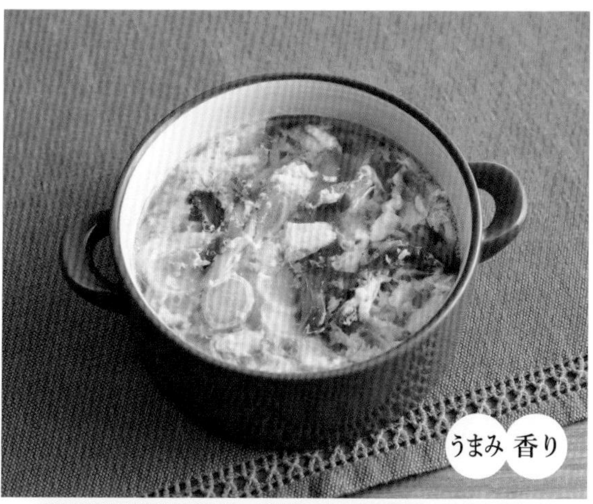

エネルギー 102kcal　タンパク質 7.4g　塩分 4.6g

味覚変化

卵スープ

ピリッとしたザーサイを加えて、中華風に

〈 材料：1人分 〉

卵………1個
長ねぎ………5cm
味つきザーサイ(市販)………20g
Ⓐ
- 顆粒鶏がらスープの素………小さじ1
- しょうゆ………小さじ¼
- 水………200mℓ

ごま油(またはラー油)………適宜

〈 作り方 〉

1. 長ねぎは輪切りに、ザーサイは細切りにする。
2. 鍋にⒶを入れて煮立て、1を加えてほどよく煮込む。
3. 卵を溶いて回し入れ、ひと煮立ちさせる。
4. 器に盛り、ごま油をかける。

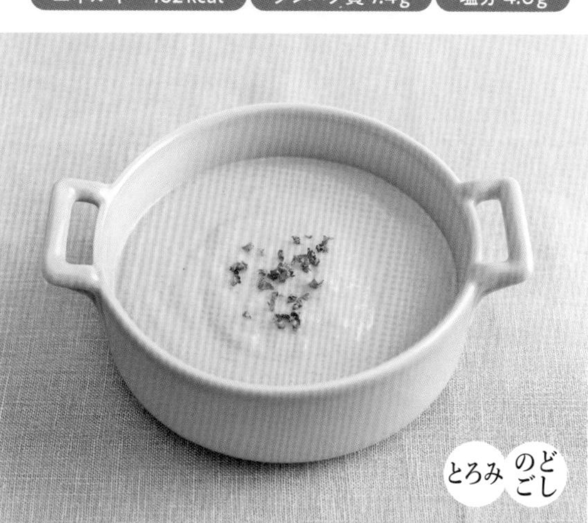

エネルギー 228kcal　タンパク質 6.7g　塩分 2.0g

口内炎・食道炎　下痢　消化器術後

にんじんポタージュ

なめらかに仕上げてスムーズに栄養補給

〈 材料：1人分 〉

にんじん………⅓本
Ⓐ
- 玉ねぎ(みじん切り)………¼個分
- ごはん………大さじ2
- 牛乳………150mℓ
- 顆粒コンソメスープの素………小さじ1

バター………5g
パセリ(みじん切り)………適宜

〈 作り方 〉

1. にんじんはきれいに洗い、皮ごとすりおろす。
2. 鍋にⒶを入れてひと煮立ちさせ、バター、1を加えてコトコト煮込み、粗熱を取る。
3. ミキサーにかける。
4. 器に盛り、パセリを散らす。

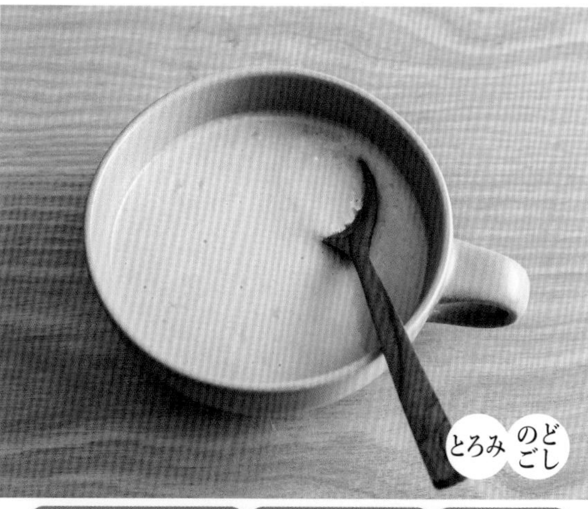

エネルギー 165kcal　タンパク質 4.4g　塩分 2.2g

食欲不振　下痢　消化器術後

コーンポタージュ

材料を混ぜるだけで完成。やさしいとろみで食べやすい

〈 材料：1人分 〉

Ⓐ
- コーンクリーム缶………150g
- 牛乳………50mℓ
- 顆粒コンソメスープの素………小さじ½

塩・こしょう………各少々

〈 作り方 〉

1. 鍋にⒶを入れて温め、塩、こしょうで味をととのえる。

熱すぎず冷たすぎず、
適温で飲みましょう。

ジュース・ホットドリンク

食欲不振 味覚変化

フレッシュジュース

搾りたてのおいしさを味わって

〈 材料：1人分 〉
オレンジ（またはお好みのフルーツ）………2個

〈 作り方 〉
オレンジの果汁を搾る。

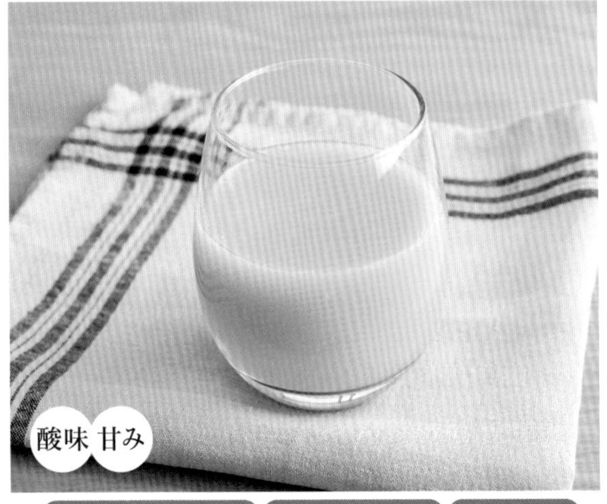

エネルギー 62kcal　タンパク質 1.6g　塩分 0.0g

食欲不振 便秘

小松菜とりんごのジュース

食物繊維はもちろん、オリーブオイルも便通に◎

〈 材料：1人分 〉
小松菜………2株
りんご………½個
Ⓐ
- レモン汁………小さじ1
- オリゴ糖………小さじ2
- オリーブオイル………小さじ1
- 水………100㎖

〈 作り方 〉
1. 小松菜、りんごはざく切りにする。
2. 1、Ⓐをミキサーにかける。

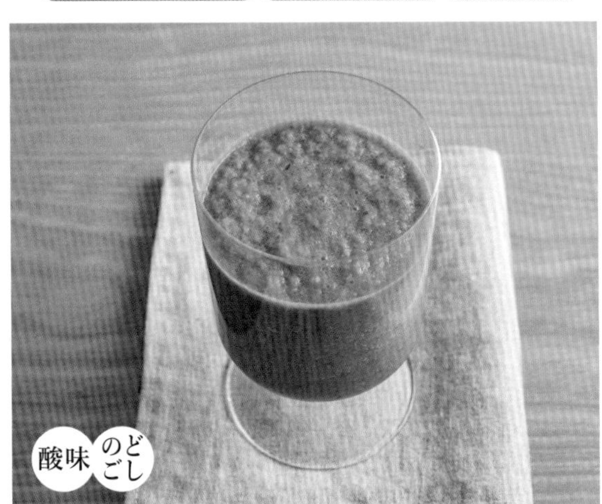

エネルギー 145kcal　タンパク質 1.3g　塩分 0.0g

食欲不振 便秘 消化器術後

バナナスムージー

作りおきもできるから便利！

〈 材料：1人分 〉
バナナ………⅓本
牛乳………100㎖
はちみつ………小さじ2

〈 作り方 〉
すべての材料をミキサーにかける。

MEMO

バナナスムージーはまとめて作ると便利

レシピの3倍量の材料をミキサーにかけ、製氷皿で凍らせておきましょう。食べる際は、自然解凍すればOKです。

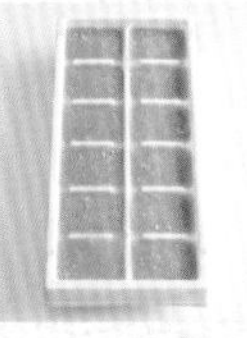

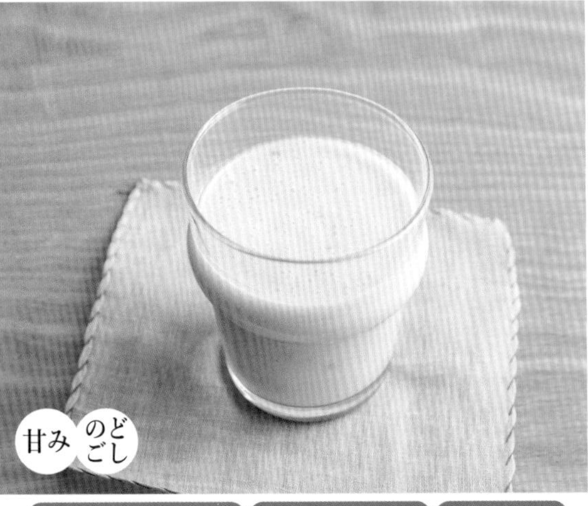

エネルギー 137kcal　タンパク質 3.7g　塩分 0.1g

アドバイス

リラックスして水分と栄養を補給

抗がん剤治療時は、固形物を受けつけない方も多いです。飲食のきっかけ作りと水分補給にはイオン飲料や果汁などを、栄養補給には牛乳、豆乳、ヨーグルト、果汁、甘味飲料などが◎。温めればリラックス効果が期待できます。

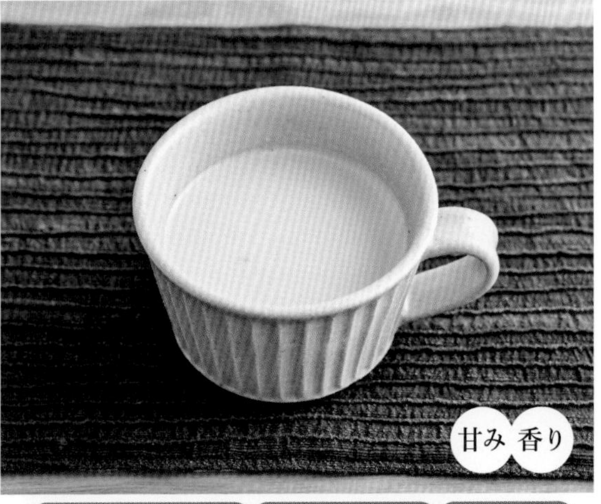

エネルギー 146kcal　タンパク質 6.9g　塩分 0.2g

食欲不振　下痢

ほうじ茶ラテ

症状が軽めなら牛乳もOK。ほうじ茶をじっくり煮出して

〈 材料：1人分 〉
ほうじ茶葉………大さじ1
牛乳………200㎖
砂糖（またはお好みの甘味料）
………適量

〈 作り方 〉
1. 鍋に牛乳、茶葉を入れ、コトコト煮てじっくり煮出す。
2. 茶こしでこして器に注ぎ、砂糖を加えて溶かす。

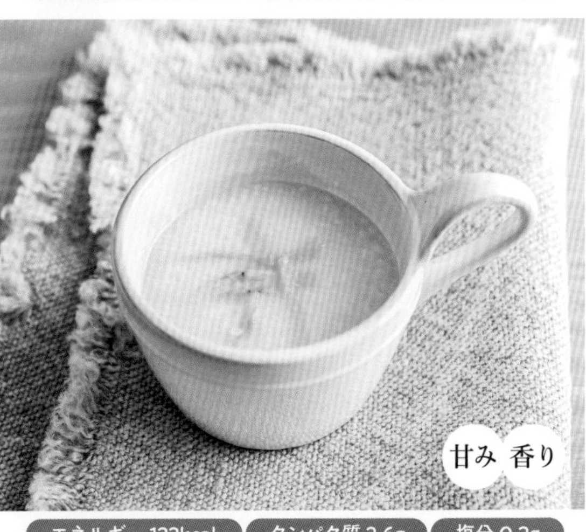

エネルギー 122kcal　タンパク質 2.6g　塩分 0.2g

食欲不振　味覚変化

ホットジンジャー甘酒

栄養たっぷりの甘酒に、しょうがを加えて風味よく

〈 材料：1人分 〉
甘酒（市販）………150㎖
しょうが（薄切り）………1枚

〈 作り方 〉
1. 耐熱皿にキッチンペーパーを敷き、しょうがをのせ、電子レンジで40秒加熱して水分を飛ばし、細かく刻む。
2. 甘酒をほどよく温め、**1**を加える。

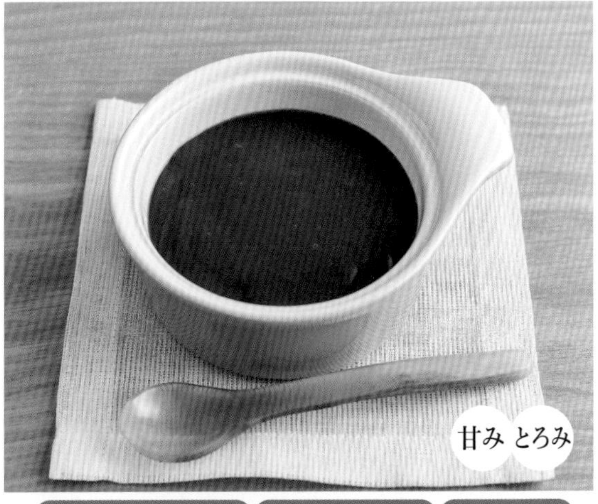

エネルギー 30kcal　タンパク質 0.4g　塩分 0.0g

下痢

抹茶のくず湯

片栗粉を使って手軽に作れる

〈 材料：1人分 〉
抹茶（粉末）………1.5g
オリゴ糖
（またはお好みの甘味料）
………適量
水溶き片栗粉………小さじ1
水………100㎖

〈 作り方 〉
1. 鍋に水を入れて煮立たせ、水溶き片栗粉でとろみをつけ、少し冷ます。
2. 抹茶、オリゴ糖を加え、混ぜ合わせる。

乳酸菌やビタミンの補給に。
フルーツはお好みのものを。

乳製品・フルーツ

食欲不振 便秘

バナナヨーグルト

ささっと作れて消化にいいからうれしい！

〈材料：1人分〉

バナナ………½本
ヨーグルト（無糖）………50g
オリゴ糖………小さじ2

〈作り方〉

1. バナナは輪切りにし、器に盛る。
2. ヨーグルト、オリゴ糖をかける。

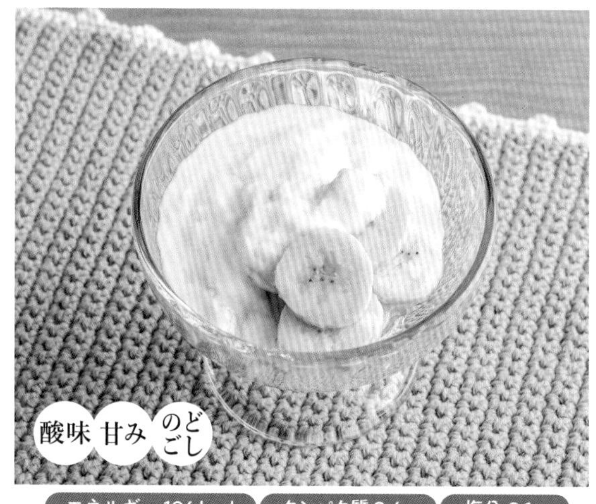

エネルギー 104kcal タンパク質 2.4g 塩分 0.1g

食欲不振 便秘

水きりヨーグルトの簡単コンポート添え

濃厚なヨーグルトとフルーツで見た目も◎

〈材料：1人分〉

水きりヨーグルト
→memo………1人分
いちご………5個
Ⓐ 白ワイン………大さじ1
　 オリゴ糖………大さじ½
　 シロップ………大さじ½
オリーブオイル………適量
ミント………適宜

〈作り方〉

1. いちごはヘタを取って耐熱ボウルに入れ、Ⓐを加え、ラップをかけて電子レンジで2分20秒加熱し、冷ます。
2. 器に水きりヨーグルトを盛り、1をシロップごと添え、ミントも添える。食べる直前にオリーブオイルをひと回しする。

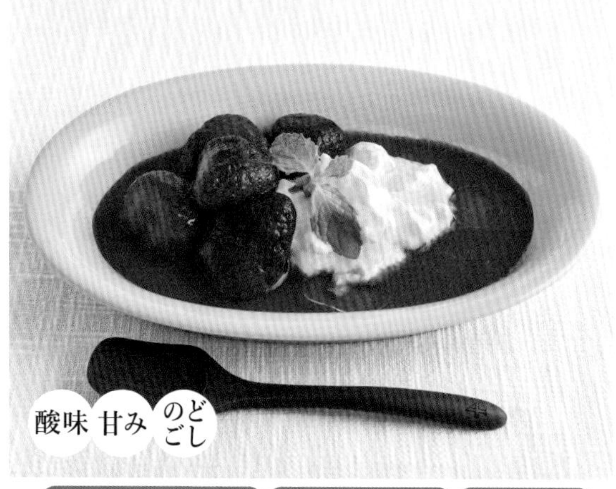

エネルギー 160kcal タンパク質 4.3g 塩分 0.1g

MEMO

水きりヨーグルトの材料と作り方：1人分

ボウルにザル、キッチンペーパーを重ね、ヨーグルト（無糖）100gを入れ、冷蔵庫で一晩水きりします。

MEMO

ホエイ（乳清）のこと

水きりヨーグルトを作った際に分離した水分は、ホエイまたは乳清といいます。栄養があるので、炭酸飲料で割ったり、はちみつ入りレモン水に加えたりして、おいしく飲みましょう。

アドバイス おやつは栄養不足を補う大事なもの

抗がん剤治療中は十分な食事が取れず、栄養不足になりがちなため、おやつはその不足を補う大事な栄養源です。ヨーグルトやフルーツは、便通改善にも役立ちます。食欲不振の原因が、便秘による場合もあるのです。

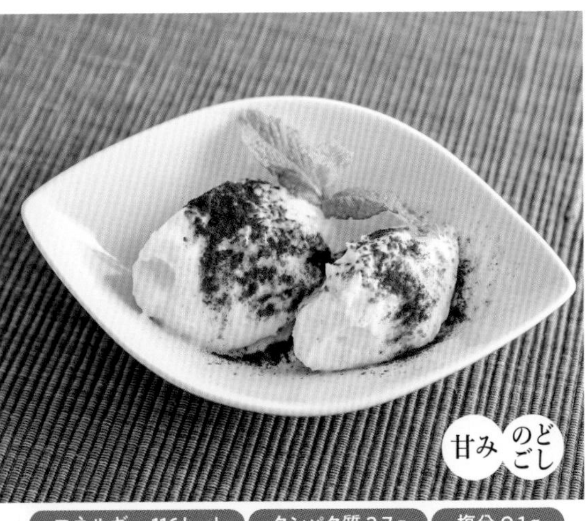

エネルギー 116kcal　タンパク質 2.7g　塩分 0.1g

食欲不振　味覚変化　消化器術後

簡単ティラミス

豆腐を加えたなめらか食感で食べやすい

〈 材料：1人分 〉

クリームチーズ………20g
絹ごし豆腐(水きり済み)………20g
砂糖………大さじ1
バニラエッセンス………数滴
ココア………適量
ミント………適宜

〈 作り方 〉

1. ボウルにクリームチーズ、豆腐を入れ、なめらかになるまでよく混ぜ合わせる。
2. 砂糖、バニラエッセンスを加え、よく混ぜ合わせる。
3. 器に盛り、ココアをふり、ミントを添える。

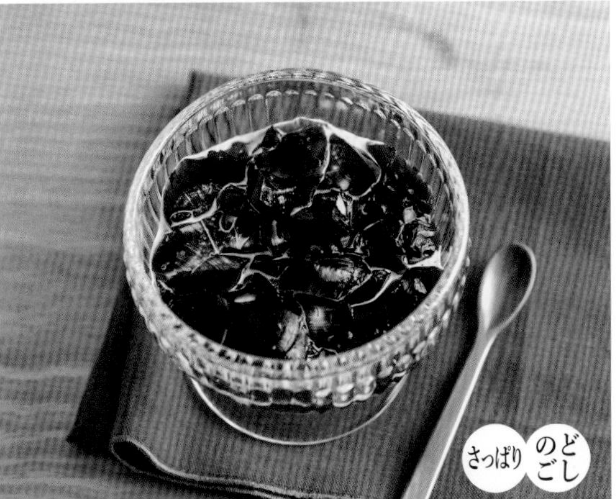

エネルギー 42kcal　タンパク質 2.5g　塩分 0.0g (1人分)

食欲不振　味覚変化

コーヒーゼリーの生クリームがけ

水分でむせてしまうなら、ゼリー状にするのがひとつの手！

〈 材料：2人分※作りやすい分量 〉

コーヒー(濃いめ)………250㎖
粉ゼラチン………5g
水………大さじ3
砂糖………大さじ1
生クリーム………適量

〈 作り方 〉

1. ボウルに水を入れ、ゼラチンをふり入れて混ぜる。
2. コーヒーに**1**、砂糖を加え、よく混ぜて溶かす。
3. 保存容器などに入れ、冷蔵庫で冷やし固める。
4. スプーンで崩して器に盛り、生クリームをかける。

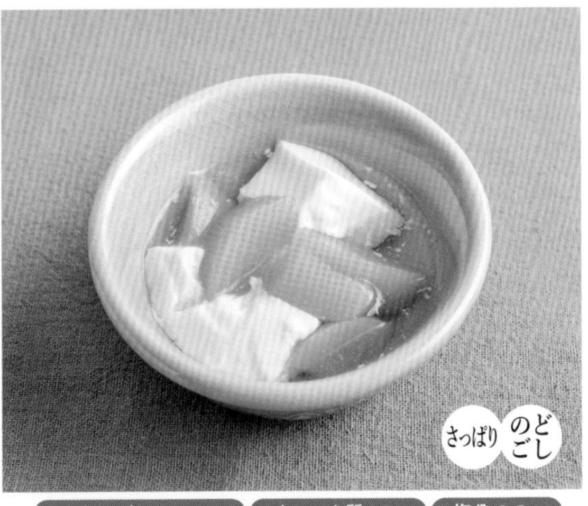

エネルギー 85kcal　タンパク質 1.1g　塩分 0.0g

食欲不振　消化器術後

杏仁豆腐のフルーツ添え

つるんと食べやすいけれど、よくかむように

〈 材料：1人分 〉

杏仁豆腐(市販)………80g
黄桃缶………½切れ
黄桃缶のシロップ………適量

〈 作り方 〉

1. 杏仁豆腐、黄桃を食べやすい大きさに切り、器に盛る。
2. シロップをかける。

魚介類・海藻類・魚加工品

卵類

豆類・大豆加工品

監修

後藤 功一（ごとう こういち）

国立研究開発法人 国立がん研究センター東病院
呼吸器内科長／サポーティブケアセンター 室長

1990年に熊本大学医学部卒業後、熊本大学医学部第一内科、国立がん研究センター東病院にて勤務。2006年、熊本大学大学院医学研究科博士課程において学位取得。2014年より現職。2017年、長崎大学大学院医歯薬学総合研究科医療科 包括腫瘍学連携講座教授併任。厚生労働省 薬事・食品衛生審議委員会委員。

千歳 はるか（ちとせ はるか）

国立研究開発法人 国立がん研究センター中央病院
栄養管理室長

大学を卒業後、管理栄養士として6か所の国立病院にて勤務。政策医療領域である精神疾患、神経筋疾患や呼吸器疾患などの専門病院、急性期総合病院において栄養管理業務に従事。チーム医療では栄養サポートチーム、呼吸療法チーム、緩和ケアチームなどで活動。2015年4月より国立がん研究センター東病院　栄養管理室長となり、がん患者・家族が抱える食事の不安や悩みに対し、症状別料理教室「柏の葉料理教室」を開催し支援活動を行う。2024年4月より現職。管理栄養士、栄養サポートチーム専門療法士、がん病態栄養専門管理栄養士、がん病態栄養専門管理栄養士研修指導師、病態栄養認定管理栄養士。

監修協力　善家 義貴（国立がん研究センター東病院 呼吸器内科医員）
杉本 亮（国立がん研究センター東病院 呼吸器内科レジデント）

国立がん研究センター東病院　https://www.ncc.go.jp/jp/ncce/

レシピ作成＊志賀靖子
調理・スタイリング＊福岡直子
写真撮影＊田中宏幸
デザイン・DTP＊羽田野朋子
イラスト＊末続あけみ
執筆協力＊志水あい、圓岡志麻
編集協力＊丸山みき（SORA企画）
編集アシスタント＊柿本ちひろ（SORA企画）
栄養計算＊角島理美
編集担当＊柳沢裕子（ナツメ出版企画株式会社）

本書に関するお問い合わせは、書名・発行日・該当ページを明記の上、下記のいずれかの方法にてお送りください。電話でのお問い合わせはお受けしておりません。
・ナツメ社 webサイトの問い合わせフォーム
https://www.natsume.co.jp/contact
・FAX（03-3291-1305）
・郵送（下記、ナツメ出版企画株式会社宛て）
なお、回答までに日にちをいただく場合があります。正誤のお問い合わせ以外の書籍内容に関する解説・個別の相談は行っておりません。あらかじめご了承ください。

国がん東病院発
抗がん剤・放射線治療をしている人のための食事

2020年２月３日　初版発行
2024年11月１日　第11刷発行

監修者　後藤功一　Goto Koichi,2020
千歳はるか　Chitose Haruka,2020
発行者　田村正隆

発行所　株式会社ナツメ社
東京都千代田区神田神保町1-52　ナツメ社ビル1F（〒101-0051）
電話　03(3291)1257(代表)　FAX　03(3291)5761
振替　00130-1-58661
制　作　ナツメ出版企画株式会社
東京都千代田区神田神保町1-52　ナツメ社ビル3F（〒101-0051）
電話　03(3295)3921(代表)
印刷所　TOPPANクロレ株式会社

ISBN978-4-8163-6784-7　Printed in Japan
〈定価はカバーに表示してあります〉〈落丁・乱丁本はお取り替えします〉